RICHTIG
ESSEN
GESUND
LEBEN

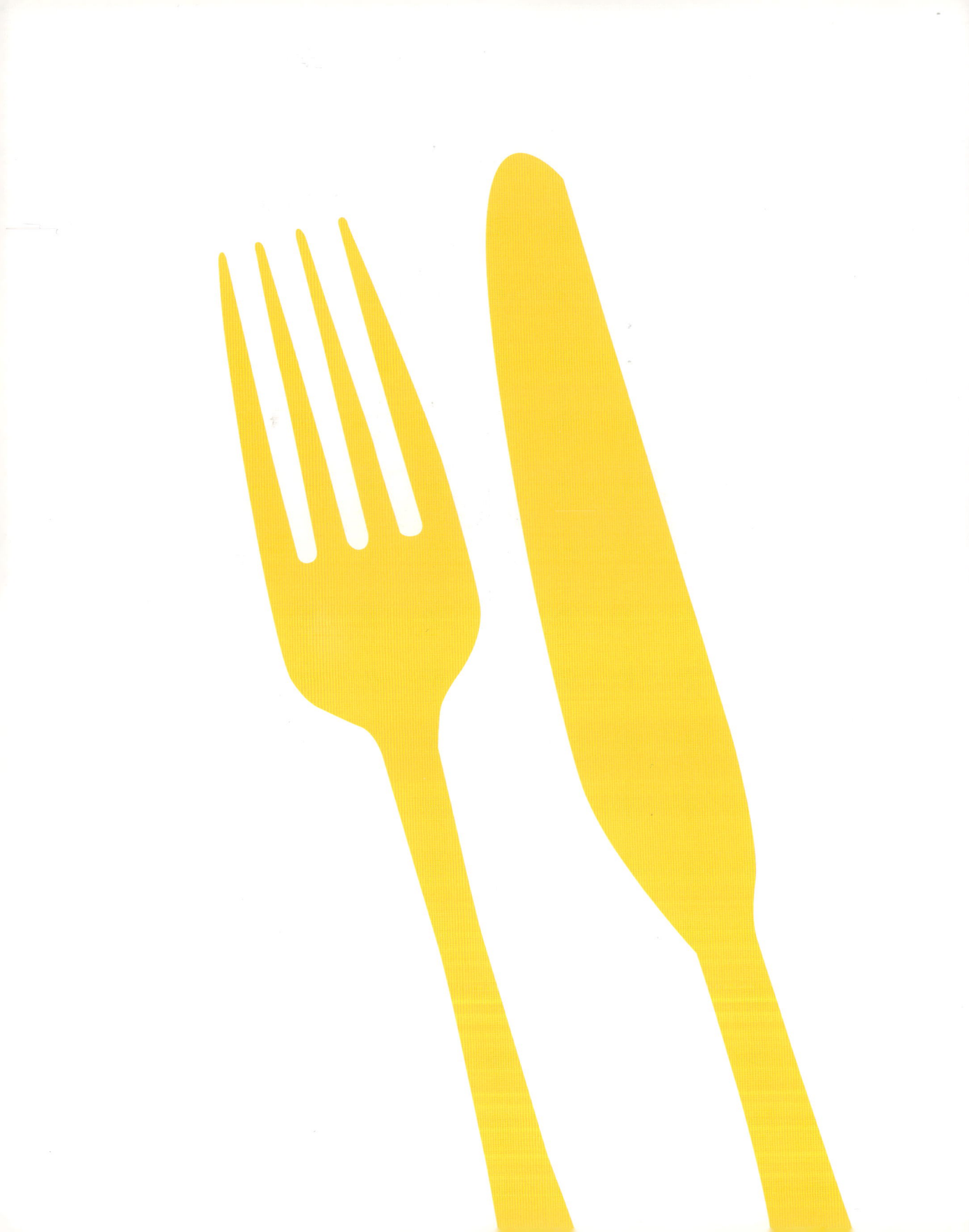

DR. SARAH BREWER
JULIETTE KELLOW

RICHTIG ESSEN
GESUND LEBEN

Der ultimative Ernährungsratgeber
für ein langes Leben

Mit einem Vorwort von
Dr. Christoph Specht

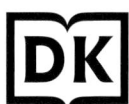

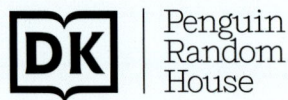

DK London
Lektorat Dawn Henderson, Mary-Clare Jerram,
Alastair Laing, Nikki Sims, Claire Wedderburn-Maxwell
Gestaltung und Bildredaktion Satish Gaur,
Marianne Markham, Maxine Pedliham, Rajdeep Singh,
Saffron Stocker, Jade Wheaton
Illustrationen Keith Hagan
Foodfotos Tara Fisher
Herstellung Luca Bazzoli, Robert Dunn, Tom Morse
Rezepte Anne Harnan, Juliette Kellow
Texte Dr. Sarah Brewer, Juliette Kellow

Für die deutsche Ausgabe:
Programmleitung Monika Schlitzer
Redaktionsleitung und Projektbetreuung Anne Heinel
Herstellungsleitung Dorothee Whittaker
Herstellungskoordination Bettina Bähnsch
Herstellung Sabine Hüttenkofer
Covergestaltung Sabine Hüttenkofer

Titel der englischen Originalausgabe:
Eat better, live longer

© Dorling Kindersley Limited, London, 2018
Ein Unternehmen der Penguin Random House Group.
Alle Rechte vorbehalten.

© der deutschen Ausgabe by
Dorling Kindersley Verlag GmbH, München, 2018, 2020
Ein Unternehmen der Penguin Random House Group
Alle deutschsprachigen Rechte vorbehalten

Übersetzung Susanne Keller
Lektorat Elke Sagenschneider

ISBN 978-3-8310-4188-6

Druck und Bindung Leo Paper Products, China

MIX
Papier aus verantwor-
tungsvollen Quellen
FSC® C020056

www.dk-verlag.de

Inhalt

{1} -TEIL-
ALTERN – WAS IST DAS?

{2} -TEIL-
ZEHN REGELN FÜR EIN LANGES, GESUNDES LEBEN

{4} -TEIL- WIE SICH UNSER KÖRPER VERÄNDERT

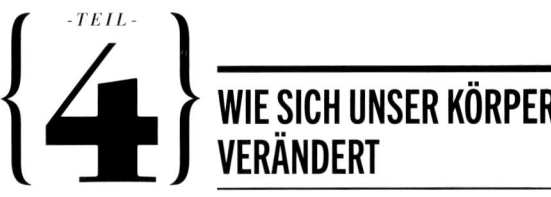

Vorwort

Einfach nur länger zu leben ist für die meisten von uns kein wirklich erstrebenswertes Ziel – länger und gleichzeitig aktiv und gesund zu leben dagegen sehr wohl. In den Medien werden uns tagein, tagaus Versprechungen gemacht, wie wir dieses Ziel erreichen können, meist in Form von Werbung für eine kaum überschaubare Menge an Medikamenten und vor allem an Nahrungsergänzungsmitteln.

Die Wissenschaft weiß hingegen schon längst, dass der wahre Schlüssel zu einem langen und gesunden Leben in uns selbst liegt: Neben einer bewussten Lebensführung, zu der körperliche Bewegung und Verzicht auf das Rauchen gehören, liegt das Geheimnis eines langen, aktiven Lebens vor allem in unserer Ernährung.

So hat sich gezeigt, dass in den fünf Regionen unserer Erde, in denen die Menschen besonders lange bei guter Gesundheit leben – darunter Orte in Japan und Griechenland –, die Ernährung eine zentrale Rolle spielt. Die Gene dieser Menschen hatten hingegen einen weit geringeren Einfluss. Sobald nämlich die Nachkommen dieser »Langlebigen« ihre Ernährungsgewohnheiten den modernen Fast-Food-Gepflogenheiten anpassten, sank auch ihre Lebenserwartung. Dieses Buch erklärt Ihnen auf besonders ansprechende Weise alle wichtigen Zusammenhänge zwischen Ernährung und Altern, zwischen einzelnen Nahrungsmitteln und den zahlreichen Prozessen, die in unseren Zellen ablaufen. Ausgestattet mit diesen Grundlagen hilft Ihnen der praktische 28-Tage-Plan, diese Grundsätze für ein längeres, gesundes Leben

Woche für Woche besser zu verinnerlichen und in die Tat umzusetzen.

Ich bin fest davon überzeugt: Mehr als das, was in diesem Buch an Fakten zu unserer Ernährung und ganz praktischen, einfach umzusetzenden Tipps steht, braucht niemand zu wissen. Und besonders erfreulich finde ich, dass Sie zur Umsetzung dieser Tipps keine teuren und exotischen Zutaten benötigen, sondern nur ganz alltägliche Lebensmittel aus Ihrem Supermarkt.

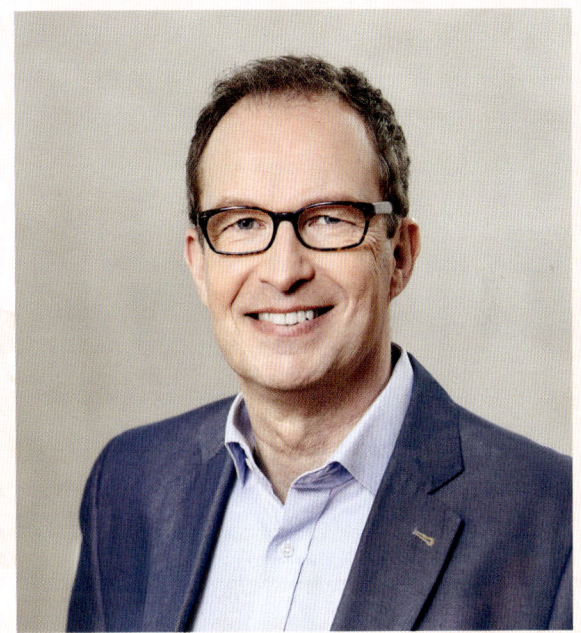

Viel Erfolg und ein langes gesundes (!) Leben wünscht Ihnen Ihr

Dr. med. Christoph Specht

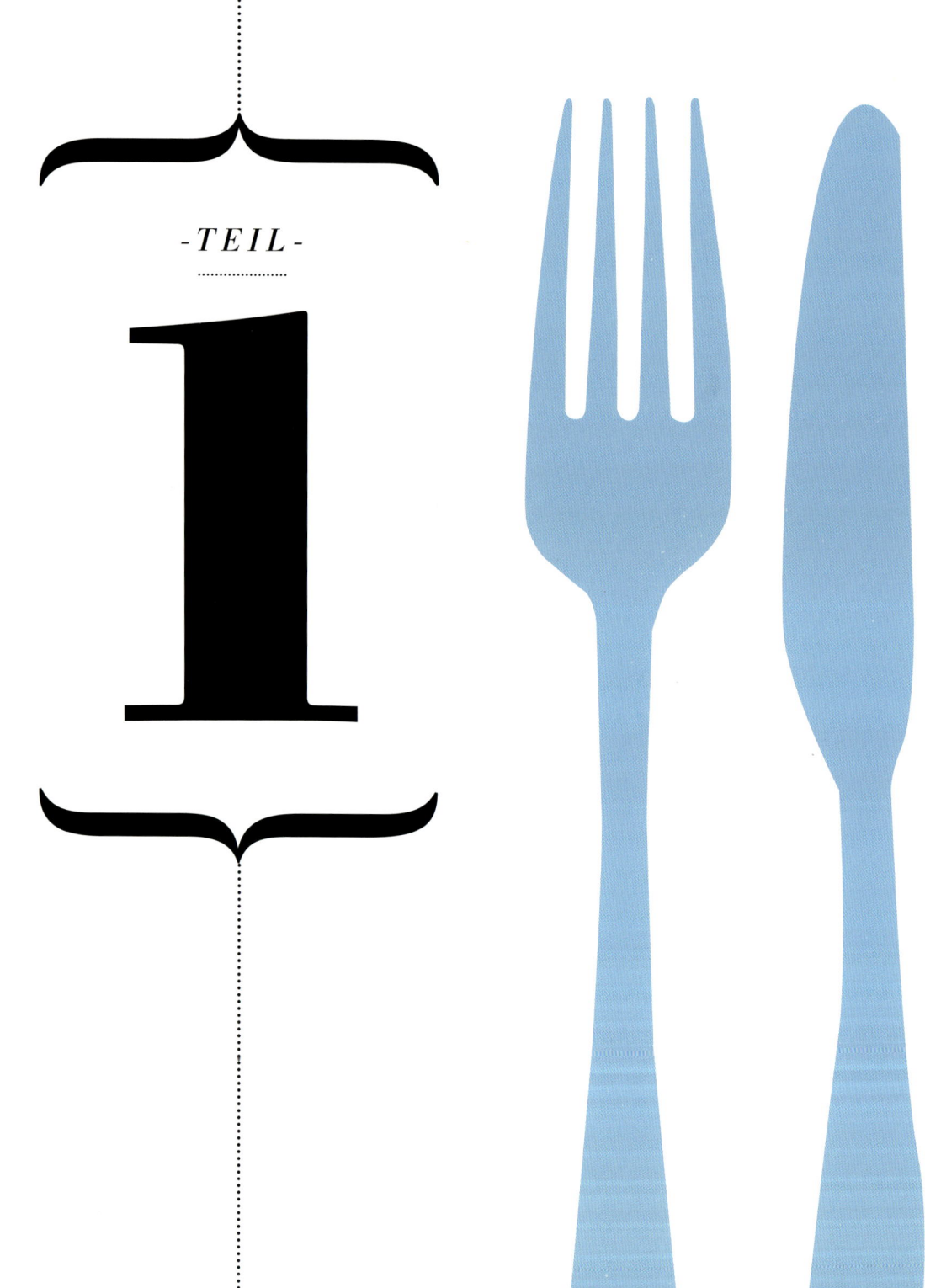

-TEIL-

1

Altern – was ist das?

Was passiert, wenn wir altern? Welche Lebensumstände lassen uns schneller alt werden? Und was können wir von Gemeinschaften mit besonders hoher Lebenserwartung lernen?

Warum altern wir?

Die Ursachen und Mechanismen des Alterns werden immer genauer erforscht. Je mehr wir darüber wissen, desto besser verstehen wir, wie in späteren Lebensjahren gesundheitliche Probleme entstehen können.

Die Vorstellung, dass unser Alterungsprozess genetisch vorbestimmt ist und wir gar nichts gegen das Altern tun können, ist zum Glück überholt. Viele Theorien gehen davon aus, dass die Schädigung von Zellen den Alterungsprozess bewirkt.

Verschleiß der Zellen

Im Laufe unseres Lebens entstehen an unseren Zellen Schäden – einfach durch Abnutzung. In der Folge funktionieren Organe und Gewebe schlechter, bis sie ihre Arbeit schließlich ganz einstellen. Dass Zellen geschädigt werden, absterben oder sich verändern, scheint auf Dauer unvermeidlich, doch unsere Lebensgewohnheiten bestimmen sehr wahrscheinlich Maß und Tempo dieser Prozesse. Ein gesunder Lebensstil trägt dazu bei, Überlastung und Abnutzung der Zellen zu vermeiden. Wer sein Auto ständig mit Höchstgeschwindigkeit fährt und es vernachlässigt, wird eher Schäden beklagen als jemand, der vernünftig fährt und regelmäßige Wartungen durchführt. Mit unserem Körper verhält es sich nicht anders.

> **Fachleute sind sich einig: Unser Lebensstil beeinflusst maßgeblich, wie schnell – oder langsam – wir altern.**

Forscher sind sich einig

Aus Hunderten wissenschaftlicher Theorien über das Altern haben sich einige wenige bedeutsame herauskristallisiert, die einander stützen. Wir können noch nicht genau sagen, was Zellschädigungen verursacht, aber die zugrundeliegenden Mechanismen werden klarer. Heute gibt es vier Haupttheorien zu altersbedingten Schäden an Zellen und DNA.

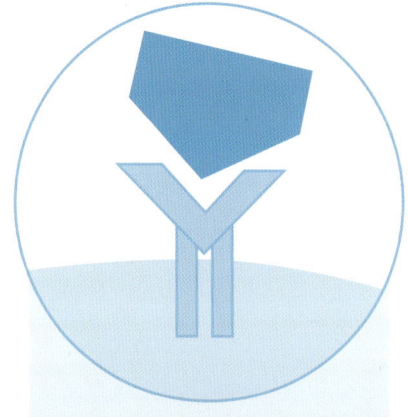

1

BILDUNG VON AGEs

AGEs (*Advanced Glycation Endproduct*) entstehen im Körper, wenn sich Zucker und Proteine verbinden. AGEs bleiben an weiteren Proteinen haften und schaffen Verbindungen, die die Funktion der Proteine einschränken und Zellen schädigen. Studien zufolge kann das weitreichende Folgen haben. AGEs finden sich in zuckerhaltigen Lebensmitteln, rotem und verarbeitetem Fleisch sowie gegrillten Speisen.

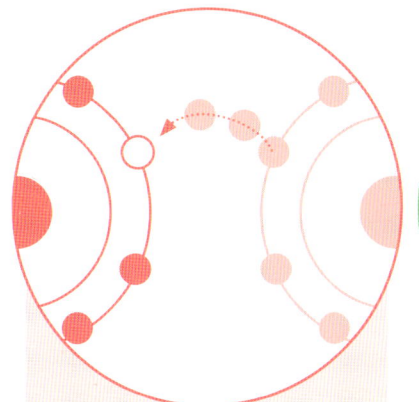

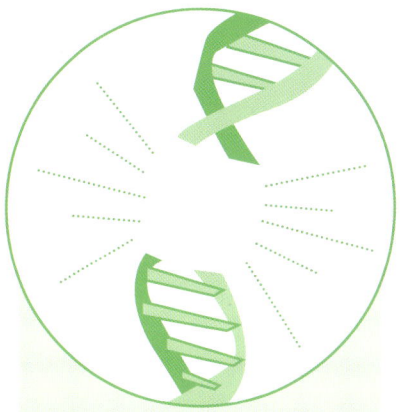

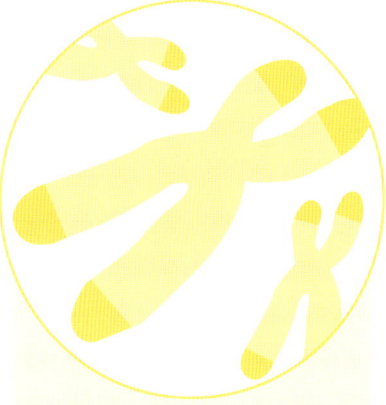

2
FREIE RADIKALE

Freie Radikale sind instabile Molekülteile, die bei Stoffwechselprozessen wie Atmen oder Verdauung entstehen. Werden sie nicht von Antioxidanzien ausgeschaltet, können sie DNA, Proteine und Mitochondrien (die »Batterien« unserer Zellen) schädigen. Freie Radikale entstehen auch durch äußere Einflüsse: Umweltverschmutzung, Nikotin, Drogen, Alkohol, Stress, ungesunde Fette und Zucker.

3
DNA-SCHÄDEN

Fehler bei der Vervielfältigung, aber auch z. B. Toxine und freie Radikale können unsere DNA schädigen, was sich auf den Alterungsprozess auswirkt. Solche Defekte treten jeden Tag Tausende Male in jeder Zelle unseres Körpers auf und werden von gut eingespielten Reparaturmechanismen behoben. Dennoch kommt es zu Mutationen, die sich mit der Zeit sammeln, bis die Zellen absterben.

4
VERKÜRZTE TELOMERE

Telomere sitzen wie Kappen am Ende der Chromosomen und versiegeln sie. Mit jeder Zellteilung werden sie kürzer, bis eine Vervielfältigung oder Reparatur der Zelle nicht mehr möglich ist – auch das begünstigt den Alterungsprozess. Diese Erkenntnisse sind noch recht neu, aber es scheint, dass schlechte Gewohnheiten – wie ungesunde Ernährung – die Verkürzung der Telomere beschleunigen.

Was lässt uns langsamer altern?

Dass wir altern, ist unvermeidlich. Aber unser Lebensstil hat großen Einfluss darauf, wie schnell das geschieht. Einige einfache Veränderungen in unseren Gewohnheiten können uns länger jung halten.

GESUNDE ERNÄHRUNG

Unsere Gene bestimmen nicht, ob wir ein bestimmtes Alter erreichen oder wie wir altern. Sie spielen eine vergleichsweise kleine Rolle: Studien an Familien, vor allem an Zwillingen, lassen vermuten, dass genetische Faktoren nur zu etwa 25 % bestimmen, wie alt wir werden. Unsere Gene geben vor, wie lange wir leben könnten. Wie lange wir tatsächlich leben, hängt von unserer Lebensweise ab. Hier sind die zehn wichtigsten Veränderungen, die uns helfen, gesund zu bleiben, den Alterungsprozess zu verlangsamen und unser Leben um einige Jahre zu verlängern.

Lebensweise und Umwelt bestimmen zu

75 %

unsere Lebenserwartung.

Was wir essen, kann großen Einfluss auf unsere Gesundheit haben. Schlechte Ernährung ist ein Risikofaktor für chronische Erkrankungen wie Krebs, Fettleibigkeit, Herz-Kreislauf-Erkrankungen, Typ-2-Diabetes, Osteoporose und Demenz. Wenn wir altern, werden diese Krankheiten wahrscheinlicher, aber ungesundes Essen beschleunigt diesen Vorgang zusätzlich. Einer weltweiten Studie zufolge ist ungesunde Ernährung der Hauptrisikofaktor für einen vorzeitigen Tod. Die gute Nachricht: Einige wenige Änderungen können unsere Lebenserwartung deutlich erhöhen.

Andere Sitten, andere Folgen

Lebensgewohnheiten sind stärker als Erbanlagen. Das zeigt das Beispiel der Insel Okinawa in Japan, berühmt für ihre hohe Zahl an Hundertjährigen. Jüngere Okinawer, die den traditionellen Lebensstil gegen westlichere Gewohnheiten eintauschen, haben eine kürzere Lebenserwartung. Okinawer, die ihre Insel verlassen und die Essgewohnheiten ihres Gastlandes annehmen, leiden an den gleichen Gesundheitsproblemen wie dessen Bewohner.

NORMALGEWICHT

Übergewicht tötet weltweit schätzungsweise 3,4 Millionen Erwachsene pro Jahr. Einer Studie zufolge verkürzt zu hohes Gewicht bei 40-Jährigen das Leben um 6,5 Jahre. Übergewicht erhöht den Blutdruck und den Cholesterinspiegel, was wiederum zu einem höheren Risiko für Herzerkrankungen und Schlaganfälle führt. Es verursacht außerdem Typ-2-Diabetes, metabolisches Syndrom, Asthma, Osteoarthritis, Störungen von Leber und Nieren, Schlafapnoe und Depressionen. Fettleibigkeit ist laut der Weltgesundheitsorganisation (WHO) die zweitgrößte vermeidbare Ursache für Krebs.

KÖRPERLICHE BEWEGUNG

Mangel an Bewegung ist einer größeren Studie zufolge für beinahe einen von zehn vorzeitigen Todesfällen verantwortlich. Sport stärkt Herz, Lunge, Knochen, Gelenke, Muskeln und das Immunsystem. Er senkt das Erkrankungsrisiko für Typ-2-Diabetes, Bluthochdruck, Schlaganfall und Darmkrebs. Endorphine sorgen für gute Laune und schützen bei Stress und vor Depressionen. Bewegung hilft gegen Gewichtszunahme, lässt uns besser schlafen und führt zu gutem Gleichgewichtssinn, der uns den Alltag bewältigen lässt und das Risiko eines Sturzes senkt.

GEISTIGE BEWEGUNG

Ohne Training verliert nicht nur der Körper an Kraft und Vitalität, sondern auch das Gehirn. Wer seine grauen Zellen stets fordert, kann den natürlichen Verfall hinauszögern. Eine Studie hat gezeigt, dass 70- bis 80-Jährige, die lesen, spielen und basteln, mit bis zu 50 % geringerer Wahrscheinlichkeit an Gedächtnisverlust leiden als Gleichaltrige, die das nicht tun. Jüngere profitieren gleichermaßen: Wer im mittleren Alter gern liest und soziale Kontakte pflegt, hat ein um 40 % geringeres Risiko, in späteren Jahren sein Gedächtnis zu verlieren.

FORTSETZUNG ➔

STRESS ABBAUEN

Chronischer Stress führt zu ungesunden Gewohnheiten wie schlechter Ernährung, zu viel Alkohol und Rauchen. Stress kann sich störend auf das Verdauungssystem und den Schlaf auswirken. Er schwächt das Immunsystem, sodass wir anfälliger für Infekte werden, erhöht den Blutdruck und das Risiko von Herzerkrankungen und Schlaganfällen. Stress zerstört auch Gehirnzellen: Studien zeigen Zusammenhänge zwischen Stress und Alzheimer. Neueste Untersuchungen behaupten, dass er Telomere (s. S. 11) verkürzt und so den Alterungsprozess beschleunigt.

GLÜCKLICH SEIN

Bei einer 5-jährigen Studie hatten Teilnehmer zwischen 52 und 79 Jahren, die erklärt hatten, dass sie meist glücklich sind, während dieses Zeitraums eine 35 % geringere Wahrscheinlichkeit zu sterben. Anderen Studien zufolge haben glückliche Menschen weniger Falten oder Schmerzen, einen niedrigeren Puls und Blutdruck, seltener Herzerkrankungen und ein stabileres Immunsystem. Glücklich machen z. B. soziale Kontakte: Man fand heraus, dass Menschen mit gutem Umfeld ein 50 % geringeres Sterberisiko haben als sozial isoliertere.

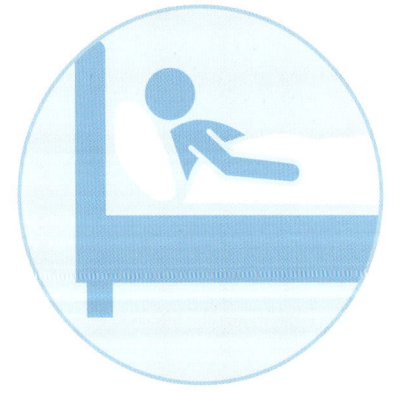

GENUG SCHLAFEN

Schlafmangel oder Schlafstörungen werden mit vielen Krankheiten wie Herzproblemen, Schlaganfall, Typ-2-Diabetes und Alzheimer in Verbindung gebracht. Zu wenig Schlaf kann die Abwehrkräfte schwächen. Eine Studie stellte fest: Wer nachts weniger als 7 Stunden schläft, hat ein dreimal höheres Erkältungsrisiko als jemand, der mehr als 8 Stunden schläft. Schlafentzug wirkt sich verheerend auf Stimmung, Konzentration, geistige Leistungsfähigkeit und Gedächtnis aus und könnte eine Rolle bei Depressionen spielen. Auch ungesunde Essgewohnheiten und Gewichtszunahme können die Folge sein – und wer müde ist, bewegt sich nicht gern.

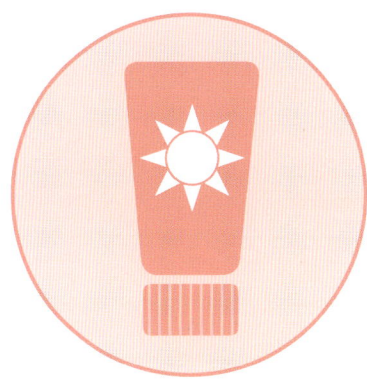

DAS RICHTIGE MASS SONNE

Etwas Sonne tut uns gut – sie sorgt für die Bildung von Vitamin D, das essentiell für Muskeln, Knochen und Immunsystem ist (s. S. 36–37). Doch zu viel Sonne lässt uns früh altern. Einer Studie zufolge verursacht UV-Strahlung 80 % der Falten, Pigmentstörungen und Hautverfärbungen. Alle Hautkrebsarten werden auf die UV-Strahlung der Sonne zurückgeführt. Eine Untersuchung besagt, dass 86 % aller bösartigen Melanome durch Sonnenlicht entstehen. Wir sollten uns vor Sonnenbrand schützen, Sonnenschutzprodukte verwenden und während der heißesten Zeit des Tages die Sonne meiden.

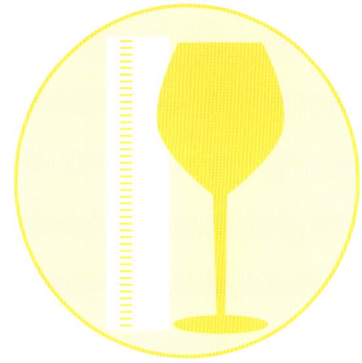

WENIGER ALKOHOL

Wer regelmäßig zu viel Alkohol trinkt, beschleunigt den Alterungsprozess. Äußerlich leidet die Haut, wird rot, aufgedunsen und entwickelt früher Falten. Innerlich erhöht übermäßiger Alkoholkonsum das Risiko von Erkrankungen der Leber und der Bauchspeicheldrüse, Typ-2-Diabetes, Bluthochdruck, Herzerkrankungen, Schlaganfall, sieben Krebsarten, Osteoporose, Demenz und Depression. Da alkoholische Getränke sehr kalorienhaltig sind, können sie zu Übergewicht führen, während sie dem Körper gleichzeitig wertvolle Nährstoffe entziehen. Alkohol kann auch Schlafstörungen verursachen.

NICHT RAUCHEN

Rauchen ist eine der Hauptursachen sichtbaren Alterns, man schätzt, dass es die Haut bis zu 20 Jahre älter aussehen lässt. Und nicht nur die äußere Hülle nimmt Schaden: 7 Millionen Menschen weltweit sterben jedes Jahr an den Folgen von Nikotin, das die am meisten vermeidbare Einzelursache für Todesfälle ist. Raucher haben ein höheres Risiko, an Asthma, Emphysemen, chronisch-obstruktiver Lungenerkrankung, Herzerkrankungen, Bluthochdruck, Schlaganfall, Osteoporose, Demenz und Krebs zu erkranken – nicht nur an Lungenkrebs, sondern auch an Leukämie und vielen anderen Krebsarten.

Ernährungstipps aus aller Welt

Sieht man sich die Länder mit der höchsten Lebenserwartung an, erhält man ein buntes Spektrum. Ein ähnliches Resultat ergibt der Vergleich von Ländern mit den meisten Hundertjährigen. Forscher haben herausgefunden, dass Ernährung und Essgewohnheiten eine Schlüsselrolle spielen. Einige Gemeinschaften und Regionen sind hier erwähnenswert.

1. Japan	**83,7**
2. Schweiz	**83,4**
3. Singapur	**83,1**
4. Australien und Spanien	**82,8**
5. Island und Italien	**82,7**
6. Israel	**82,5**
7. Schweden und Frankreich	**82,4**
8. Südkorea	**82,3**
9. Kanada	**82,2**
10. Luxemburg	**82**

JAHRE

Wo lebt man am längsten?
Die Grafik zeigt die zehn Länder mit der höchsten Lebenserwartung (laut WHO). In Deutschland liegt die Lebenserwartung demnach bei 81, in Österreich bei 81,5 Jahren.

SIEBENTEN-TAGS-ADVENTISTEN

Mitglieder einer kalifornischen Gemeinde dieser Glaubensgemeinschaft sind Forschern zufolge gesünder und haben eine höhere Lebenserwartung als andere US-Bürger (Platz 31 laut WHO). Einer der Gründe ist, dass die Gemeinschaft sich vorwiegend pflanzlich ernährt.

Auf dem Speiseplan:
- täglich mind. 9 Portionen Obst und Gemüse
- viel Hülsenfrüchte, Nüsse und Samen
- Vollkornprodukte
- Pflanzen-Drinks
- wenig Eier und fettarme Milchprodukte
- etwas Fisch

Was vermieden wird:
- rotes Fleisch und Geflügel
- fett- und zuckerhaltige sowie verarbeitete Nahrungsmittel und Produkte mit vielen Zusatzstoffen
- Alkohol; 93 % sind abstinent
- Koffein

Essgewohnheiten:
- vegetarische Ernährung
- kein übermäßiges Essen, auch nicht von guten Lebensmitteln
- Mahlzeiten bewusst einnehmen, mit Lebensmitteln achtsam umgehen

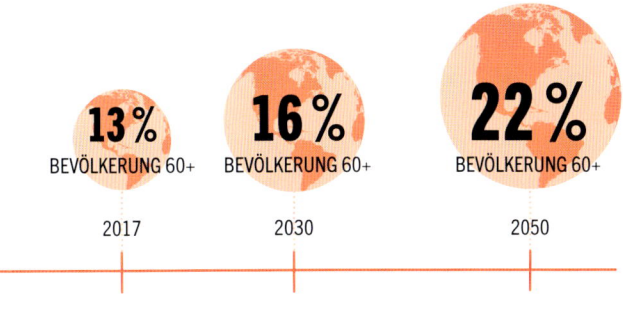

13% BEVÖLKERUNG 60+
2017

16% BEVÖLKERUNG 60+
2030

22% BEVÖLKERUNG 60+
2050

Die Menschheit wird älter

Die Vereinten Nationen schätzen, dass sich der Anteil der über Sechzigjährigen bis 2050 nahezu verdoppelt haben wird. Nie war es wichtiger, auf die Ernährung zu achten, um lange gesund zu bleiben.

NORDISCHE LÄNDER

Die skandinavischen Länder sind unter den Top 30 auf der weltweiten Liste der Lebenserwartung. Neben einer guten Gesundheitsversorgung spielt auch die Ernährung eine große Rolle. Langzeitstudien stellten fest, dass die traditionellen nordischen Lebensmittel (Vollkornbrot, Fisch, Kohl, Hafer, Wurzelgemüse und Obst) helfen, gesund zu bleiben.

Auf dem Speiseplan:

- Vollkorngetreide
- grünes Blattgemüse, Wurzelgemüse, Erbsen, Bohnen, Algen, Pilze
- Obst, vor allem Beeren
- Nüsse
- fettreicher Fisch
- Rapsöl

Was vermieden wird:

- rotes Fleisch; Wild wird in geringen Mengen gegessen
- verarbeitete Nahrungsmittel; nur Fischprodukte werden oft getrocknet, geräuchert, gepökelt oder eingelegt verzehrt

Essgewohnheiten:

- Frühstück ist eine große Mahlzeit mit Proteingehalt.
- Familien essen gemeinsam am Tisch.
- Wegen der hohen Lebensmittelpreise ist der schnelle Imbiss unterwegs eine Ausnahme.

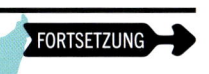

FORTSETZUNG ➜

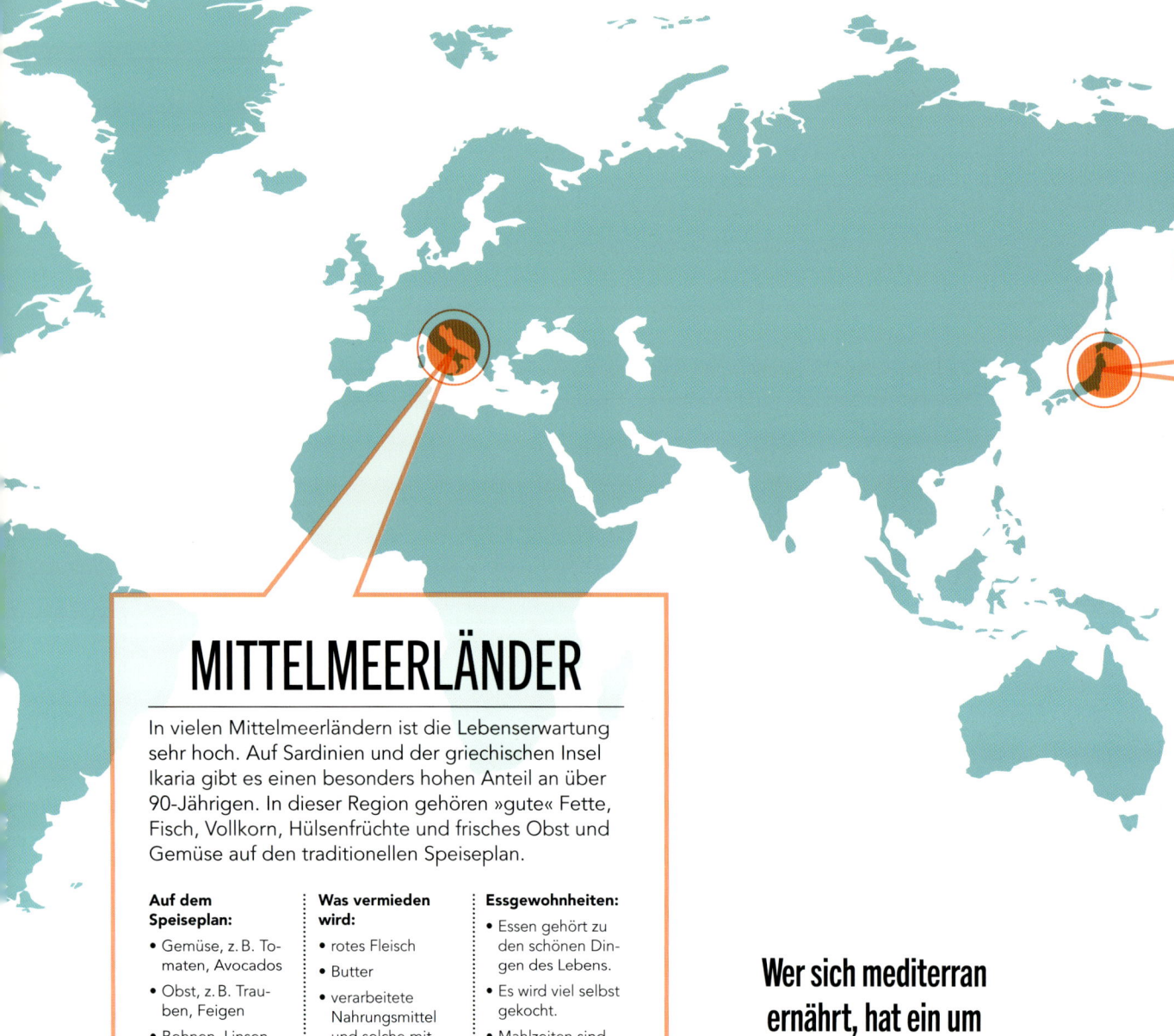

MITTELMEERLÄNDER

In vielen Mittelmeerländern ist die Lebenserwartung sehr hoch. Auf Sardinien und der griechischen Insel Ikaria gibt es einen besonders hohen Anteil an über 90-Jährigen. In dieser Region gehören »gute« Fette, Fisch, Vollkorn, Hülsenfrüchte und frisches Obst und Gemüse auf den traditionellen Speiseplan.

Auf dem Speiseplan:
- Gemüse, z. B. Tomaten, Avocados
- Obst, z. B. Trauben, Feigen
- Bohnen, Linsen, Kichererbsen
- fettreicher Fisch und Schalentiere
- Nüsse
- Olivenöl
- Kräuter und Knoblauch

Was vermieden wird:
- rotes Fleisch
- Butter
- verarbeitete Nahrungsmittel und solche mit hohem Fett- und Zuckeranteil
- Rotwein, Eier, Milchprodukte sind wichtig, aber nur in kleinen Mengen

Essgewohnheiten:
- Essen gehört zu den schönen Dingen des Lebens.
- Es wird viel selbst gekocht.
- Mahlzeiten sind Familienzeiten, man isst gemeinsam an einem Tisch.

Wer sich mediterran ernährt, hat ein um **53 %** niedrigeres Risiko, an Alzheimer zu erkranken.

JAPAN

Japaner leben am längsten. Besonders alt werden die Bewohner der Insel Okinawa, die für ihre vielen über Hundertjährigen berühmt ist. Im Vergleich zum Rest der Welt sind japanische Essgewohnheiten einzigartig und tragen vermutlich in hohem Maße dazu bei, dass die Menschen im Land so alt werden.

Auf dem Speiseplan:
- Reis und Nudeln
- grünes Blattgemüse, Wurzelgemüse, Pilze und Bohnensprossen
- Algen
- Sojaprodukte
- viel Fisch, auch fettreicher Fisch
- fermentierte Nahrungsmittel
- grüner Tee

Was vermieden wird:
- Fleisch – Schweinefleisch und Geflügel gibt es nur gelegentlich
- Butter und andere Milchprodukte
- verarbeitete Nahrungsmittel mit hohem Fett- und Zuckeranteil

Essgewohnheiten:
- Die Einwohner von Okinawa folgen dem Mantra »hara hachi bu«: den Magen nur zu 80 % füllen.
- Das Frühstück ist oft die größte Mahlzeit am Tag, mit warmen Speisen, viel Protein und Gemüse.

Japan	**45,3**
Frankreich	**31**
Italien	**28,6**
Schweiz	**24**
Großbritannien	**22,9**
Neuseeland	**21,7**
Spanien	**21,6**
Schweden	**20,4**
Kanada	**19,5**
USA	**19,4**
Norwegen	**19,2**
Portugal	**19,2**
Deutschland	**18,4**
Griechenland	**17,8**
Australien	**16,8**
Argentinien	**13,8**
Israel	**12,4**
Niederlande	**11,8**
Mexiko	**8,7**
Thailand	**7,3**

ZAHL DER ÜBER HUNDERTJÄHRIGEN AUF 100 000 MENSCHEN

JAPANISCHE FRAUEN WERDEN 6,3 JAHRE ÄLTER ALS JAPANISCHE MÄNNER

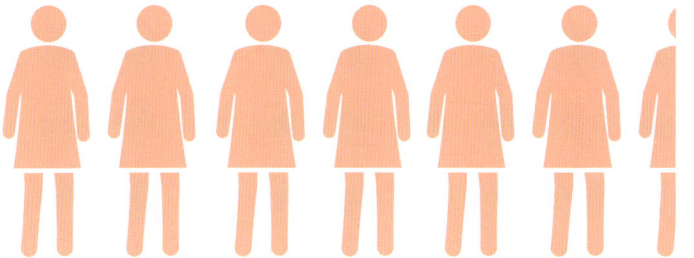

Lebenserwartung – der große Unterschied zwischen den Geschlechtern
Frauen erreichen in allen Ländern ein höheres Lebensalter. Sie sind gesundheitsbewusster, aber auch die Biologie spielt eine Rolle. In Japan bilden Lebensmittel wie Soja, Fisch und grüner Tee eine wirkungsvolle Kombination von Nährstoffen, die eine hohe Lebenserwartung ermöglicht.

Der internationale Vergleich
Die Ernährung spielt eine Rolle beim Altern: Japan, die Mittelmeerländer und Skandinavien belegen die oberen Plätze in der UN-Rangliste.

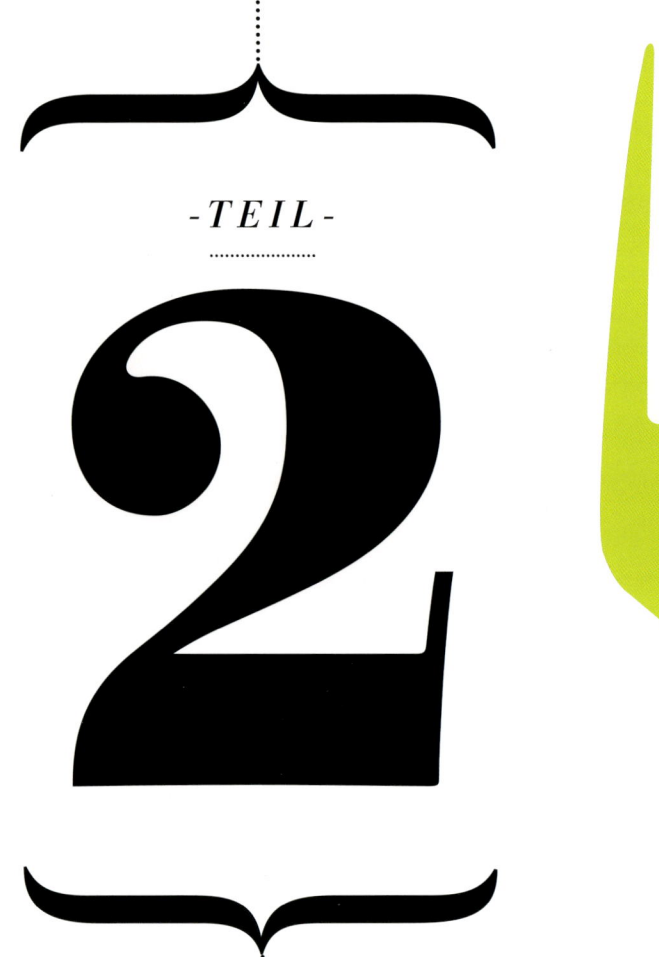

-TEIL-

2

Zehn Regeln für ein langes, gesundes Leben

Verlängern Sie Ihr Leben – mit zehn einfachen, aber wirkungsvollen Regeln zu Ihrer Ernährung.

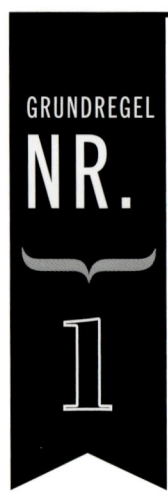

GRUNDREGEL
NR.
1

Je später der Tag, desto kleiner die Mahlzeit

Kein Frühstück, mittags nur ein Häppchen und abends richtig schlemmen – das gehört nicht zu den Gewohnheiten von Menschen, die sehr alt werden. Beginnen Sie stattdessen den Tag mit einer ausgiebigen Mahlzeit.

»Frühstücke wie ein Kaiser, iss zu Mittag wie ein König und zu Abend wie ein Bettelmann« – diese Regel dient der Gesundheit.

Innere Uhr Insulin

Forscher untersuchen, wie der circadiane Rhythmus – unsere innere Uhr – mit unserem Stoffwechsel zusammenhängt und der Körper auf Nahrung reagiert. Fest steht, dass wir eher an Herz- und Kreislaufstörungen, Fettsucht und Typ-2-Diabetes erkranken, wenn unser innerer Rhythmus gestört ist. Andere Studien belegen, dass wir morgens empfindlicher auf Insulin reagieren, also weniger Insulin zur Kontrolle des Blutzuckerspiegels benötigen. Abends nimmt die Insulinsensitivität ab, sodass mehr Insulin zur Senkung des Blutzuckers erforderlich ist. Mit der Zeit kann falsches Essverhalten zu einer Insulinresistenz führen, einer Vorstufe von Typ-2-Diabetes. Fazit: Es ist gesünder für unseren Körper, wenn wir am Morgen mehr essen und die Portionen über den Tag hinweg immer kleiner werden.

> **Unser Körper benötigt weniger Insulin, wenn wir zu Beginn des Tages mehr essen.**

Ein Teufelskreis

In der westlichen Welt ist es üblich, das Frühstück ausfallen zu lassen, mittags nur eine Kleinigkeit zu essen, sich dafür aber ein üppiges Abendessen und danach diverse Knabbereien zu gönnen. Wer abends viel isst, hat morgens noch keinen Hunger … also lässt man das Frühstück ausfallen und alles beginnt von vorn.

Bessere Essgewohnheiten

Damit Sie dauerhaft gesündere Gewohnheiten annehmen, sieht der Langlebigkeitsplan (s. S. 44) einen allmählichen Übergang zu »Morgens essen wie ein Kaiser …« vor. Im Verlauf eines Monats reduziert der ernährungswissenschaftliche Plan Ihre Kalorienaufnahme, ohne dass Sie es merken.

✱

Lassen Sie das Frühstück weg – auf eigene Gefahr

Wer sehr alt wird, hat in der Regel immer gefrühstückt. Forscher legen dar, dass es sehr ungesund ist, die erste Mahlzeit wegzulassen. Der dauerhafte Verzicht auf Frühstück kann zu Übergewicht, Fettleibigkeit, Herzerkrankungen, Schlaganfall, Bluthochdruck und Typ-2-Diabetes führen.

MIT AUSGIEBIGEM FRÜHSTÜCK SCHWUNGVOLL IN DEN TAG

Eine Studie hat untersucht, wie 1400 Kalorien über den Tag verbraucht
werden, und dabei übergewichtige Frauen mit metabolischem Syndrom
begleitet. Nach 12 Wochen hatte Gruppe B (die die Hälfte der täglichen
Kalorien morgens zu sich nahm) in jeder Hinsicht die besseren Ergebnisse.

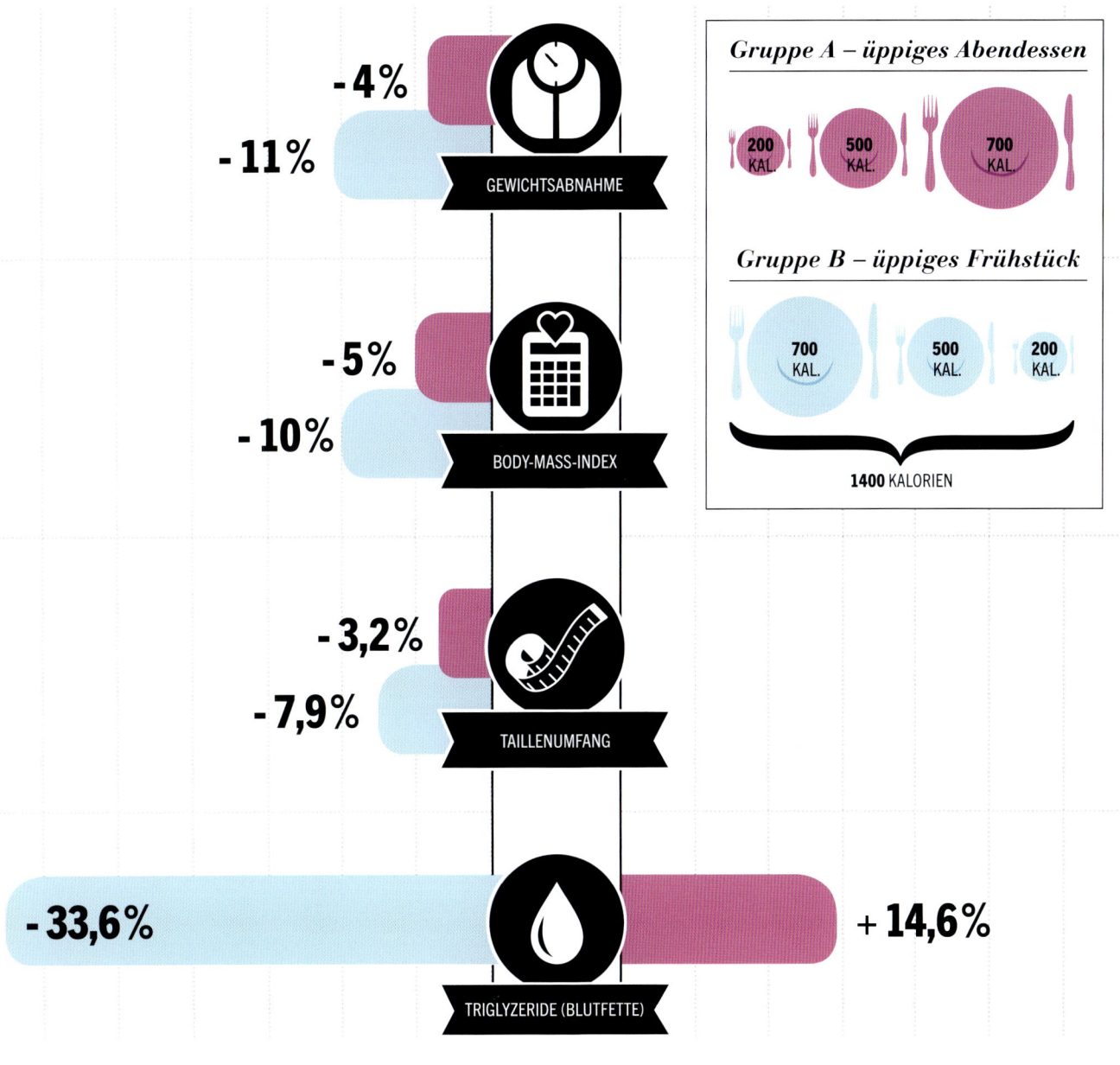

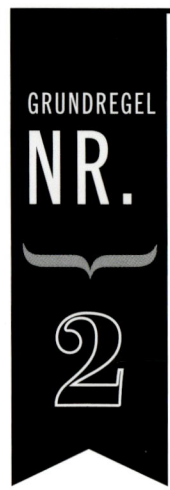

GRUNDREGEL NR. 2

Aufhören, wenn es genug ist

Je übergewichtiger wir sind, desto kürzer leben wir. Die beste Formel für ein langes Leben ist daher ein gesundes Gewicht. Dafür müssen wir mit der lebenslangen Gewohnheit des übermäßigen Essens brechen.

Übergewicht verkürzt das Leben. 2016 stellte eine große Studie mit 3,9 Millionen Erwachsenen weltweit fest, dass Übergewicht oder Fettleibigkeit unmittelbar mit dem Risiko verbunden sind, frühzeitig an Erkrankungen der Atemwege und des Herzens, Schlaganfall oder Krebs zu sterben. Außerdem fand man heraus, dass Übergewicht die Lebenserwartung um ein Jahr, Fettleibigkeit um drei Jahre verkürzt.

Je älter, desto schwerer?

Laut Statistik werden wir mit zunehmendem Alter immer schwerer. So sind in Deutschland laut DGE 48 % der Menschen übergewichtig. Im Vergleich dazu sind es unter Menschen am Ende ihres Berufslebens schon 65,25 %. Doch Gewichtszunahme im mittleren Alter ist keine unabänderliche Tatsache. Zwar verändert sich unser Stoffwechsel mit den Jahren und wir verlieren Muskelmasse. Doch sind es vor allem unsere Lebensgewohnheiten, die unseren Taillenumfang zunehmen lassen.

Ihren BMI berechnen

Den Body-Mass-Index (BMI) berechnen Sie, indem Sie Ihr Gewicht durch Ihre Körpergröße im Quadrat teilen, z. B. 70 kg / 1,70 m × 1,70 m = 24,2.

Ein BMI von 18,5 bis 24,9 bedeutet Normalgewicht, 25 bis 29,9 Übergewicht und mit einem BMI von über 30 beginnt die Fettleibigkeit.

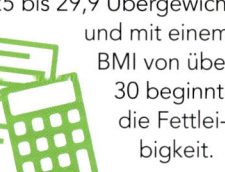

Von Japanern lernen

Nur 4 % der Erwachsenen in Japan sind übergewichtig und die Lebenserwartung ist die höchste der Welt – beinahe 84 Jahre (s. S. 16). Dagegen sind 48 % der Deutschen übergewichtig und ihre Lebenserwartung liegt nur bei 81 Jahren.

> **Studien zufolge sterben extrem fettleibige Menschen zehn Jahre früher als Menschen mit gesundem Gewicht.**

80 % sind genug

Die Hochbetagten auf Okinawa, die für ihre Gesundheit und ihr langes Leben bekannt sind, praktizieren »hara hachi bu«, d. h., sie essen nur, bis ihr Magen zu 80 % gefüllt ist. Niemand kann sagen, wann genau das ist, aber die wichtige Botschaft ist: Wir sollten aufhören, wenn wir eigentlich noch mehr essen könnten, auf jeden Fall aber, bevor wir »pappsatt« sind!

WIE ESSE ICH WENIGER?

Die Gründe für Übergewicht sind einfach: Wenn wir beim Essen und Trinken mehr Kalorien zu uns nehmen, als wir verbrauchen, wird der Überschuss als Fett gespeichert und wir nehmen zu. Mehr Bewegung hilft uns, mehr Kalorien zu verbrennen, aber der entscheidende Punkt beim Abnehmen ist, weniger zu essen.

Kleinere Teller nehmen

Ein durchschnittlicher Teller ist heute über 20% größer als 1960 und entsprechend größer sind die Portionen. Durch eine optische Illusion erscheinen uns gleich große Portionen auf einem kleinen Teller größer, auf einem großen Teller kleiner.

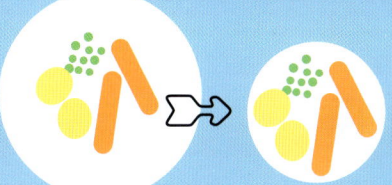

Langsamer essen

Erst 15–20 Minuten nach Beginn des Essens hat unser Gehirn alle Signale verarbeitet und kann registrieren, dass wir satt sind. Wenn wir uns beim Essen mehr Zeit lassen, können wir also besser beurteilen, wann wir genug gegessen haben.

Portionen verringern

Wenn wir die Portionen auf unserem Teller um ein Fünftel verringern, fühlen wir uns um 20% weniger gesättigt. Wer stets deutlich zu viel isst, sollte die Menge um ein weiteres Fünftel verkleinern. Nach dem Essen sollten wir uns angenehm gesättigt, aber nicht zu satt fühlen.

Achtsam essen

Beim Essen sollten wir jedem Bissen unsere ganze Aufmerksamkeit schenken und Ablenkung durch Fernsehen, Smartphone oder Zeitschriften vermeiden. Wenn wir uns ganz dem Essen widmen, spüren wir besser, wann wir satt sind.

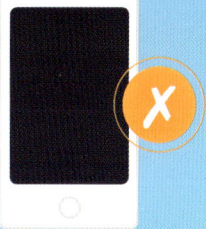

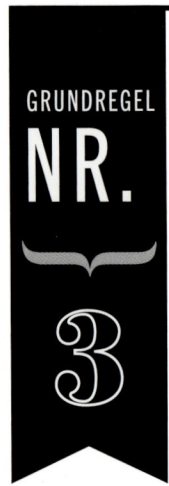

Mehr Pflanzen essen

Die Volksgruppen mit der höchsten Lebenserwartung haben eines gemeinsam: Sie ernähren sich hauptsächlich von viel Obst und Gemüse. Wer sich also vorwiegend pflanzlich ernährt, schützt sich offenbar vor typischen Leiden des Älterwerdens wie Herzerkrankungen, Krebs, Fettleibigkeit und Typ-2-Diabetes.

Wie Studien beweisen, senkt eine vorwiegend pflanzliche Ernährung die Wahrscheinlichkeit, früh zu sterben, vor allem an Herz-Kreislauf-Erkrankungen. Man muss dafür nicht zum reinen Vegetarier werden: Eine Studie von 2015 zeigt, dass das Risiko für Herz-Kreislauf-Erkrankungen bereits um 20 % gesenkt wird, wenn man sich zu 70 % pflanzlich ernährt.

Gesundheitsvorsorge

Reichlich Obst und Gemüse helfen aber auch, das Risiko für viele andere Leiden zu verringern, z. B. Atembeschwerden, Demenz, Arthritis und Makuladegeneration. Pflanzliche Nahrungsmittel bilden auch den Schwerpunkt unseres Langlebigkeitsplans (s. S. 44).

Doppelter Nutzen

Die Experten sind sich einig, dass wir von pflanzlicher Ernährung doppelt profitieren. Wenn wir mehr Getreide, Obst und Gemüse zu uns nehmen, essen wir weniger

tierische Produkte und damit Stoffe, die als ungesund einzustufen sind. Die meisten pflanzlichen Nahrungsmittel enthalten außerdem besondere Nährstoffe, die uns nur Pflanzen bieten.

Mehr Ballaststoffe

Nur Pflanzen enthalten Ballaststoffe, die erheblich dazu beitragen, dass wir uns satt und zufrieden fühlen. Wer viele Ballaststoffe zu sich nimmt, isst seltener zu viel und kann sein Normalgewicht daher leichter halten. Von Ballaststoffen profitiert der gesamte Körper, sie schützen vor Herzerkran-

24 %
geringeres Risiko für Herzerkrankungen bei täglich 800 g Obst und Gemüse

kungen, Darmbeschwerden und bestimmten Krebsarten (s. S. 27).

Wundermittel Phytochemikalien

Aber Pflanzen können noch mehr: Sie sind auch reich an natürlichen phytochemischen Stoffen, die als Antioxidanzien und entzün-

---

Ist fünfmal am Tag genug?

Die Weltgesundheitsorganisation empfiehlt, täglich 400 g Obst und Gemüse zu essen, aufgeteilt auf fünf Portionen. 2017 zeigte eine Studie, dass 200 g mehr Obst und Gemüse pro Tag gesundheitsförderlich sind und das Optimum bei 800 g (etwa zehn Portionen) täglich liegt. Viele halten das für unrealistisch. Fünf Portionen sind schon eine gute Ausgangsbasis – mehr ist besser.

DIE VIELEN TALENTE DER BALLASTSTOFFE

Nur Pflanzen liefern Ballaststoffe, daher ist eine Ernährung auf Grundlage von pflanzlichen Nahrungsmitteln zwangsläufig ballaststoffreich. Ballaststoffe sind entweder löslich oder unlöslich und können vom Körper nicht verdaut werden. Lösliche bilden eine Art Gel im Darm und senken den Blutzuckerspiegel, unlösliche erhöhen das Volumen des Stuhls und machen ihn weich. Die Grafik zeigt, wie Ballaststoffe sich auf unsere Gesundheit und Lebensdauer auswirken können.

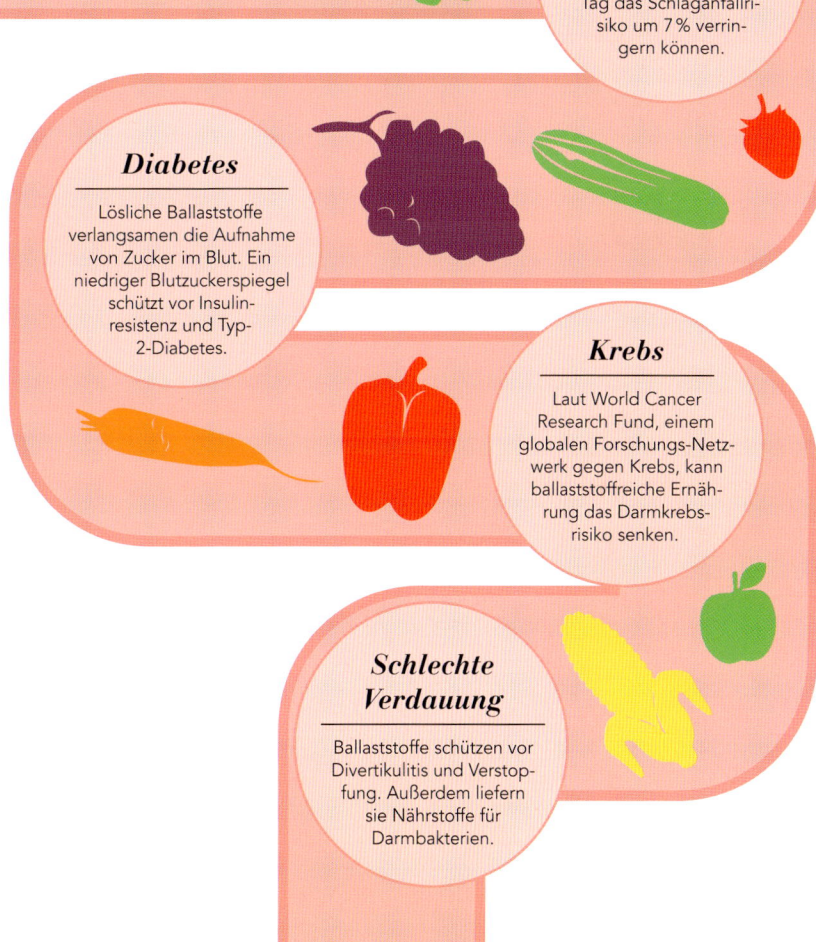

Herzerkrankungen

Vollkorn ist gut fürs Herz. Die löslichen Ballaststoffe darin senken außerdem den Cholesterinspiegel.

Schlaganfall

Eine Studie belegt, dass 7 g mehr Ballaststoffe pro Tag das Schlaganfallrisiko um 7 % verringern können.

Diabetes

Lösliche Ballaststoffe verlangsamen die Aufnahme von Zucker im Blut. Ein niedriger Blutzuckerspiegel schützt vor Insulinresistenz und Typ-2-Diabetes.

Krebs

Laut World Cancer Research Fund, einem globalen Forschungs-Netzwerk gegen Krebs, kann ballaststoffreiche Ernährung das Darmkrebsrisiko senken.

Schlechte Verdauung

Ballaststoffe schützen vor Divertikulitis und Verstopfung. Außerdem liefern sie Nährstoffe für Darmbakterien.

dungshemmend wirken. Studien belegen, dass Phytochemikalien nicht nur die Abwehrkräfte stärken und das Wachstum von Krebszellen verlangsamen oder gar stoppen können, sondern auch das Nachlassen der geistigen Fähigkeiten bremsen und Cholesterin senken helfen (s. S. 38–39).

Ganzheitlich gesund

Studien zeigen, dass pflanzliche Nahrungsmittel offenbar ein Komplettpaket an Nährstoffen bieten, das unsere Gesundheit schützt. Vitamine oder Antioxidanzien als Nahrungsergänzungsmittel zeigen oft nicht die gewünschte Wirkung und können sogar schaden: Vitamin E und Betakarotin sollen möglicherweise krebserregend sein. Heute raten Wissenschaftler, pflanzliche Nährstoffe lieber direkt über Pflanzen aufzunehmen.

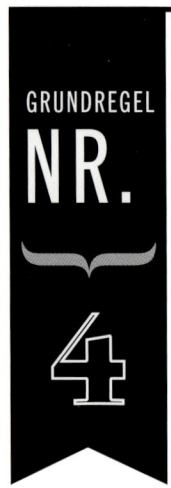

Die richtigen Kohlenhydrate essen

Kohlenhydrate sind in letzter Zeit sehr in Verruf geraten. Doch in Gemeinschaften, in denen viele Hochbetagte leben, spielen Kohlenhydrate eine große Rolle, während Proteinen eher ein Nebenpart zukommt.

Kohlenhydrate sind der wichtigste Energieversorger für unseren Körper. Dennoch wird kohlenhydratreiche Kost für zunehmende Gesundheitsprobleme wie Fettleibigkeit, Herzerkrankungen, Typ-2-Diabetes und sogar Demenz verantwortlich gemacht. Was haben sie also auf unserem Speiseplan zu suchen?

Weg mit dem Zucker

Starker Konsum von Zucker (ein einfaches Kohlenhydrat) führt zu Gewichtszunahme und Gesundheitsproblemen

- **Ersatz vermeiden** – Kalorienfreie Süßstoffe kurieren nicht die Lust auf Süßes – lieber nach und nach auf Zucker verzichten.
- **Etiketten lesen** – Hinter Begriffen wie Maissirup, Stärkesirup, Saccharose, Glukose, Fruktose und Maltose verbirgt sich Zucker.
- **Alternativen suchen** – Lieber ein Topping aus frischen Früchten statt Honig auf Joghurt oder Müsli.

Interessanterweise sind Kohlenhydrate fester Bestandteil der Ernährung von lange lebenden Gemeinschaften wie den Siebenten-Tags-Adventisten oder den Bewohnern der Insel Ikaria (s. S. 16 und 18). Deren Küche besteht vor allem aus Hülsenfrüchten, Kartoffeln, Süßkartoffeln, Obst und Gemüse, dazu Vollkornprodukte aus Hafer, Reis, Gerste und Quinoa, die besonders wertvolle Kohlenhydrate sind.

Kohlenhydrate, die jung halten

Diese besonders wertvollen Kohlenhydrate sind arm an Fett, aber reich an wichtigen Nährstoffen (wie Vitaminen und Mineralien). Vollkornprodukte sind eine der »Wunderwaffen«, die für Wohlbefinden und ein vermindertes Krankheitsrisiko sorgen – von Hafer bis zu wildem Reis gibt es viel zu entdecken (s. S. 74).

> **Wo Menschen sehr alt werden, isst man viele Kohlenhydrate – in kleinen Portionen und als Vollkornprodukte.**

Qualität geht vor Quantität

Menschen in Gemeinschaften mit hoher Lebenserwartung essen eher wenig. Auch wenn Kohlenhydrate ihre Hauptnahrungsquelle sind, ist der Gesamtkonsum an Kohlenhydraten im Vergleich zu typisch westlichen Mahlzeiten eher gering – z. B. eine kleine Schale Reis. Dazu gibt es nährstoffreiche Beilagen wie Gemüse, Bohnen, Fisch und Nüsse statt Fett, Fleisch, Käse oder verarbeitete Nahrungsmittel. Für ein langes Leben sollten wir maßvolle Portionen von Vollkornprodukten mit gesunden Beilagen essen.

ENTSCHEIDEN SIE SICH FÜR DEN SIEGER!

Alle Kohlenhydrate liefern viel Energie, aber nicht alle sind gut. Einfache Kohlenhydrate wie raffinierter Zucker werden schnell verdaut, während komplexe Kohlenhydrate (raffiniert oder nicht) stärkereiche Lebensmittel sind, die langsam abgebaut werden. Unverarbeitete, langkettige Kohlenhydrate stehen auf Platz 1 für gesunde Ernährung.

5 % –
mehr sollte der Anteil versteckten Zuckers an unserer täglichen Energiezufuhr laut WHO nicht betragen.

NICHT RAFFINIERTE KOMPLEXE KOHLENHYDRATE

Essen Sie vollwertige komplexe Kohlenhydrate, die über längere Zeit mit Energie und Nährstoffen versorgen.

RAFFINIERTE KOMPLEXE KOHLENHYDRATE

Schränken Sie die Aufnahme raffinierter oder verarbeiteter Kohlenhydrate ein.

EINFACHE KOHLENHYDRATE

Vermeiden Sie zuckerhaltige Lebensmittel und Getränke. Ihre Energie lässt den Blutzuckerspiegel schnell und stark ansteigen.

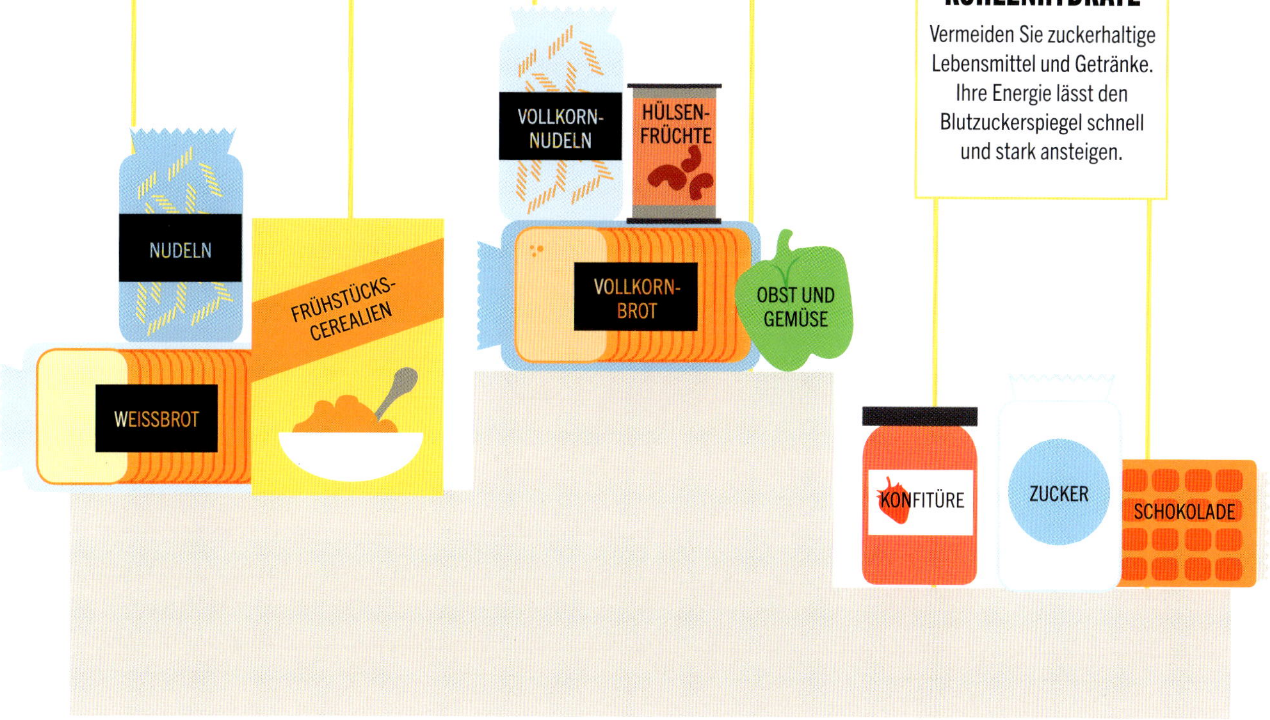

VOLLKORN-NUDELN

HÜLSEN-FRÜCHTE

NUDELN

FRÜHSTÜCKS-CEREALIEN

VOLLKORN-BROT

OBST UND GEMÜSE

WEISSBROT

KONFITÜRE

ZUCKER

SCHOKOLADE

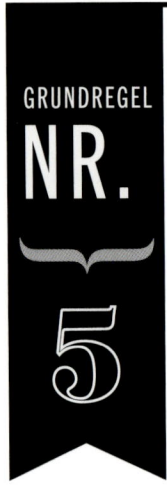

GRUNDREGEL
NR.
5

Fisch statt rotes Fleisch essen

In Ländern mit vielen Hundertjährigen wird nur wenig rotes Fleisch gegessen. Dort isst man zwar nicht ausschließlich vegetarisch, aber eher Fisch als Fleisch.

Eine Studie der Internationalen Agentur für Krebsforschung hat gezeigt, dass mit Verzehr von je 100 g rotem Fleisch täglich das Darmkrebsrisiko um 17 % steigt. Die WHO hat rotes Fleisch als »vermutlich krebserregend« ein-

Und wenn ich Vegetarier/Veganer bin?

Selbst wenn Sie auf Eier und Milchprodukte verzichten, finden Sie genügend Proteine in einer ausgewogenen Mischung aus Hülsenfrüchten, Nüssen und Getreide. Einige pflanzliche Lebensmittel besitzen kurzkettige Omega-3-Fettsäuren, die der Körper in geringem Maße in die langkettigen von fettem Fisch verwandeln kann. Vitamin B_{12} ist nur in tierischen Lebensmitteln enthalten und muss substituiert werden.

gestuft. Verarbeitetes Fleisch (getrocknet, gepökelt, geräuchert oder eingelegt) gilt als »eindeutig krebserregend«. Studien sehen einen Zusammenhang zwischen dem Verzehr größerer Mengen von rotem Fleisch und einem erhöhten Risiko von Herzerkrankungen.

Der Omega-3-Faktor

Fisch hingegen gilt als gesund, da er viel Eiweiß, wenig gesättigte Fettsäuren und eine große Bandbreite an Nährstoffen enthält. Viele seiner guten Eigenschaften werden den Omega-3-Fettsäuren zugeschrieben. Eine Studie mit älteren Menschen hat gezeigt, dass diejenigen mit dem höchsten Omega-3-Fettsäurewert im Blut ein um 27 % geringeres Sterberisiko hatten, unabhängig von der Art der Krankheit. Eine Überblicksstudie von 2016 stellte fest, dass der Verzehr von drei Fischmahlzeiten pro Woche eine Verminderung des Sterberisikos um 12 % gegenüber einer fischfreien Ernährung bedeu-

35 %

geringer ist das Risiko, für ältere Menschen mit hohen Omega-3-Fettsäurewerten, an einer Herzkrankheit zu sterben.

tet. Dazu passt, dass die ältesten Menschen der Welt auf Inseln oder an der Küste leben.

Ist Fleisch grundsätzlich ungesund?

Weißes Fleisch – etwa Geflügel – ist nährstoffreich, im Vergleich zu rotem Fleisch arm an Fett und gesättigten Fettsäuren und wird nicht mit Herzerkrankungen und Darmkrebs in Verbindung gebracht. Es enthält jedoch keine Omega-3-Fettsäuren. Fazit: Reichlicher Verzehr von rotem Fleisch verkürzt das Leben – Fisch ist eine gute Alternative.

GUTER TAUSCH FÜR EIN LANGES LEBEN

2017 zeigte eine Überblicksstudie, dass Menschen, die täglich 100 g mehr Fisch verzehrten als die Vergleichsgruppe, ihr verfrühtes Sterberisiko um 7 % senkten. Im Gegensatz dazu erhöht sich das Sterberisiko bei Verzehr von sehr hohen Mengen rotem und bearbeitetem Fleisch drastisch (s. u.). Rotes Fleisch ist zwar beliebt und ständig verfügbar, aber es erfordert keinen großen Aufwand, es durch Fisch oder Meeresfrüchte zu ersetzen. Der Lohn ist eine bessere Gesundheit und ein längeres Leben.

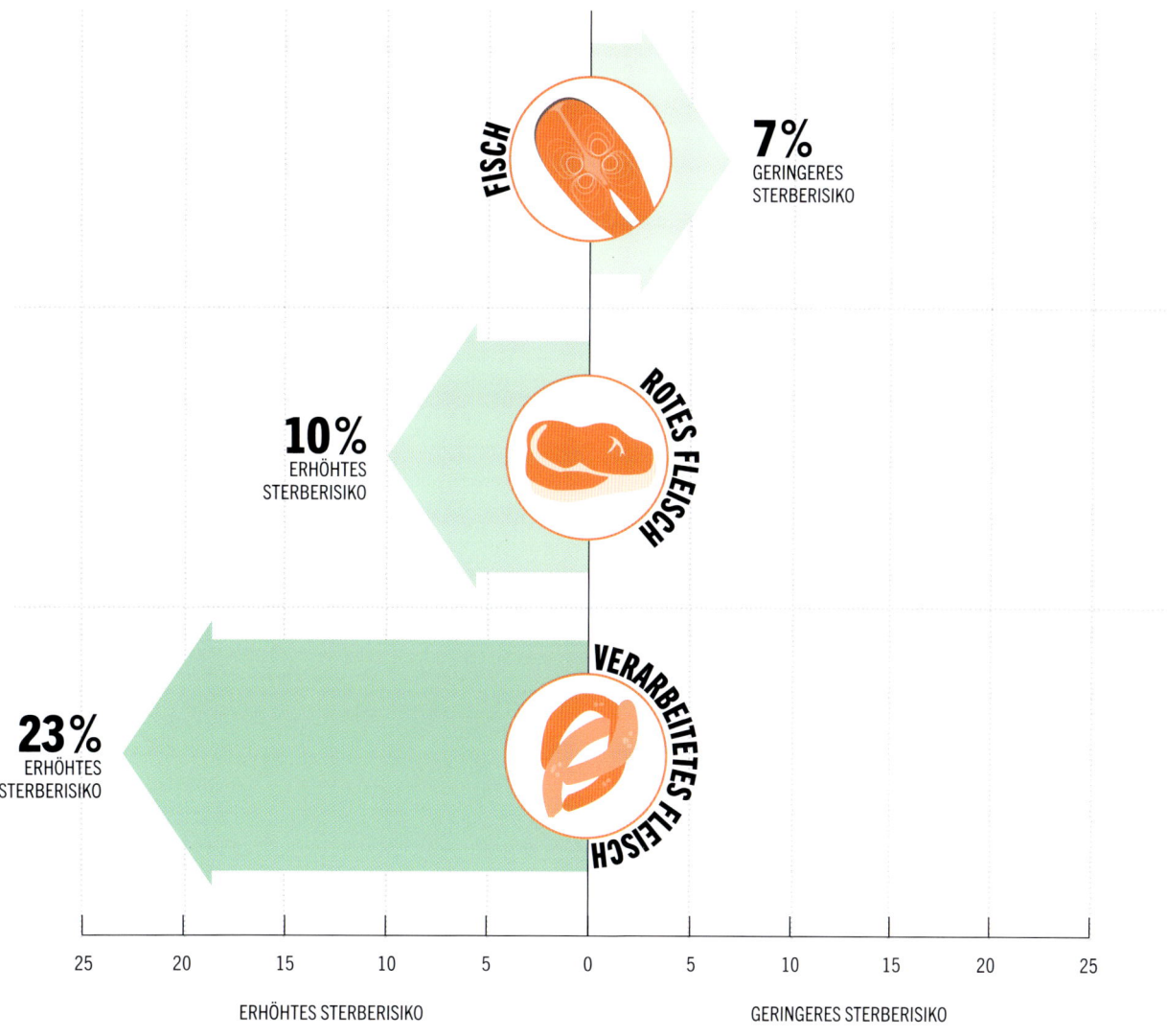

7%
GERINGERES
STERBERISIKO

FISCH

10%
ERHÖHTES
STERBERISIKO

ROTES FLEISCH

23%
ERHÖHTES
STERBERISIKO

VERARBEITETES FLEISCH

25   20   15   10   5   0   5   10   15   20   25

ERHÖHTES STERBERISIKO   GERINGERES STERBERISIKO

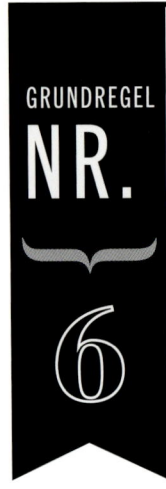

GRUNDREGEL NR. 6

Natürlich essen

Welche Ernährungsweise verhilft uns zu einem langen, gesunden Leben? Der Verzehr von frischen, naturbelassenen Lebensmitteln oder der Konsum von künstlichen, bearbeiteten und raffinierten Zutaten? Richtig: Natürliches Essen führt zu deutlich besseren Resultaten für Ihre Gesundheit und ein langes Leben.

Supermärkte in der westlichen Welt führen ein riesiges Angebot an Produkten, deren natürliche Grundstoffe nicht mehr erkennbar sind: Chicken Nuggets, mit Zucker überzogene Cornflakes, Instant-Kartoffelpüree und Dosenravioli. Diese Art von Produkten fehlt auf dem Speiseplan von Menschen, die lange gesund bleiben und sehr alt werden, etwa in Japan oder im Mittelmeerraum. Sie ernähren sich in aller Regel »natürlich«, d.h., sie wählen frische, unbearbeitete Lebensmittel, die kaum Zusatzstoffe enthalten. Also frischen Fisch statt Fischstäbchen, Naturreis statt poliertem Reis und selbst gemachtes Essen statt Fertigprodukte.

Mehr Nährstoffe

Die meisten Lebensmittel sind in ihrer natürlichen Form prallvoll mit gesunden Nährstoffen wie Ballaststoffen, Vitaminen, Mineralien und Antioxidanzien, während ihr Gehalt an gesundheitsschädlichen Stoffen wie gesättigten Fettsäuren, Zucker und Salz gering ist – die

58%
mehr Obst und Gemüse essen Personen, wenn sie lernen, selbst zu kochen.

Formel für ein langes, gesundes Leben. Im völligen Gegensatz dazu stehen industriell verarbeitete oder raffinierte Produkte, die wenig Nährstoffe, dafür aber umso mehr trans-Fettsäuren, gesättigte Fettsäuren, Zucker und Salz enthalten.

Zusatzstoffe

Vielen Fertigprodukten sind außerdem Zusatzstoffe beigefügt (Aromen, Farbstoffe, Konservierungsmittel). Eine Faustregel ist: Je mehr Zusätze ein Produkt enthält, umso mehr Fette, Zucker und Salz sind darin versteckt. Meiden Sie also Fertigprodukte – natürliche Lebensmittel zu kaufen und zuzubereiten, verlängert Ihr Leben.

Viele Hundertjährige essen Bio

Die meisten Experten sind sich einig, dass die wichtigste Voraussetzung für Gesundheit eine Ernährung ist, die vor allem aus Vollkornprodukten, Obst und Gemüse besteht – unabhängig davon, ob ökologisch hergestellt oder nicht. In Gemeinschaften mit vielen Hundertjährigen werden die meisten Lebensmittel jedoch ohne künstliche Pestizide und Dünger und ohne Antibiotika hergestellt.

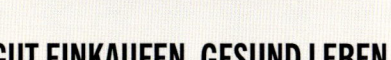

GUT EINKAUFEN, GESUND LEBEN

Die Rezepte des Langlebigkeitsplans (s. S. 44) helfen dabei, auf Fertigprodukte weitestgehend zu verzichten und stattdessen frische Lebensmittel zuzubereiten. Aber auch die unten dargestellten Ratschläge zeigen, wie man schon beim Einkauf etwas für die Gesundheit tun kann und schädliche Produkte vermeidet.

Nachhaltig einkaufen

Kaufen Sie Fleisch, Fisch, Eier und Milch aus ökologischer Erzeugung mit artgerechter Tierhaltung.

Regionale Produkte kaufen

Regionale Produkte schmecken meist besser und sind durch wenige Hände gegangen.

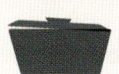

Selbst kochen

Wer seine Mahlzeiten selbst zubereitet, weiß genau, was drin ist. Und Sie bestimmen, wie viel Gemüse und Vollkornprodukte hineinkommen.

Etiketten lesen

Prüfen Sie die Inhaltsstoffe. Verzichten Sie auf Produkte, die Zusätze enthalten, die Sie nicht kennen oder nicht in der eigenen Küche verwenden.

Selbst anbauen

Wo Menschen sehr alt werden, bauen sie Lebensmittel oft selbst an. Selbst gezogene Kräuter sind ein Anfang – und machen Lust, selbst zu kochen.

Leitungswasser trinken

Wasser ist das mit Abstand gesündeste Getränk (s. S. 40). Leitungswasser kostet nicht viel, steht immer zur Verfügung und kommt ohne Verpackung aus.

Salz reduzieren

Ob Steinsalz, Meersalz oder rosa Himalajasalz – Salz ist schlicht und einfach gesundheitsschädlich. Jedes Salz enthält viel Natrium, das den Blutdruck erhöht.

Zucker & Co. vermeiden

Agaven-, Reis- oder Granatapfelsirup und Honig klingen gesund, enthalten aber wenig Nährstoffe und haben genauso viele Kalorien wie Zucker.

Keine »Light«-Produkte

Produkte, die mit »light«, »weniger süß« oder »weniger Salz« angepriesen werden, sättigen meist nicht und enthalten wenig Nährstoffe, dafür oft umso mehr Zusatzstoffe.

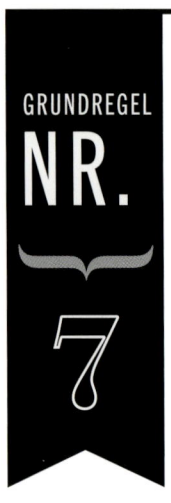

GRUNDREGEL
NR.
7

Auf ungesättigte Fettsäuren achten

Ob wenig Fett wie in Okinawa oder etwas mehr wie in den Mittelmeerländern – wo Menschen sehr alt werden, wird Fett über natürliche Lebensmittel und mit jeder Menge gesunder Nährstoffe aufgenommen.

Der Fettanteil in der Ernährung von Gemeinschaften mit Höchstaltrigen liegt deutlich unter international gültigen Empfehlungen. Die WHO empfiehlt, dass Fett nicht mehr als 30 % der täglichen Kalorienzufuhr ausmachen sollte.

Ob dies auch für Langlebigkeit gilt, sagt uns der Blick auf die traditionelle Ernährung der Mittelmeerländer und von Okinawa (s. S. 18–19). Die Zahlen sprechen zunächst für einen fettarmen Speiseplan. Doch wie kommt es dann, dass auch Bewohner mediterraner

DREI REGELN FÜR FETTE

Um Fett auf gesunde Weise in Ihren Ernährungsplan zu integrieren, müssen Sie nur drei Regeln befolgen.
Erstens: Vermeiden Sie trans-Fettsäuren in stark fetthaltigen, verarbeiteten Nahrungsmitteln.
Zweitens: Reduzieren Sie gesättigte Fettsäuren, indem Sie weniger tierische Produkte essen. Weitere Studien müssen noch folgen, aber Gesundheitsorganisationen warnen vor einem Zusammenhang mit Herzerkrankungen.
Drittens: Verwenden Sie mehr Zutaten, die von Natur aus einfach oder mehrfach ungesättigte Fettsäuren enthalten.

SEHR SCHÄDLICH

trans-Fettsäuren

Sie erhöhen das »schlechte« Cholesterin und senken das »gute«. Meist sind sie in verarbeiteten Produkten versteckt.

KEKSE UND KUCHEN

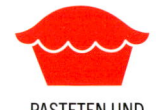

PASTETEN UND BLÄTTERTEIGGEBÄCK

FAST FOOD

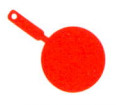

FRITTIERTES

UNGESUND

Gesättigte Fettsäuren

Die bei Raumtemperatur meist festen Fette erhöhen das »schlechte« Cholesterin im Blut – bitte nur in Maßen verzehren.

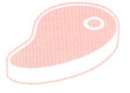

ROTES FLEISCH

KÄSE

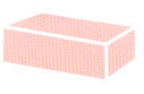

BUTTER

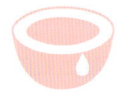

KOKOSÖL

31 %
der Todesfälle in 2015 wurden durch Herz-Kreislauf-Erkrankungen verursacht, das sind 17,7 Millionen.

Regionen – die sehr viel mehr Fett zu sich nehmen – länger leben? Die Antwort liegt wohl in der Art der Fette und in den Nährstoffen, die mit dem Fett aufgenommen werden: Die typisch mediterrane Kost hat einen hohen Fettanteil, aber wenig gesättigte Fettsäuren

und trans-Fettsäuren (s. u.). Nirgendwo in der westlichen Welt ist die Zufuhr von trans-Fettsäuren so gering wie in Italien. Italiener verzehren vor allem ungesättigte Fettsäuren aus Olivenöl, Nüssen, Samen und fettreichem Fisch.

Fett ist nicht Fett
Ein ähnliches Bild bietet sich in Japan. Sicher, hier wird allgemein wenig Fett gegessen, doch davon sind nur 15 g pro Tag gesättigte Fettsäuren (in Amerika 26 g – Gesundheitsexperten warnen vor mehr als 20 g). Stattdessen nehmen Japaner vor allem Omega-3-Fettsäuren aus Fisch zu sich.

Aus all diesen Fakten wird deutlich, dass es nicht so sehr auf die Menge an Fett ankommt, sondern auf die Art von Fett.

Hohe Mengen an gesättigten und trans-Fettsäuren erhöhen den Cholesterinwert im Blut, eine Hauptursache für Herzerkrankungen. Weitere Studien lassen vermuten, dass diese Fette auch für andere Krankheiten wie Typ-2-Diabetes, Demenz und einige Krebsarten verantwortlich sind, weil sie Entzündungen im Körper hervorrufen. Ungesättigte Fettsäuren hingegen gefährden unsere Gesundheit nicht, sondern schützen sie womöglich sogar.

GESUND → SEHR GESUND

Mehrfach ungesättigte Fettsäuren
Omega-3- und Omega-6-Fettsäuren versorgen Gehirn und Haut mit gesundem Fett.

FETTREICHER FISCH

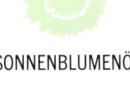

SONNENBLUMENÖL

SOJA · NÜSSE UND SAMEN

Einfach ungesättigte Fettsäuren
Sie sorgen für einen gesunden Lipidhaushalt im Blut, senken Cholesterin- und Triglyzeridspiegel.

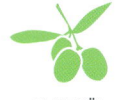

OLIVENÖL

AVOCADOS

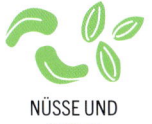

NÜSSE UND SAMEN

RAPSÖL

Das Kokosnuss-Dilemma
Kokosöl besteht zu mehr als 85 % aus gesättigten Fettsäuren. Es hat also weit mehr davon als Butter (52 %). Befürworter sagen, Kokosöl führe nicht zu höheren Cholesterinwerten. Die meisten Studien können das nicht bestätigen, einige zeigen sogar, dass es das »schlechte« Cholesterin erhöht.

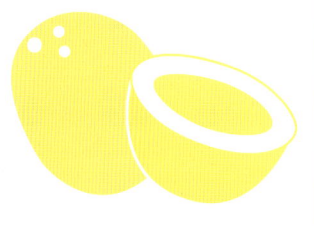

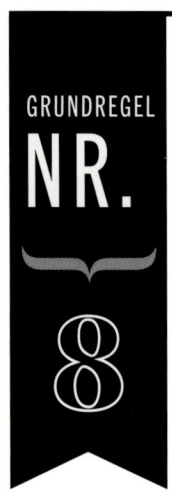

Mehr »Sonnenvitamin« tanken

Obwohl unser Körper selbst Vitamin D produziert, ist Vitamin-D-Mangel eine der häufigsten Mangelerscheinungen weltweit. Dabei hat das Vitamin enormen Einfluss auf unsere Gesundheit und unsere Lebensdauer.

Die Zahlen sind verblüffend: In den USA und Europa haben mehr als vier von zehn Erwachsenen über 50 Jahren einen Mangel an Vitamin D. Wie viele wissen, sorgt das »Sonnenvitamin« – es bildet sich, wenn die Haut Sonnenlicht ausgesetzt ist – für starke, gesunde Knochen: Vitamin D hilft dem Körper, Lebensmitteln Kalzium zu entziehen und in den Knochen zu speichern. So trägt Vitamin D zum Schutz vor Krankheiten wie Knochenerweichung oder Rachitis bei.

Natur- und Allroundtalent

Doch Vitamin D kann noch viel mehr. Es ist wichtig für die Muskeln und stärkt unser Immunsystem. 2017 hat eine Studie mit 11 000 Personen herausgefunden, dass die Einnahme von Vitamin D das Risiko für Atemwegserkrankungen (Erkältungen, Grippe, Bronchitis und Lungenentzündung) um 12 % senkt. Die Wirkung war besonders stark bei Probanden, die zu Beginn einen Mangel an Vitamin D aufwiesen. Studien zeigen, dass Vitamin-D-Mangel den Ausbruch vieler Erkrankungen begünstigen kann: Typ-2-Diabetes, Herzerkrankungen,

DIE BESTEN VITAMIN-D-LIEFERANTEN

Unsere körpereigenen Vitamin-D-Vorräte können wir mit bestimmten Lebensmitteln wie fettreichem Fisch, Pilzen und Eiern aufstocken. Die Weltgesundheitsorganisation empfiehlt eine tägliche Vitamin-D-Dosis von 5 µg für Personen unter 50, 10 µg für 51- bis 65-Jährige und 15 µg für über 65-Jährige. Manche Gesundheitsorganisationen schlagen vor, dass im Herbst und Winter jeder Vitamin-D-Präparate einnehmen sollte, um seine Gesundheit zu schützen.

PFIFFERLINGE
5,3

LACHS AUS AQUAKULTUREN
4,7

FRISCHE SARDINEN
4

EIER
3,2

RED SNAPPER
2,3

THUNFISCH AUS DER DOSE
1,1

Vitamin D (µg) auf 100 g

bestimmte Krebsarten (vor allem Darmkrebs), Multiple Sklerose, Arthrose und rheumatoide Arthritis. Es wurden auch Zusammenhänge zwischen geringer Vitamin-D-Aufnahme und erhöhtem Risiko für geistigen Abbau, Demenz und Alzheimer gefunden. Weitere Studien müssen folgen, aber die positiven Eigenschaften von Vitamin D erregen unter Fachleuten jetzt schon Aufsehen.

Wer ist gefährdet?

Da sich Vitamin D bildet, wenn die UVB-Strahlen der Sonne auf die Haut treffen, leiden vor allem Menschen unter Vitamin-D-Mangel, die das Haus nicht verlassen können oder sich aus kulturellen Gründen verhüllen. Auch Sonnencreme hat diesen Effekt, da sie UVB-Strahlen blockiert.

Zur Bildung von Vitamin D wird eine bestimmte Intensität der Sonnenstrahlen benötigt, sodass es von Wohnort, Jahres- und Tageszeit abhängig ist, wie viel produziert wird.

Wie viel Sonne ist genug?

Wenn UVB-Strahlen stark genug sind, muss die Haut nur kurz der Sonne ausgesetzt sein, um Vitamin D herzustellen. Sorgen Sie immer für ausreichenden Sonnenschutz, denn Sonnenbrand erhöht das Hautkrebsrisiko.

Dunkelhäutige Menschen können wegen der stärkeren Pigmentierung ihrer Haut an Vitamin-D-Mangel leiden. Ältere Menschen bilden weniger Vitamin D, weil sich die Haut im Alter verändert. Wir sollten uns vor zu viel Sonne schützen, aber genug Sonnenlicht aufnehmen und den Rest unserer Ernährung überlassen.

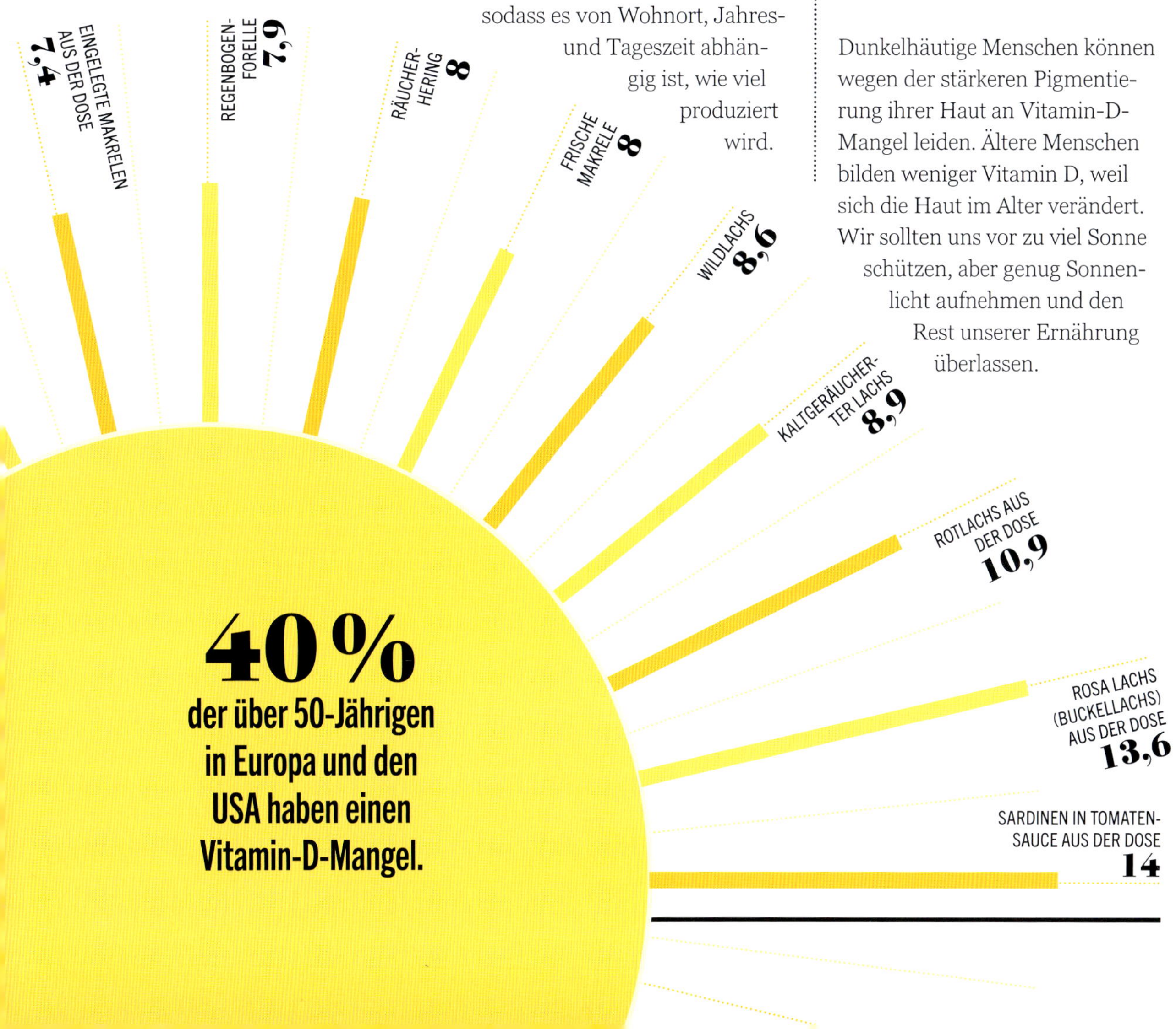

EINGELEGTE MAKRELEN AUS DER DOSE **7,4**

REGENBOGEN-FORELLE **7,9**

RÄUCHER-HERING **8**

FRISCHE MAKRELE **8**

WILDLACHS **8,6**

KALTGERÄUCHER-TER LACHS **8,9**

ROTLACHS AUS DER DOSE **10,9**

ROSA LACHS (BUCKELLACHS) AUS DER DOSE **13,6**

SARDINEN IN TOMATEN-SAUCE AUS DER DOSE **14**

40%
der über 50-Jährigen in Europa und den USA haben einen Vitamin-D-Mangel.

Bunter essen

Für ein langes, gesundes Leben reicht es nicht aus, »Grünzeug« zu essen. Man hat herausgefunden, dass die Phytochemikalien in farbenfrohem Obst und Gemüse gegen Herzerkrankungen, Krebs und Alzheimer schützen können.

Bis vor Kurzem dachte man, dass das Gesunde an pflanzlichen Nahrungsmitteln ihr hoher Gehalt an Ballaststoffen, Vitaminen und Mineralien sei. Jetzt weiß man, dass sie viel mehr können.

Die Forschung zeigt, dass in ihnen Tausende von sekundären Pflanzenstoffen stecken, die man Phytochemikalien oder Phytonährstoffe nennt (das griechische *phyto* steht für »Pflanze«).

Spürbare Wirkung

Phytochemikalien dienen Pflanzen zum Selbstschutz (vor Krankheiten, Schädlingen und UV-Licht) und sind oft in der äußeren Schicht der Pflanze zu finden. Sie

DEM REGENBOGEN FOLGEN

Phytochemikalien befinden sich auf oder in der Nähe der Pflanzenoberfläche, sodass Sie möglichst immer die Schale mitessen sollten – z. B. von Zitronen, Gurken oder Kartoffeln. Der Rest sitzt im Innern. Wer Obst oder Gemüse also im Ganzen isst, kommt in den vollen Genuss der wichtigen Nährstoffe. Wir zeigen an einigen Beispielen, wie der bunte Reigen von Pflanzen laut Laboruntersuchungen zu einem langen und gesunden Leben beiträgt.

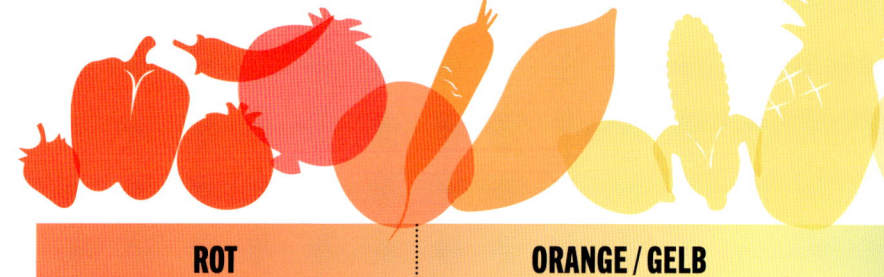

ROT

Lykopin – ein Karotinoid, das wohl vor einigen Krebsarten schützt und den Cholesterinwert im Blut senkt.

Ellagsäure – ein Antioxidans, das wohl vor freien Radikalen schützen und Krebs vorbeugen kann.

Anthocyane kommen in roten Pflanzen in geringen Mengen vor, mehr in lila und blauen (s. rechts).

ORANGE / GELB

Alpha- und Betakarotin – Vorstufen von Vitamin A. Betakarotin ist das bekanntere und ein wirkungsvolles Antioxidans. Es ist gut für das Immunsystem und die Augen.

Beta-Cryptoxanthin – ein sekundärer Pflanzenstoff, der im Körper in Vitamin A umgewandelt wird. Er könnte außerdem helfen, Lungenkrebs zu verhindern.

Pflanzliche Lebensmittel enthalten

63 ×

mehr Antioxidanzien als tierische.

geben Obst und Gemüse Farbe – z. B. das Dunkellila von Brombeeren (Anthocyane), das Rot von Tomaten (Lykopin) und das Dunkelgrün von Spinat (Lutein) –, Geschmack – wie das Bittere von Grünkohl (Glucosinolate) – und Aroma – etwa der Geruch von Knoblauch (Allicin). Je bunter wir essen, desto größer ist die Vielfalt an Phytochemikalien, die wir zu uns nehmen, und das wirkt sich positiv auf unsere Gesundheit aus.

Kleine Chemie-Lektion

Phytochemikalien werden nach ihrer chemischen Struktur in Gruppen aufgeteilt. Die Polyphenole sind eine der größten und am meisten erforschten Gruppen mit weiteren Untergruppen wie Flavonoide, Anthocyane, Flavonole, Flavone, Isoflavone, Flavanone und Flavanole. Eine weitere große Gruppe sind die Karotinoide, zu denen Alpha- und Betakarotin, Zeaxanthin, Lutein, Beta-Cryptoxanthin und Lykopin gehören.

Das ganze Paket

Es ist kaum möglich, einzelnen Phytochemikalien bestimmte Eigenschaften zuzuschreiben, die uns zu einem längeren und gesünderen Leben verhelfen, auch weil sie nie einzeln vorkommen: Eine Pflanze kann neben Ballaststoffen, Vitaminen und Mineralien Hunderte Phytochemikalien enthalten. Dennoch wird viel geforscht und man lernt ständig mehr über den Nutzen, den sie als Schutz vor Krankheiten und zur Förderung unserer Gesundheit haben.

Bis man Genaueres weiß, heißt die Devise: Essen wir einfach viel Obst und Gemüse – in allen Farben des Regenbogens.

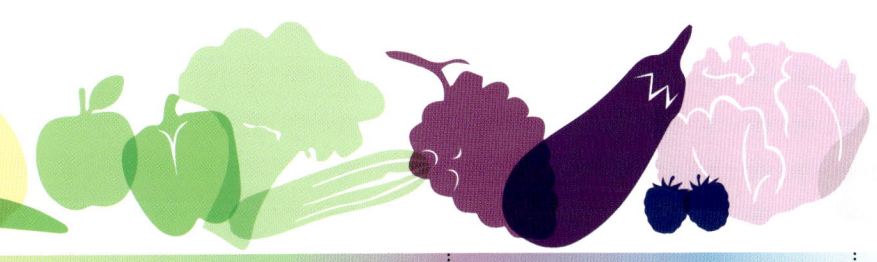

GRÜN

Lutein und Zeaxanthin – zwei zellschützende Karotinoide, die vermutlich das Risiko von Makuladegeneration senken können.

Glucosinolate – eine Gruppe chemischer Verbindungen, die wohl vor Lungenkrebs schützen können.

Chlorophyll hat zellschützende und entzündungshemmende Wirkung.

LILA / BLAU

Anthocyane – Polyphenole, die die Gefäße erweitern und gut für Herz und Gedächtnisleistung sind.

Resveratrol – ein Polyphenol mit stark krebshemmender Wirkung, das auch vor Herzerkrankungen schützen soll.

Phenolsäuren – potente Wirkstoffe gegen Mikroben und Viren, gleichzeitig Antioxidanzien.

WEISS / BEIGE

Quercetin – ein Flavonoid, das gut für den Kreislauf ist und allgemein entzündungshemmend wirkt.

Allicin – eine schwefelhaltige Verbindung, die wohl blutdruck- und cholesterinsenkend wirkt und einige Krebsarten hemmen hilft.

Anthoxantin – ein Flavonoid, das das Schlaganfallrisiko mindern und das Herz schützen soll.

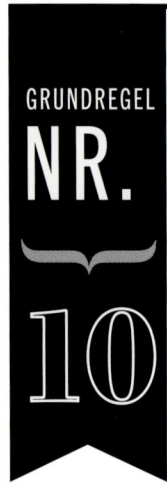

GRUNDREGEL
NR.
10

Viel trinken

Flüssigkeitsmangel führt zu Müdigkeit, Schwindel und Verwirrtheit, mindert Konzentration und Gedächtnisleistung und kann niedrigen Blutdruck und Harnwegsinfekte zur Folge haben. Doch je älter wir werden, desto schwieriger ist es, nicht zu dehydrieren. Wichtig ist, zu wissen, was und wie viel wir trinken sollten.

Der menschliche Körper besteht zu zwei Dritteln aus Wasser, was dessen Bedeutung für die Körperfunktionen erklärt: Wasser transportiert Nährstoffe im Blut, scheidet Schadstoffe im Urin aus, unterstützt die Regulierung der Körpertemperatur und ist Schmierstoff in den Gelenken. Das Gehirn besteht zu 77 % aus Wasser – schon eine geringe Dehydrierung kann drastische Auswirkungen auf unsere kognitive Leistung haben.

Mehr Trinken im Alter

Leider kann es mit den Jahren immer leichter zu Dehydrierung kommen. Mit dem Älterwerden verliert unser Körper Wasser – bei der Geburt besteht er noch zu 75 % aus Wasser, bei älteren Menschen sind es nur noch 55 %. Hinzu kommt, dass mit den Jahren die Fähigkeit der Nieren, den Wasserhaushalt zu regulieren, nachlässt und auch der Mechanismus, der uns Durst signalisiert,

WAS SOLLEN WIR TRINKEN?

Was die reine Flüssigkeitszufuhr angeht, spielt es interessanterweise kaum eine Rolle, was wir trinken (die Grafik rechts hilft bei der Qual der Wahl). Die einzige Ausnahme ist Alkohol, der dem Körper Wasser entzieht. Wer es wie Menschen halten will, die sehr alt werden, sollte jede Menge Wasser und grünen Tee trinken.

Wasser

Alle Experten sind sich einig, dass Wasser die erste Wahl bei der Flüssigkeitsaufnahme sein sollte: Es versorgt den Körper optimal, schädigt die Zähne nicht und hat keine Kalorien.

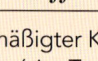

Kaffee

Gemäßigter Kaffeegenuss (vier Tassen pro Tag) kann sogar gesund sein. Kaffee enthält wertvolle Antioxidanzien und reduziert möglicherweise das Risiko, an Alzheimer zu erkranken.

schwächer wird – wir merken nicht mehr, dass wir etwas trinken sollten. Dass ältere Menschen Inkontinenzprobleme haben und deshalb absichtlich weniger trinken, macht die Sache nicht einfacher. Fazit: Je älter wir werden, desto mehr müssen wir darauf achten, dass wir nicht austrocknen.

Wie viel ist genug?

Wie viel wir trinken müssen, hängt von Gewicht, Alter, Geschlecht, körperlicher Aktivität und dem Klima ab, in dem wir leben: Wo Temperatur und Luftfeuchtigkeit höher sind, schwitzen wir mehr und müssen entsprechend mehr trinken. Je nachdem, was wir essen, müssen wir mehr oder weniger Flüssigkeit zu uns nehmen. In der Regel bekommen wir etwa ein Fünftel der benötigten Flüssigkeit über die Mahlzeiten – mit Milch, Suppe, Eintöpfen, Joghurt, Obst und Gemüse. Die Europäische Behörde für Lebensmittelsicherheit empfiehlt eine tägliche Flüssigkeitszufuhr von 2 Litern für Frauen und 2,5 Litern

> **Laut einer Studie haben Frauen, die viel grünen Tee trinken, ein um 17 % niedrigeres Risiko, verfrüht zu sterben.**

für Männer. Wenn 20 % davon mit dem Essen aufgenommen werden, sollten Frauen 1,6 Liter und Männer 2 Liter, also sechs bis acht Gläser pro Tag, trinken (s. u. »Was sollen wir trinken?«). Wenn wir genug trinken, kann unser Körper besser und länger funktionieren.

Missverständliche Signale

Viele verwechseln Durst mit Hunger und greifen nach Essbarem, statt zu trinken. Wenn Sie nicht sicher sind, trinken Sie zuerst ein Glas Wasser, wenn sich ein Hungergefühl einstellt. Geht es vorüber, war es das Signal, dass Sie Flüssigkeit brauchten. Bleibt es, haben Sie wirklich Hunger.

Tee

Tee – vor allem grüner Tee – ist in Regionen und Gemeinschaften, in denen Menschen sehr alt werden, fester Bestandteil der Ernährung. Er schützt erwiesenermaßen vor Krebs und geistigem Abbau. Außerdem enthält er viel Fluorid.

Säfte und Smoothies

Sie enthalten Vitamine und Mineralien, sind aber schlecht für die Zähne, wenn sie zu oft getrunken werden. Obst und Gemüse zu essen ist gesünder, als sie mit Milch oder Wasser gemischt zu trinken.

Softdrinks und Sportgetränke

Diese Getränke sollten Sie meiden – sie enthalten keinerlei Nährstoffe, dafür umso mehr Zucker (oder Süßstoffe). Die meisten Menschen, die etwa eine Stunde Sport betreiben, brauchen keine speziellen Sportgetränke.

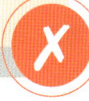

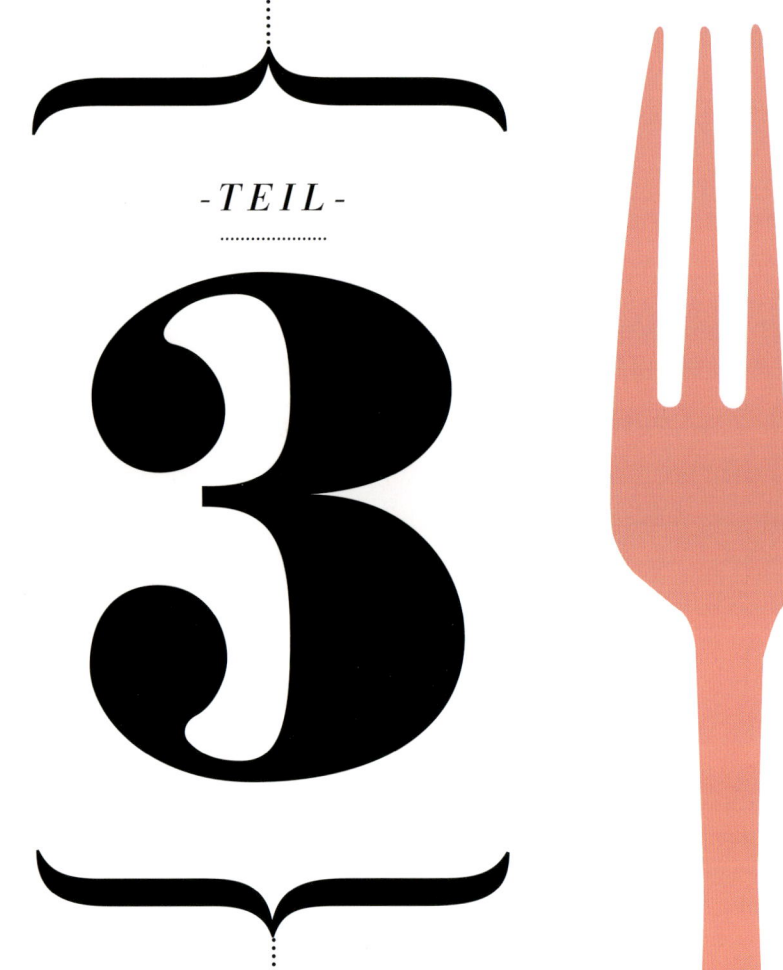

-TEIL-

3

Der perfekte Plan für ein langes Leben

Folgen Sie einen Monat lang dem Speiseplan mit köstlichen und rundum gesunden Rezepten und entdecken Sie die »Wunderwaffen« für ein langes Leben.

Die nächsten vier Wochen

Folgen Sie unserem 28-Tage-Plan und entdecken Sie köstliche Gerichte sowie Kleinigkeiten für zwischendurch – nach nur vier Wochen sehen Sie jünger aus und fühlen sich auch so.

Was die Symbole bedeuten

Unsere Rezepte sind so konzipiert, dass sie die optimale Ernährung für ein langes, gesundes Leben bieten. Alle Gerichte fördern Ihre Gesundheit, aber einige Zutaten sind für bestimmte Organe oder gegen spezifische gesundheitliche Probleme besonders gut – auf diese weisen wir mit den entsprechenden Symbolen hin. In Kapitel 4 (s. S. 155 ff) gehen wir im Einzelnen darauf ein.

Hervorgehobene Symbole bedeuten: Für diesen Teil des Körpers ist das Rezept besonders wertvoll.

GEHIRN	SEHVER-MÖGEN	GLEICHGE-WICHT / OHR	ZÄHNE
IMMUN-SYSTEM	MUSKELN KNOCHEN	HAUT & SENSORIK	LUNGE
HERZ & BLUT	DARM	HARNWEGE	FRAU & MANN

Anders als bei manchen Anti-Aging-Diäten geht es hier nicht um Selbstkasteiung. Wer will schon älter werden, wenn das bedeutet, dass jede Mahlzeit eher eine Strafe als ein Vergnügen ist? Natürlich geht es um gesunde Ernährung, aber auch um sehr viel mehr. Sie finden hier eine Fülle von Rezepten, die leicht zuzubereiten sind, toll aussehen, großartig schmecken und – das ist das Wichtigste – auf die Sie sich richtig freuen können.

Worum es geht

Das Ziel des Plans ist, dass Sie sich hauptsächlich von pflanzlichen Lebensmitteln ernähren, also viel Obst, Gemüse und stärkehaltige, ballaststoffreiche Nahrungsmittel zu sich nehmen. Der Plan ermuntert Sie, weniger Fleisch und mehr Fisch zu essen. Und er hilft Ihnen, die kalorienreichste Mahlzeit auf den Morgen zu verschieben.

Das Ernährungskonzept

Der Menüplan sieht 2000 Kalorien pro Tag vor. Im Sinne von Grundregel Nr. 1 (s. S. 22) verlagern sich die Kalorien innerhalb

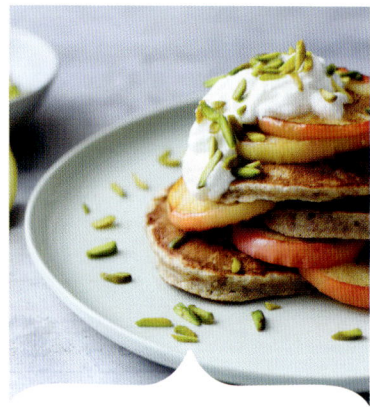

GANZ WICHTIG: DAS FRÜHSTÜCK! DIE VIELEN LECKEREN REZEPTE MACHEN ES IHNEN LEICHT, Z. B. BANANEN-PANCAKES MIT PIKANTEN APFELRINGEN (S. S. 67).

der Tageszeiten. Sie werden vermutlich feststellen, dass Sie mehr essen als sonst, weil die Mahlzeiten viel Obst und Gemüse enthalten – große Mengen mit wenigen Kalorien. Die Rezepte sind reich an Ballaststoffen, achten Sie also darauf, viel zu trinken (s. S. 40). Die Zwischenmahlzeiten haben etwa 250 Kalorien.

Und das Beste daran: Gesunde Fette, Kohlenhydrate und Proteine sind so ausbalanciert, dass Sie vom ersten Tag an gesund essen und Ihr Leben verlängern.

EIN PLAN FÜR ALLE FÄLLE

Kein Plan kann alle Besonderheiten berücksichtigen. Damit Sie ihn einfach an Ihren Alltag anpassen können, beantworten wir hier einige wichtige Fragen.

F } Ich treibe viel Sport. Sollte ich den 28-Tage-Plan anpassen?

A } Sie können bei den jeweiligen Portionen die Menge an stärkehaltigen Kohlenhydraten, Vollkornprodukten und pflanzlichen Proteinen wie Bohnen und Soja erhöhen, um Ihrem größeren Energiebedarf gerecht zu werden. Männer können auch etwas größere Portionen essen, es sei denn, sie wollen Gewicht reduzieren.

F } Funktioniert der Plan auch für eine Person?

A } Die Mittag- und Abendessen im Plan sind für zwei Personen ausgelegt (außer extra erwähnt) und leicht zu halbieren. Frühstück und Snack sind jeweils für nur 1 Person ausgerichtet.

F } Ich würde gern etwas abnehmen – geht das?

A } Wenn Sie nur wenig abnehmen möchten (bis 6 kg), ist es am einfachsten, die Zwischenmahlzeiten wegzulassen. Wer mehr Gewicht verlieren will, etwa 13–19 kg, folgt einfach genau dem 28-Tage-Plan (denn je schwerer der Körper ist, desto mehr Kalorien verbrennt er).

F } Und wenn ich manche Gerichte nicht mag?

A } Sie können die Mahlzeiten nach Lust und Laune untereinander austauschen. Mittagessen und Snacks können unabhängig von der Woche getauscht werden, Frühstück und Abendessen nur innerhalb der jeweiligen Woche.

F } Funktioniert der Plan auch für Vegetarier?

A } Sehr viele Rezepte sind ohnehin vegetarisch. Wer auf Fleisch und Fisch verzichten möchte, befolgt einfach die oben genannten Regeln für den Austausch von Mahlzeiten.

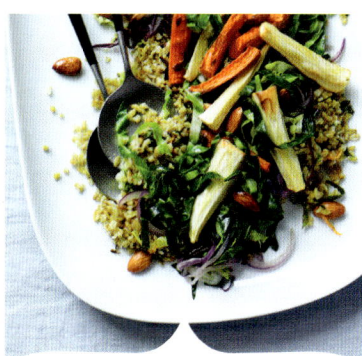

LEICHT NACHZUKOCHENDE GERICHTE MIT VIELEN NÄHRSTOFFEN UND NOCH MEHR GESCHMACK, WIE FREEKEH MIT WURZELGEMÜSE UND KOHL (S. S. 93)

BEGRIFFSKLÄRUNG

Esslöffel und Teelöffel immer gestrichen voll – 1 TL = 5 ml, 1 EL = 15 ml.

Eine Portion Obst oder Gemüse entspricht 80 g.

Kaufen Sie **Eier** Größe M, wenn nicht anders vermerkt.

Milch mit 1,5 % Fett verwenden.

Soja- oder Mandeldrinks sollten ungesüßt und mit Kalzium angereichert sein.

Joghurt nur als ungesüßten Naturjoghurt verwenden. Sojajoghurt sollte mit Kalzium angereichert sein.

Verwenden Sie nur **Nussmus** ohne Salz und Zucker.

Nüsse und Samen sollten immer ungesalzen sein.

Verwenden Sie **Bohnen und Linsen** aus der Dose – ohne Zusatz von Zucker oder Salz.

Fügen Sie nie **Salz** hinzu.

Ersetzen Sie Lebensmittel im Rezept je nach Jahreszeit.

Kaufen Sie nur **Fisch aus nachhaltigem Fang.**

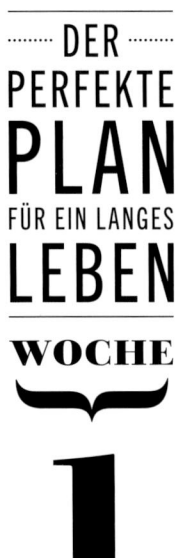

Ziel der ersten Woche ist es, sich an regelmäßige Mahlzeiten zu gewöhnen und den Tag mit einem gesunden Frühstück zu beginnen. Sie essen allmählich größere Mengen Obst, Gemüse und Vollkornprodukte, während rotes Fleisch und Geflügel immer mehr von Ihrem Speiseplan verschwinden. Willkommen in der ersten Woche eines langen, gesunden Lebens.

	MONTAG	DIENSTAG	MITTWOCH
MORGENS	Buchweizen-Hafer-Porridge (s. S. 59)	2 Scheiben Roggenbrot mit 3 EL fettarmem Hüttenkäse, 2 in Scheiben geschnittenen Feigen und 4 zerkleinerten Walnusshälften	2 Scheiben Vollkorntoast, belegt mit 2 Rühreiern, die Sie mit 75 g geräuchertem Schellfisch vermischen, dazu 2 gegrillte Tomaten
SNACK	2 EL ungesalzene Erdnüsse, 1 Handvoll Heidelbeeren und 1 Orange	Shake: 1 Banane mit 1 Handvoll Himbeeren, 1 EL Chiasamen und 200 ml Milch mixen	4 EL griechischer Joghurt (0,2 % Fett) mit 1 gehackten Birne und 1 EL gehackter Haselnüsse
MITTAGS	Griechischer Salat: 2 Tomaten, 1 grüne Paprikaschote, 1 kleine rote Zwiebel, ¼ Gurke, 40 g fettarmer Feta, 10 Oliven, 1 EL Olivenöl, mit 1 Vollkornpita und 1 Birne servieren	Quinoa mit Garnelen und Granatapfel (s. S. 80)	Pasta mit Pesto, Sprossenbrokkoli und Tomaten (s. S. 79)
SNACK	2 ungesüßte Haferkekse mit Aufstrich aus ½ Avocado, die Sie mit etwas Limettensaft zerdrücken	2 Stangen Staudensellerie mit 2 EL Nussmus und 1 Birne	2 EL ungesalzene Cashewkerne und 1 Glas Milch
ABENDS	Gemüse-Puten-Pfanne (s. S. 107)	Pikante Tofu-Wraps (s. S. 107)	Fischkuchlein mit Sumach und grünem Gemüse (s. S. 111)

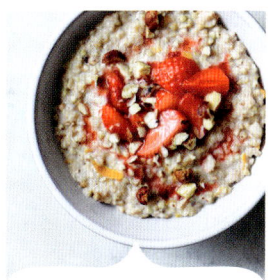

BUCHWEIZEN-HAFER-
PORRIDGE

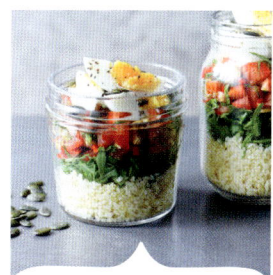

BULGUR IM GLAS MIT EIERN
UND SALSA

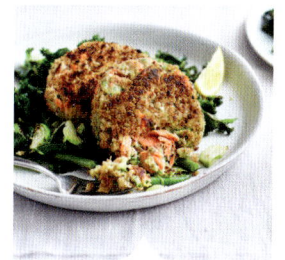

FISCHKÜCHLEIN MIT SUMACH
UND GRÜNEM GEMÜSE

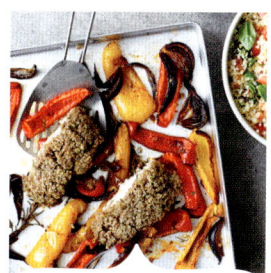

GEBACKENER SCHELLFISCH
MIT KRÄUTERKRUSTE

DONNERSTAG	FREITAG	SAMSTAG	SONNTAG
Tropischer Obstsalat (s. S. 55)	1 Vollkornwrap gefüllt mit ½ kleinen zerdrückten Avocado, 2 hart gekochten Eiern und 1 Tomate	Frühstückstortilla (s. S. 55)	1 in Scheiben geschnittene Banane und 1 gehackter Pfirsich mit 4 EL griechischem Joghurt (0,2 % Fett), alles mit 5 EL gerösteten Haferflocken bestreuen
3 ungesüßte Haferkekse, bestrichen mit 3 EL fettarmem Hüttenkäse und belegt mit 1 in Scheiben geschnittenen Pfirsich	2 EL Kürbiskerne und 1 Birne	1 zerdrückte Banane auf 1 Scheibe Vollkorntoast mit 1 Prise Zimt, dazu 1 Glas Milch	10 Walnusshälften
Bulgur im Glas mit Eiern und Salsa (s. S. 83)	Salat: 200 g gegarte Vollkornnudeln, 160 g Thunfisch (aus der Dose, ohne Öl, abgetropft), je 1 Handvoll Babyspinat und Brunnenkresse, 1 Tomate mit je 1 EL Olivenöl und Balsamico-Essig mischen	Salat: 6 EL gegarter Bulgur, 120 g Kidneybohnen (aus der Dose, abgetropft), 1 Tomate, 4 Frühlingszwiebeln, ¼ Gurke, 2 Stangen Staudensellerie und gehacktes Koriandergrün mit je 1 EL Olivenöl und Zitronensaft mischen	Marokkanischer Couscous-Salat (s. S. 79)
1 Scheibe Roggenbrot mit 1 EL Erdnussbutter und 1 Banane	Tsatsiki: 4 EL griechischer Joghurt (0,2 % Fett), ¼ geraspelte Gurke, zerdrückter Knoblauch, Zitronensaft und frisch gehackte Minzeblätter, dazu 1 Vollkornpita	2 Handvoll Heidelbeeren, 1 Kiwi und 1 EL ungeschälte Mandeln mit 4 EL griechischem Joghurt (0,2 % Fett)	Guacamole: ½ kleine Avocado mit 1 gewürfelten Tomate, Zitronensaft und zerdrücktem Knoblauch, etwas Cayennepfeffer, dazu 1 Vollkornpita
Steak mit Kartoffel-Wedges (s. S. 116)	Gebackener Schellfisch mit Kräuterkruste (s. S. 115), dazu 2 Handvoll Brombeeren	Nudeln mit Zitronenhähnchen (s. S. 116)	Gebackene Schweinelende mit Gemüse (s. S. 117)

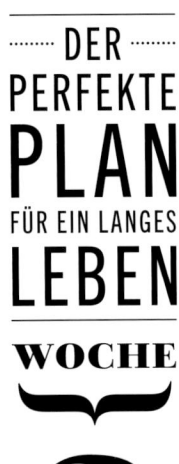

DER
PERFEKTE
PLAN
FÜR EIN LANGES
LEBEN
WOCHE
2

Bestimmt bemerken Sie bereits erste positive Effekte unseres Plans. Die regelmäßigen Mahlzeiten und die stärke- und ballaststoffreichen Kohlenhydrate geben Ihnen mehr Energie, und Sie fühlen sich länger satt. In Woche 2 wird das Frühstück üppiger, während das Abendessen etwas reduziert wird – Schritt für Schritt nähern Sie sich dem »kaiserlichen« Frühstück.

	MONTAG	DIENSTAG	MITTWOCH
MORGENS	1 Vollkornwrap, gefüllt mit 1 zerdrückten Banane, 4 in Stücke geschnittenen Datteln und 4 zerdrückten Walnusshälften	2 Rühreier mit 1 kleinen gegrillten Räucherhering (80 g) und 1 Tomate auf 2 Scheiben Vollkorntoast	Obstsalat: 2 frische Feigen, 1 Granatapfel, 1 Orange, 1 Kiwi und 2 Handvoll Heidelbeeren, vermischt mit 4 EL griechischem Joghurt (0,2 % Fett) und 2 EL ungesalzenen Pistazien
SNACK	1 Scheibe Vollkornbrot mit 3 EL fettarmem Hüttenkäse und 50 g rosa Lachs (aus der Dose)	Je 1 EL Sonnenblumen- und Kürbiskerne und Rosinen	3 ungesüßte Haferkekse, belegt mit ½ kleinen Avocado und 1 Tomate
MITTAGS	Bohnengemüse mit Pita-Nachos (s. S. 86)	1 große Ofenkartoffel (mit Schale) mit 5 EL fettarmem Hüttenkäse, vermischt mit 1 Scheibe gehackter frischer Ananas, 1 Nektarine und 1 EL ungeschälten Mandeln (für 1 Person)	Freekeh mit Wurzelgemüse und Kohl (s. S. 93)
SNACK	Obstsalat: 1 Apfel, 1 Nektarine und 1 Orange mit 4 EL griechischem Joghurt (0,2 % Fett)	80 g Vollkornbaguette in Scheiben geschnitten, geröstet, mit Knoblauch eingerieben, belegt mit einer Mischung aus 2 Tomaten, ½ roten Zwiebel, Knoblauch, Basilikum und 1 TL Olivenöl	Shake: 250 ml Milch, 1 Banane und 1 EL Erdnussmus mixen
ABENDS	Pilzragout mit Reis (s. S. 117)	Gerstenrisotto mit Ofenkürbis (s. S. 120)	Kabeljau mit Süßkartoffel-Wedges (s. S. 128)

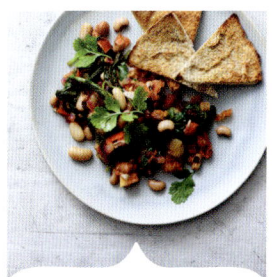

**ZIMTTOAST MIT
HEIDELBEERKOMPOTT**

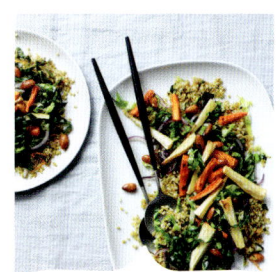

**BOHNENGEMÜSE MIT
PITA-NACHOS**

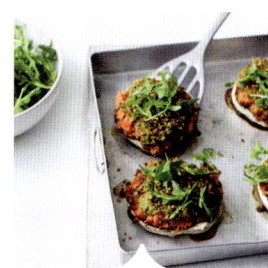

**FREEKEH MIT WURZELGEMÜSE
UND KOHL**

**CHAMPIGNONS MIT
TOMATEN-COUSCOUS**

DONNERSTAG

Porridge: 4 EL Haferflocken und
275 ml Sojamilch,
1 Banane und
30 g gehackte Pekannüsse

1 Scheibe Vollkorntoast mit
1 EL Erdnussmus und
1 Birne

Salat: 8 EL Couscous-Perlen, 80 g
Thunfisch (aus der Dose, ohne Öl,
abgetropft), 3 Frühlingszwiebeln,
½ rote Paprikaschote, 5 Oliven,
Zitronenschale und -saft, 2 TL
Knoblauch-Olivenöl, Basilikum
und 1 Satsuma

8 Erdbeeren und
2 Handvoll Heidelbeeren,
vermischt mit 4 EL griechi-
schem Joghurt (0,2 % Fett) und
1 EL Haselnüssen

Champignons mit
Tomaten-Couscous
(s. S. 125)

FREITAG

Eier auf Toast
mit Ofentomaten (s. S. 72)

2 EL ungesalzene Pistazien
und 1 Glas Milch

Indischer Hähnchen-Wrap
(s. S. 88)

1 Vollkornpita, gefüllt mit Gurke
und 100 g gekochten Garnelen,
vermischt mit
1 EL Sojajoghurt und Zitronenschale und -saft

Ratatouille (s. S. 128)

SAMSTAG

Zimttoast
mit Heidelbeerkompott
(s. S. 63)

Eiweiß-Schub: 4 EL gegarter
Quinoa,
1 hart gekochtes Ei und
1 EL Edamame

4 ungesüßte Haferkekse mit
3 Stangen Staudensellerie,
1 Apfel, 1 Handvoll kernlosen
Trauben, 6 EL fettarmem
Hüttenkäse, vermischt mit
Schnittlauch und 4 Frühlingszwiebeln, dazu 1 Mandarine
(für 1 Person)

10 Walnusshälften und
2 Handvoll Brombeeren

Pasta mit Thunfisch
und Ofengemüse (s. S. 129)

SONNTAG

Smoothie Bowl
mit Mango und Kokos
(s. S. 72)

2 EL Mandeln und
1 Birne

Sandwich: 3 Scheiben Vollkornbrot, belegt mit ½ Avocado, die
Sie mit Knoblauch, Zitronensaft
und Cayennepfeffer (nach
Belieben) zerdrücken, 1 Tomate
und 1 Handvoll Rucola, dazu
ein 1 Apfel und 1 Kiwi
(für 1 Person)

1 Vollkornwrap, in Dreiecke
geschnitten, mit Öl bepinselt
und mit Kräutern bestreut, im
Ofen geröstet, dazu 125 g Sojajoghurt, verrührt mit Minze
und Zitronensaft

Rosmarinlamm
(s. S. 129)

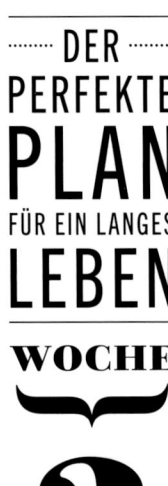

In dieser Woche festigen Sie die neuen Gewohnheiten. Pflanzliche Lebensmittel bilden mehr und mehr den Schwerpunkt Ihrer Ernährung. Sojaprodukte, Nüsse und Samen rücken in den Vordergrund. Außerdem lernen Sie, Klassikern wie Chili, Hähnchen, Kebab, Pastagerichten und sogar Milchshakes einen Anti-Aging-Dreh zu geben.

	MONTAG	DIENSTAG	MITTWOCH
MORGENS	Obstsalat: 1 Apfel, 1 Banane, 1 Birne, 1 Orange und 1 Handvoll Himbeeren, vermischt mit 4 EL griechischem Joghurt (0,2 % Fett) und 4 EL Haferflocken	Porridge: 4 EL Haferflocken mit 275 ml Milch, 6 getrockneten Aprikosen, 1 Granatapfel, 1 EL ganzen, ungeschälten Mandeln und Zimt nach Belieben	Sandwich: 3 Scheiben Vollkornbrot, belegt mit ½ Avocado, 1 Tomate, 1 hart gekochten Ei und 1 Handvoll Rucola, dazu 1 Handvoll Heidelbeeren
SNACK	3 EL ungesalzene Erdnüsse	Shake: 200 ml Sojamilch, 125 g Sojajoghurt, 8 Erdbeeren und 1 Banane mixen, mit 1 TL Chiasamen bestreuen	Obstsalat: 1 Orange, 1 Banane, 1 Handvoll Trauben und 1 Pfirsich
MITTAGS	Wrap mit Roter Bete, Paprika und Hummus (s. S. 96)	Omelett: 1 TL Sonnenblumenöl, ½ kleine rote Zwiebel, 1 Handvoll Pilze, ½ rote Paprikaschote, ½ Zucchini und 2 Eier, dazu 80 g Vollkornbaguette und 1 Birne (für 1 Person)	1 große Ofenkartoffel (mit Schale) mit 1 gegrillten Putenschnitzel und Salat (1 geraspelte Karotte, 1 Handvoll geraspelter Rotkohl, ½ in Scheiben geschnittene Zwiebel, 2 EL Sojajoghurt mit Knoblauch und Zitronenschale) (für 1 Person)
SNACK	3 ungesüßte Haferkekse mit 3 EL fettarmem Hüttenkäse und 1 in Scheiben geschnittenen Kiwi	4 Datteln und 1 EL Rosinen	3 EL Kürbiskerne
ABENDS	Scharfe Knoblauchpasta mit Garnelen (s. S. 136)	Tofuspieße (s. S. 136)	Scholle mit Süßkartoffelnudeln (s. S. 132)

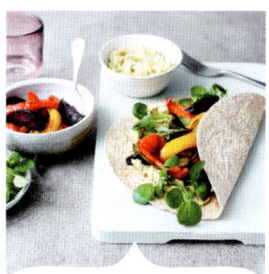

BANANEN-PANCAKES MIT
PIKANTEN APFELRINGEN

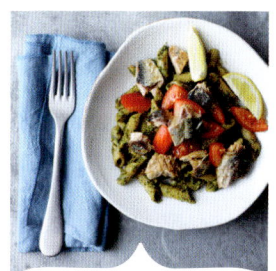

WRAP MIT ROTER BETE,
PAPRIKA UND HUMMUS

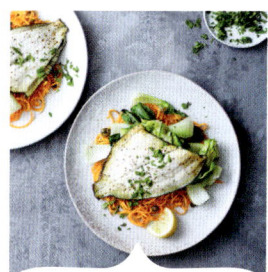

SALAT AUS VOLLKORNNUDELN
MIT SARDINEN

SCHOLLE MIT
SÜSSKARTOFFELNUDELN

DONNERSTAG	FREITAG	SAMSTAG	SONNTAG
Müsli: 3 EL Haferflocken, 1 EL gehackte Haselnüsse, 3 getrocknete Datteln, 1 EL Sultaninen, 1 geriebener Apfel und Sojamilch (Menge nach Belieben)	Pitas mit Gemüse-Eier-Füllung (s. S. 73)	Bananen-Pancakes mit pikanten Apfelringen (s. S. 67)	2 Scheiben Vollkorntoast mit 2 EL Nussmus, 1 Scheibe mit 1 Banane, die andere mit 1 in Scheiben geschnittenen Birne belegen
Sandwich: 2 Scheiben Vollkornbrot und 1 EL Erdnussmus	7 Walnusshälften und 1 EL Rosinen	1 Orange und 2 EL Sonnenblumenkerne	Tropischer Obstsalat: 1 Spalte Cantaloupe-Melone, 1 Scheibe Ananas, 1 Granatapfel, 1 Nektarine und 1 Orange
Asiatischer Thunfischsalat (s. S. 99)	Salat: 6 EL gekochter Vollkornreis, 200 g Kichererbsen (aus der Dose, abgetropft), 1 kleine rote Zwiebel, 1 geraspelte Karotte, 2 Stangen Staudensellerie, Minze, Zitronensaft und -schale und 2 TL Olivenöl	Salat: grüner Salat, 4 gekochte neue Kartoffeln (mit Schale), 100 g rosa Lachs (Dose), 1 Tomate, dampfgegarte grüne Bohnen, 5 Oliven, 1 hart gekochtes Ei, je 1 EL Olivenöl und Balsamico-Essig, dazu 1 Spalte Cantaloupe-Melone (für 1 Person)	Salat aus Vollkornnudeln mit Sardinen (s. S. 103)
Obst-Joghurt: 2 Handvoll Himbeeren, 1 Birne und 125 g Sojajoghurt im Glas schichten und mit 1 EL Haselnüsse bestreuen	3 ungesüßte Haferkekse, belegt mit ½ kleinen Avocado und 1 Tomate	1 kleiner Becher Sojajoghurt mit geraspelter Gurke, Knoblauch, Zitronensaft und Minze, dazu 1 Vollkornpita und je ½ rote und gelbe Paprikaschote	3 Stangen Staudensellerie, gefüllt mit 3 EL fettarmem Hüttenkäse und bestreut mit 7 gehackten Walnusskernen
Gemüsechili (s. S. 137)	Fish and Chips mit Erbsen (s. S. 137)	1 große Ofenkartoffel (mit Schale) mit 120 g gemischten Bohnen (Dose, abgetropft), 3 EL Maiskörnern, Cayennepfeffer, Koriandergrün, Zitronenschale und -saft, dazu 1 Handvoll Rucola, 2 EL Sojajoghurt und 10 Erdbeeren (für 1 Person)	Ofenhähnchen mit Gemüse (s. S. 144)

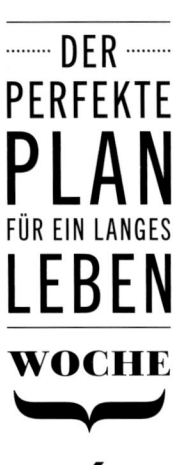

······· DER ·······
PERFEKTE
PLAN
FÜR EIN LANGES
LEBEN
WOCHE
4

Bis zum Ende dieser Woche werden alle Veränderungen endgültig in die Tat umgesetzt: Das Frühstück ist jetzt die größte Mahlzeit des Tages, das Abendessen die kleinste. Die meisten Nährstoffe beziehen Sie aus pflanzlichen Lebensmitteln, ergänzt um kleine Mengen an Eiern, Fisch, Milchprodukten und auch etwas Putenfleisch. Und – haben Sie schon angebissen?

	MONTAG	DIENSTAG	MITTWOCH
MORGENS	2 Scheiben Vollkorntoast mit 2 Rühreiern, vermischt mit 100 g rosa Lachs, 1 Handvoll Babyspinat und 2 Tomaten, dazu 1 Birne und 1 Nektarine	Porridge: 5 EL Haferflocken, 350 ml Sojamilch, 1 Banane, 1 Nektarine und je 1 EL gehackte Mandeln und Rosinen	Selbst gemachtes Beerenmüsli mit Sojajoghurt (s. S. 73)
SNACK	125 g Sojajoghurt mit 1 Banane, 1 Pfirsich und 1 EL Kürbiskernen	2 Scheiben Vollkornbrot mit 2 EL fettarmem Hüttenkäse und 2 Handvoll Himbeeren	3 ungesalzene Haferkekse mit 1 in Scheiben geschnittenen Banane und 2 Handvoll Beeren
MITTAGS	Salat: 8 EL gegarter Bulgur, 120 g grüne Linsen (aus der Dose, abgetropft), 6 Kirschtomaten, 1 geraspelte Karotte, Zitronensaft und -schale und Petersilie	Quinoa-Bohnen-Salat mit Thunfisch (s. S. 88)	1 große Ofenkartoffel (mit Schale) mit 100 g frischen Krabben, vermischt mit ½ kleinen Avocado, Zitronensaft und -schale und Petersilie, dazu Salat und 1 Apfel (für 1 Person)
SNACK	6 Walnusshälften und 6 getrocknete Aprikosen	2 EL ungesalzene Erdnüsse und 1 EL Rosinen	2 Scheiben Vollkornbrot, belegt mit Kohlsalat (1 Handvoll geraspelter Kohl, ½ rote Zwiebel, 1 geraspelte Karotte, Zitronensaft und -schale und 1 EL Sojajoghurt)
ABENDS	Japanische Nudelsuppe (s. S. 139)	Wildpilzauflauf (s. S. 143)	Putenschnitzel mit Kürbis und Grünkohl (s. S. 148)

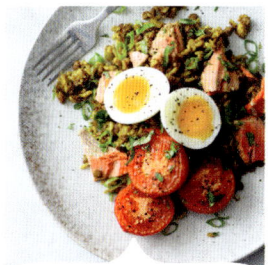

WARMES FRÜHSTÜCK MIT
OFENGEMÜSE UND EI

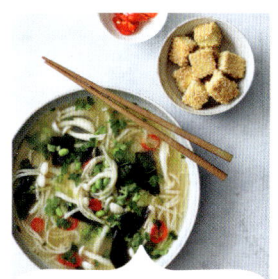

LACHS-KEDGEREE
MIT REIS

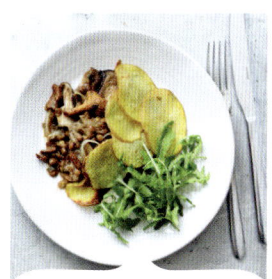

JAPANISCHE NUDELSUPPE

WILDPILZAUFLAUF

DONNERSTAG	FREITAG	SAMSTAG	SONNTAG
2 Scheiben Vollkorntoast, belegt mit 2 EL Erdnussmus, 1 Banane und 3 getrockneten Datteln, dazu 1 Pfirsich	3 Scheiben Vollkorntoast, belegt mit 3 EL fettarmem Hüttenkäse, ½ Avocado und 1 hart gekochten Ei, dazu 10 Erdbeeren	Warmes Frühstück mit Ofengemüse und Ei (s. S. 68)	Lachs-Kedgeree mit Reis (s. S. 77)
1 EL Kürbiskerne, 1 Birne, 1 Handvoll Trauben und 1 Spalte Cantaloupe-Melone	4 EL griechischer Joghurt (0,2 % Fett) mit 4 getrockneten Datteln und 2 Handvoll Brombeeren	Shake: 250 ml Sojamilch, 1 Banane, ½ reife Mango und 2 TL Chiasamen mixen	1 Vollkornpita, gefüllt mit 3 EL Hummus (s. S. 96) und Gurke
Bruschetta mit Sardinen (s. S. 89)	Feurige Bohnensuppe (s. S. 89)	1 Vollkornwrap gefüllt mit 120 g Kichererbsen (Dose, abgetropft), 1 Karotte, ½ roten Paprikaschote, ½ roten Zwiebel und 3 EL Sojajoghurt, verrührt mit Zitronenschale und -saft und Koriandergrün, dazu 1 Nektarine (für 1 Person)	Salat: 200 g gegarte Vollkornnudeln, 1 Tomate, 50 g fettreduzierter Mozzarella, 5 Oliven, Basilikum und 1 EL Balsamico-Essig, dazu 2 Handvoll Himbeeren mit 4 EL griechischem Joghurt (0,2 % Fett)
Süßkartoffel-Wedges: 1 große Süßkartoffel (etwa 250 g), 1 TL Olivenöl und 1 Prise Paprikapulver	Obstsalat: 1 Banane, 1 Handvoll Trauben, 1 Apfel und 1 Orange	1 EL ungesalzene Erdnüsse, 1 EL Rosinen und 6 getrocknete Aprikosen	6 getrocknete Aprikosen und 4 getrocknete Datteln
Griechisches Ofengemüse mit Feta (s. S. 144)	Knuspriger Lachs mit Meerrettich (s. S. 145)	Pfannengemüse mit Tofu (s. S. 145)	1 große gebackene Süßkartoffel mit 120 g Kidneybohnen (aus der Dose, abgetropft), Salsa (aus 1 Tomate, ½ kleinen roten Zwiebel und Koriandergrün) und 1 EL Sojajoghurt (für 1 Person)

FRÜHSTÜCK

Studien zeigen: Wer seinen Tag mit einer kräftigen Mahlzeit beginnt, hält leichter sein Normalgewicht und hat einen ausgewogenen Blutzuckerspiegel. Beides verlängert das Leben. Ihr neues Mantra lautet also: »Ich will frühstücken wie ein Kaiser.«

65 %
mehr Gewicht verliert,
wer Eier statt Bagels
zum Frühstück isst.

TROPISCHER OBSTSALAT

....

Bunt und gesund: Dieses Frühstück punktet mit der »Wunderwaffe« Joghurt, ergänzt um lebensverlängernde Extras.

ZUTATEN FÜR **2** PERSONEN

50 g Haferflocken

2 EL ungeschälte Mandeln, gehackt

3 EL Kokosflocken

1 Mango, geschält, Kern entfernt, gewürfelt

1 Spalte Cantaloupe-Melone, Schale entfernt, gewürfelt

1 Dose Ananasstücke (225 g), abgetropft

250 g Joghurt (0,2 % Fett)

1 Eine beschichtete Pfanne erhitzen. Haferflocken, Mandeln und Kokosflocken hineingeben und unter ständigem Schwenken rösten, bis sie zu bräunen beginnen. In eine Schale geben und abkühlen lassen.

2 Mango, Melone und Ananas auf zwei Schalen aufteilen. Den Joghurt darübergeben und mit dem gerösteten Haferflockenmix bestreuen.

NÄHRWERTE PRO PORTION Kalorien **408** Fett gesamt **17,4 g** Gesättigte Fettsäuren **6,8 g** Kohlenhydrate **51,8 g** Ballaststoffe **9,8 g** Zucker **33,2 g** Eiweiß **14,4 g** Salz **0,3 g**

GEHIRN · SEHVERMÖGEN · GLEICHGEWICHT / OHR · ZÄHNE · IMMUNSYSTEM · MUSKELN KNOCHEN

HAUT & SENSORIK · LUNGE · HERZ & BLUT · DARM · HARNWEGE · FRAU & MANN

FRÜHSTÜCKSTORTILLA

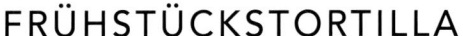

Starten Sie in den Tag mit einer Eiweißbombe – was übrig bleibt, können Sie für ein schnelles Frühstück an einem anderen Tag verwenden.

ZUTATEN FÜR **2** PERSONEN

1 EL Rapsöl

150 g Champignons, in Scheiben geschnitten

frisch gemahlener schwarzer Pfeffer

300 g gegarte Kartoffeln (mit Schale), in Scheiben geschnitten

2 Handvoll Babyspinat

1 Dose Thunfisch (160 g, ohne Öl), abgetropft

4 Eier, verquirlt

40 g fettarmer Feta, zerkrümelt

1 Das Öl in einer ofenfesten Pfanne erhitzen. Die Champignons hinzugeben, mit schwarzem Pfeffer würzen und bei mittlerer Hitze 5–7 Minuten sanft anbräunen.

2 Kartoffeln, Babyspinat und Thunfisch hinzufügen, abdecken und 2–3 Minuten erwärmen, bis der Spinat zusammengefallen ist. Den Backofengrill auf mittlere Hitze vorheizen.

3 Die verquirlten Eier gleichmäßig über Fisch und Gemüse gießen und gerade eben stocken lassen.

4 Mit dem Feta bestreuen und mit ein wenig schwarzem Pfeffer würzen. Die Tortilla kurz unter dem Grill überbacken, dann in Stücke schneiden und servieren.

NÄHRWERTE PRO PORTION Kalorien **404** Fett gesamt **18,1 g** Gesättigte Fettsäuren **5,3 g** Kohlenhydrate **26,7 g** Ballaststoffe **3,2 g** Zucker **1,4 g** Eiweiß **35,3 g** Salz **1,8 g**

GEHIRN · SEHVERMÖGEN · GLEICHGEWICHT / OHR · ZÄHNE · IMMUNSYSTEM · MUSKELN KNOCHEN

HAUT & SENSORIK · LUNGE · HERZ & BLUT · DARM · HARNWEGE · FRAU & MANN

- *WUNDERWAFFEN* -

JOGHURT

Darmfreundliche, probiotische Bakterien, Kalzium und Phosphor – Joghurt schützt unseren Körper und verlängert so unser Leben. Studien zufolge hilft Joghurt gegen eine Vielzahl altersbedingter Gesundheitsprobleme wie Bluthochdruck, Osteoporose und unerwünschte Gewichtszunahme.

WELCHER JOGHURT?

Joghurt ist immer ein toller Eiweiß- und Kalziumlieferant. Hier erklären wir die unterschiedlichen Eigenschaften der beliebtesten Naturjoghurts.

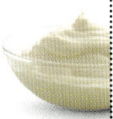

Joghurt mit etwa 3,5 % Fett

- ist aus Vollmilch hergestellt, enthält die meisten Nährstoffe.
- Sein hoher Kalziumgehalt sorgt für starke Knochen und schützt vor Osteoporose.

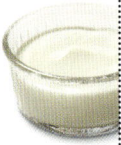

Fettarmer/fettfreier Joghurt

- hat weniger Kalorien, Fett und gesättigte Fettsäuren, hilft gegen Gewichtszunahme und Herzerkrankungen.

Griechischer Joghurt

- enthält weniger natürlichen Zucker, dafür sehr viel mehr Fett (die fettreduzierte Version natürlich nicht).
- enthält viel Vitamin A, das unser Immunsystem stärkt.

GESUNDES MASS

Studien zufolge ist ein kleiner Becher (drei bis vier Esslöffel) pro Tag am gesündesten.

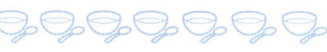

EINKAUF

Kaufen Sie probiotische Bioprodukte oder Joghurts mit lebenden Kulturen. Wählen Sie nur ungesüßte Naturjoghurts ohne Zusatzstoffe.

FRISCH

AUFBEWAHRUNG

Im Kühlschrank, selbst gemachter *Frozen Jogurt* im Tiefkühlfach.

ZUBEREITUNG

Erhitzen zerstört die Probiotika.

GEKOCHT UNGEKOCHT

Senkt den Blutdruck

In den 1990ern zeigte eine Studie, dass eine hauptsächlich auf Obst und Gemüse beruhende Ernährungsweise den Blutdruck stärker senkt, wenn sie mit fettarmem Joghurt kombiniert wird. Spätere Forschungen haben diese Erkenntnis bestätigt und gezeigt, dass vor allem Joghurt erstaunliche Resultate erzielt.

20 %

geringeres Bluthochdruckrisiko hat, wer Joghurt fünfmal pro Woche statt einmal pro Monat verzehrt.

Hält schlank

Wer Joghurt isst, nimmt weniger zu und hat in der Regel einen geringeren Body-Mass-Index und weniger Körperfett. Aktuellen Forschungsergebnissen zufolge vertreiben »gute« probiotische Bakterien im Joghurt »schlechte« Bakterien, die das Sättigungsgefühl stören oder die Aufnahme von Nährstoffen hemmen. So nehmen wir weniger Kalorien zu uns.

Stärkt die Knochen

Ab Mitte 30 beginnen unsere Knochen an Masse zu verlieren. Besonders betroffen sind Frauen in der Menopause – weltweit leiden etwa 200 Millionen Frauen an Osteoporose, so die *International Osteoporosis Foundation*. Für starke Knochen spielt Kalzium eine zentrale Rolle, und Joghurt enthält viel Kalzium, dazu Eiweiß und Phosphor. Studien haben bestätigt, dass Joghurt gut für die Knochenstruktur ist.

Frauen

⇩**39%**
geringeres
Osteoporoserisiko
bei einem Joghurt
pro Tag

Männer

⇩**52%**
geringeres
Osteoporoserisiko
bei einem Joghurt
pro Tag

Die Kombination aus Protein und Kalzium in Joghurt verleiht ihm knochenbildende Eigenschaften.

Osteoporose verursacht ein höheres Risiko für Knochenbrüche, vor allem von Hüfte, Oberschenkelhals, Wirbelsäule, Handgelenk, Speiche und Elle.

Wer Joghurt isst, nimmt mehr Kalzium zu sich, das die Grundlage für Knochenbildung liefert.

Viele Joghurts sind angereichert mit Vitamin D, was zu einer verbesserten Aufnahme von Kalzium und stärkeren Knochen führt.

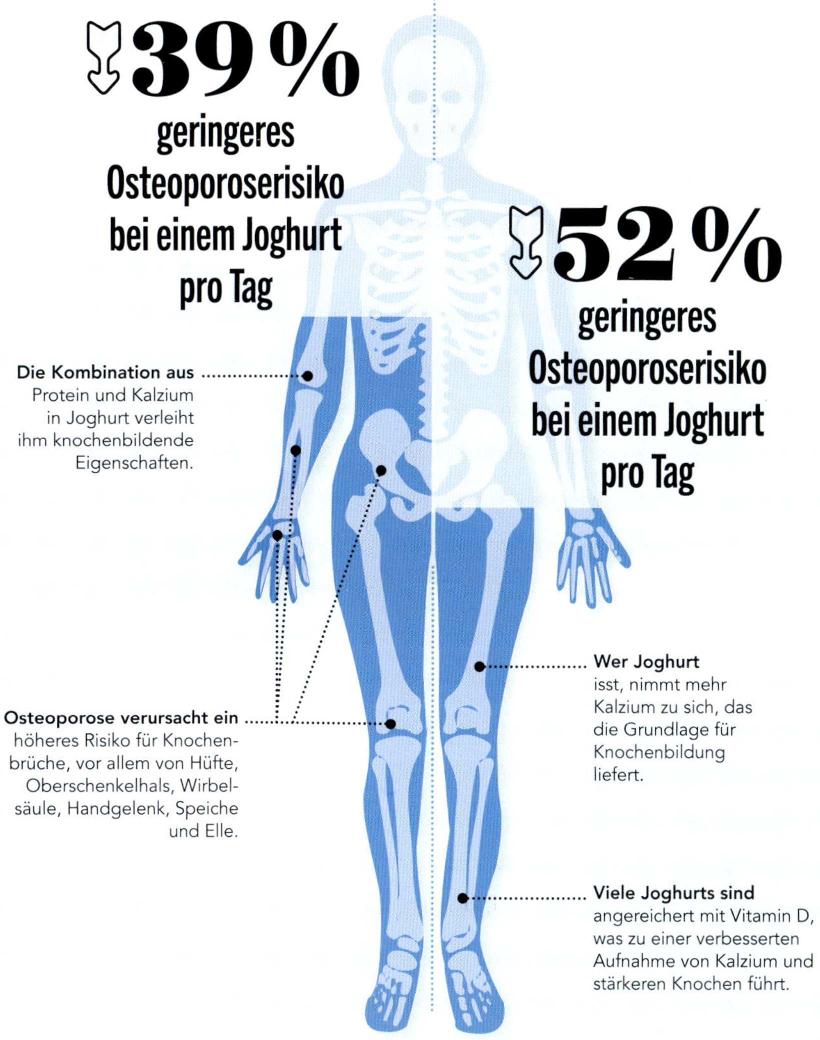

Unterstützt die Darmflora

Fermentierte Nahrungsmittel wie Joghurt mit lebenden Kulturen unterstützen eine gesunde Darmflora. Dies wiederum wirkt sich positiv auf die Gesundheit des Darms aus, etwa bei verdauungsbedingten Problemen wie Durchfall, Reizdarmsyndrom und Laktoseintoleranz, stärkt aber auch das Immunsystem und schützt vor bestimmten Krebsarten.

Schützt vor Diabetes

Vielen Studien zufolge kann Joghurt vor Typ-2-Diabetes schützen. In einer Untersuchung wurde festgestellt, dass Erwachsene, die 500 g Joghurt pro Woche aßen, mit 28% geringerer Wahrscheinlichkeit an Diabetes erkrankten als Menschen, die nie Joghurt aßen.

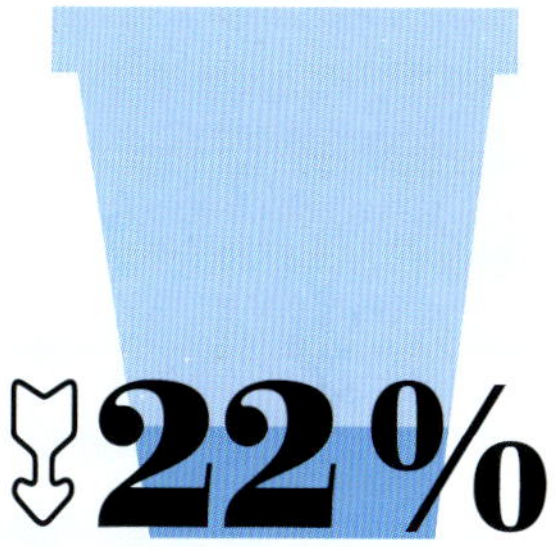

⇩**22%**
17 Studien haben
nachgewiesen, dass
200 g Joghurt pro Tag
das Diabetesrisiko
um 22% senken.

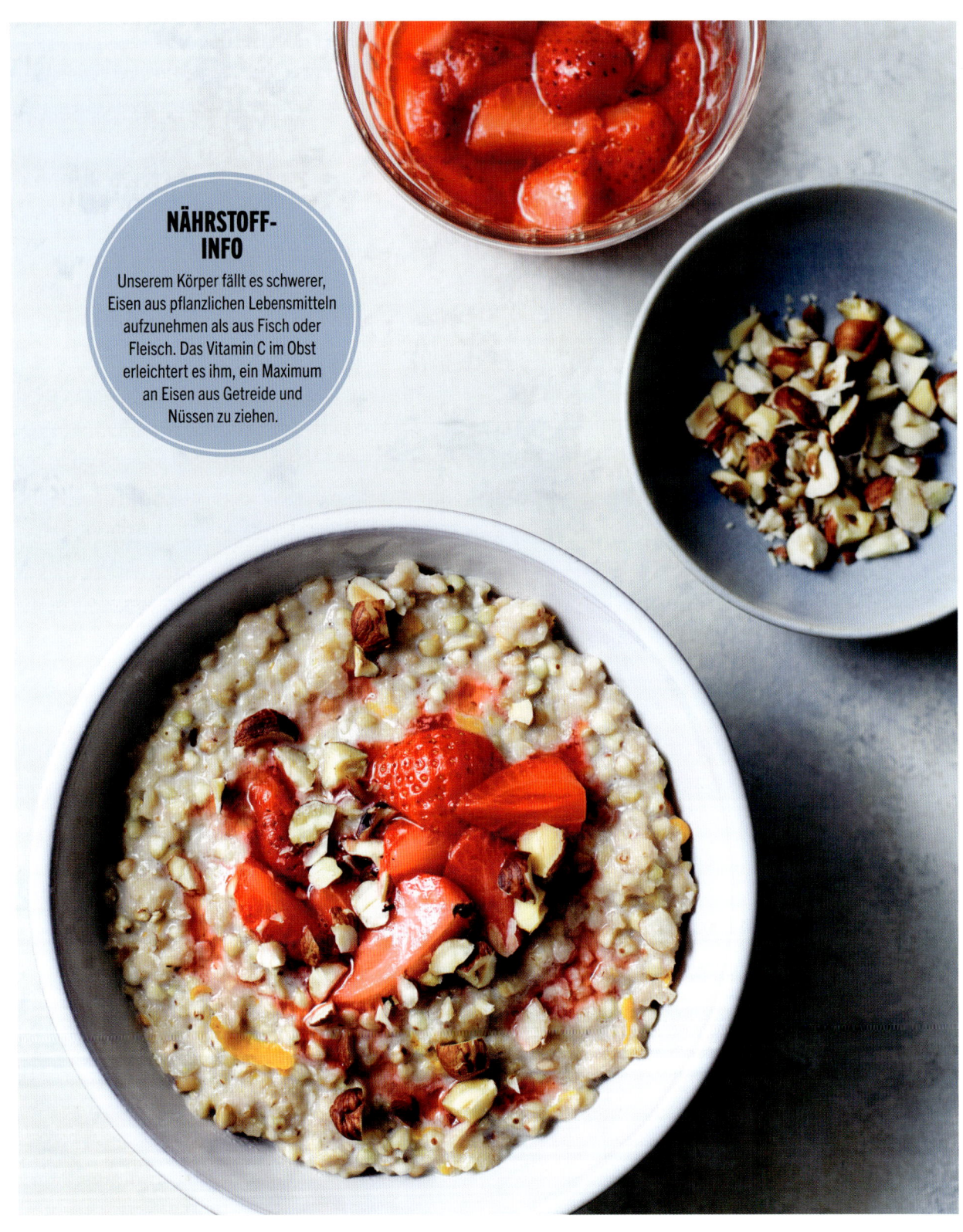

BUCHWEIZEN-HAFER-PORRIDGE

Buchweizen verleiht unserem klassischen Hafer-porridge eine nussige Note. Das Obstkompott dazu kommt ohne Zucker aus und gibt dem Frühstück nicht nur Vitamine für stärkere Abwehrkräfte, sondern auch die nötige Frische.

GEHIRN	SEHVER-MÖGEN	GLEICHGE-WICHT / OHR	ZÄHNE
IMMUN-SYSTEM	MUSKELN KNOCHEN	HAUT & SENSORIK	LUNGE
HERZ & BLUT	DARM	HARNWEGE	FRAU & MANN

ZUTATEN FÜR **2** PERSONEN

85 g Buchweizengrütze

350 ml Milch (1,5 % Fett)

200 g Erdbeeren

fein geriebene Schale und Saft von 1 Bio-Orange

50 g Haferflocken

30 g ungeschälte Haselnüsse, grob gehackt

1 Buchweizen und 250 ml Milch in einem kleinen Topf erhitzen. Aufkochen lassen, umrühren, dann die Temperatur herunter-schalten und 10 Minuten sanft köcheln lassen.

2 In der Zwischenzeit das Kompott zubereiten. Den Blütenkelch von den Erdbeeren entfernen und die Früchte vierteln. Mit 1 EL Orangensaft in einem zweiten Topf bei niedriger Temperatur etwa 10 Minuten erhitzen, damit sie ihren Saft abgeben. Gelegent-lich so vorsichtig umrühren, dass die Beerenstücke möglichst ganz bleiben.

3 Wenn der Buchweizen 10 Minuten gegart hat, die Haferflocken hinzufügen. Ist der Porridge nun zu dickflüssig, die rest-liche Milch ganz oder zum Teil hinzugießen. Den Porridge weitere 5 Minuten köcheln lassen.

4 Den fertigen Porridge vom Herd nehmen, die Orangenschale und den restlichen Orangensaft unterrühren.

5 Den Porridge auf zwei Schalen verteilen, mit den Haselnüssen bestreuen und je 1 großzügigen EL Kompott hinzufügen. Noch etwas Saft von den Erdbeeren zugeben, wenn es flüssiger sein soll.

NÄHRWERTE PRO PORTION Kalorien **446** Fett gesamt **13,2 g** Gesättigte Fett-säuren **1,3 g** Kohlenhydrate **71,4 g** Ballaststoffe **8 g** Zucker **17,6 g** Eiweiß **15,2 g** Salz **0,2 g**

Gesunde Alternativen

- Ersetzen Sie Kuhmilch durch ungesüßten **Soja-** oder **Mandeldrink**, dann frühstü-cken Sie vegan.

- Sie haben es eilig? Greifen Sie statt zu Kompott zu **frischen Beeren** – eine Hand-voll **Heidelbeeren** steigert zusätzlich Ihre Gedächtnisleistung mit Anthocyanen.

- Ersetzen Sie Haselnüsse beispielsweise durch **Pistazien** – Lutein und Zeaxanthin tun Ihren Augen gut.

- WUNDERWAFFEN -

BEEREN

Alle Beeren sind gesund: Die lebhaften Farben dieser Wunderwaffen zeigen, dass sie prallvoll mit zellschützenden Antioxidanzien sind. Doch Beere ist nicht gleich Beere – manche können mehr für ein langes Leben tun als andere. Entdecken Sie, welche gegen Gedächtnisverlust, Krebs und Herzerkrankungen schützen.

WELCHE BEEREN?

Jede Beerenart wirkt sich anders auf Gesundheit und ein langes Leben aus.

JE DUNKLER DIE BEERE, DESTO HÖHER DER ANTHOCYAN-GEHALT

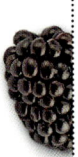

Heidelbeeren
- unterstützen die Gedächtnisleistung.
- verbessern die Durchblutung und schützen vor Bluthochdruck.

Brombeeren
- weisen die meisten Antioxidanzien auf.
- wirken entzündungshemmend dank ihres Tanningehalts.

Himbeeren
- enthalten Ellagsäure, ein krebshemmendes Polyphenol.
- können helfen, Fett besser zu verbrennen.

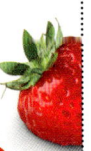

Erdbeeren
- sind gut für das Immunsystem.
- enthalten viel Folsäure, die gegen Müdigkeit und Erschöpfung wirkt.

GESUNDES MASS

Essen Sie drei- oder viermal pro Woche je zwei Handvoll Beeren.

EINKAUF

Frische und tiefgefrorene Früchte haben den gleichen Nährstoffgehalt.

KONSERVE   FRISCH   TK-PRODUKT

AUFBEWAHRUNG

Im Kühlschrank bleibt das Vitamin C am besten erhalten. Sehr praktisch ist ein Tiefkühlvorrat, da das Einfrieren kaum Einfluss auf den Anthocyan-Gehalt hat.

ZUBEREITUNG

Durch Erhitzen werden Nährstoffe zerstört – Beeren am besten roh essen.

GEKOCHT   ROH

Regulieren den Blutzuckerspiegel

Obwohl Beeren Fruchtzucker enthalten, helfen sie, unsere Insulinsensitivität zu verbessern und den Blutzuckerspiegel zu regulieren. Beeren sind reich an Ballaststoffen und haben einen niedrigen glykämischen Index. Regelmäßiger Verzehr von Beeren kann also vor Typ-2-Diabetes schützen.

Machen den Kopf fit

Beeren verbessern das Gedächtnis und bremsen das altersbedingte Nachlassen kognitiver Fähigkeiten. Am besten untersucht sind Heidelbeeren, aber auch andere Beeren können das kognitive Altern unserer Hirnleistung verzögern. Schon zwei Portionen Erdbeeren (etwa 16 Stück) pro Woche, so eine Studie, können das Abnehmen der Gedächtnisleistung bei über 70-Jährigen verringern.

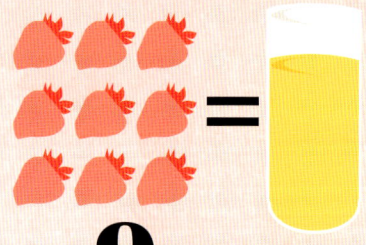

9 Erdbeeren enthalten so viel Vitamin C wie ein kleines Glas Orangensaft.

Sind gut fürs Herz

Allen Beerensorten wird eine positive Wirkung auf Herz und Kreislauf zugeschrieben (unschlagbare Kombination von Antioxidanzien und Ballaststoffen!). Die Forschung zeigt, dass der Verzehr von mindestens drei Portionen Heidelbeeren pro Woche das Infarktrisiko senken kann. Der hohe Polyphenolgehalt von Beeren senkt erwiesenermaßen den Blutdruck.

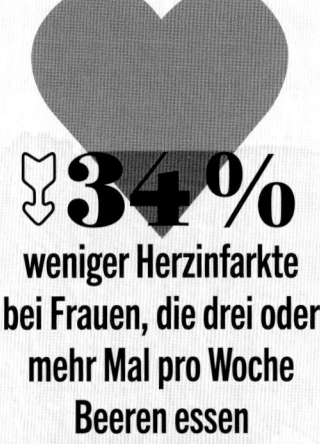

34%

weniger Herzinfarkte bei Frauen, die drei oder mehr Mal pro Woche Beeren essen

Schützen vor Krebs

Ein ausreichender Verzehr von Beeren könnte das Risiko senken, an bestimmten Krebsarten zu erkranken. Beeren strotzen vor Phytochemikalien wie Ellagsäure und Anthocyanen (s. auch S. 38), von denen viele eine krebshemmende Wirkung haben – aktuellen Forschungsergebnissen zufolge vor allem gegen Brust-, Speiseröhren- und Darmkrebs.

Schützen den ganzen Körper

Beeren sind von Natur aus reich an pflanzlichen Antioxidanzien wie Anthocyanen, Quercetin und den Vitaminen C und E. Dieses Kraftpaket an Wirkstoffen kann im ganzen Körper seine gesundheitsfördernde Wirkung entfalten, indem es vor von freien Radikalen verursachten Schäden schützt (s. auch S. 11).

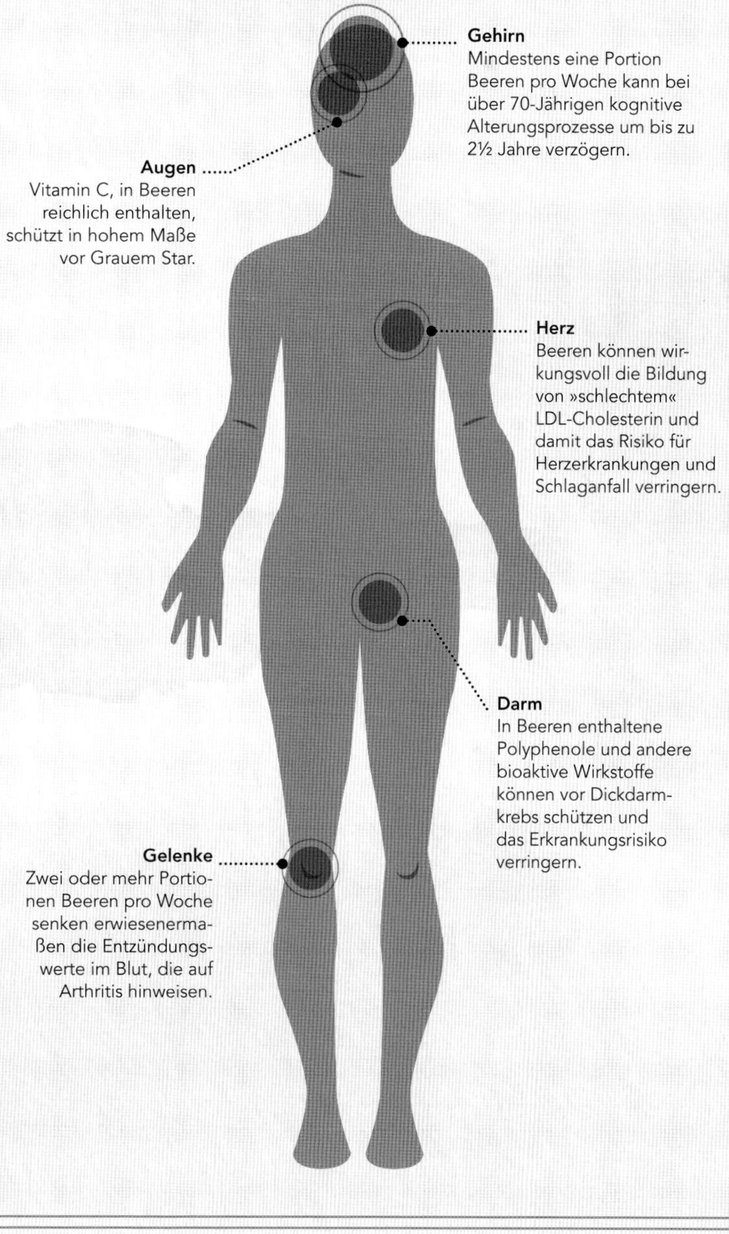

Gehirn
Mindestens eine Portion Beeren pro Woche kann bei über 70-Jährigen kognitive Alterungsprozesse um bis zu 2½ Jahre verzögern.

Augen
Vitamin C, in Beeren reichlich enthalten, schützt in hohem Maße vor Grauem Star.

Herz
Beeren können wirkungsvoll die Bildung von »schlechtem« LDL-Cholesterin und damit das Risiko für Herzerkrankungen und Schlaganfall verringern.

Darm
In Beeren enthaltene Polyphenole und andere bioaktive Wirkstoffe können vor Dickdarmkrebs schützen und das Erkrankungsrisiko verringern.

Gelenke
Zwei oder mehr Portionen Beeren pro Woche senken erwiesenermaßen die Entzündungswerte im Blut, die auf Arthritis hinweisen.

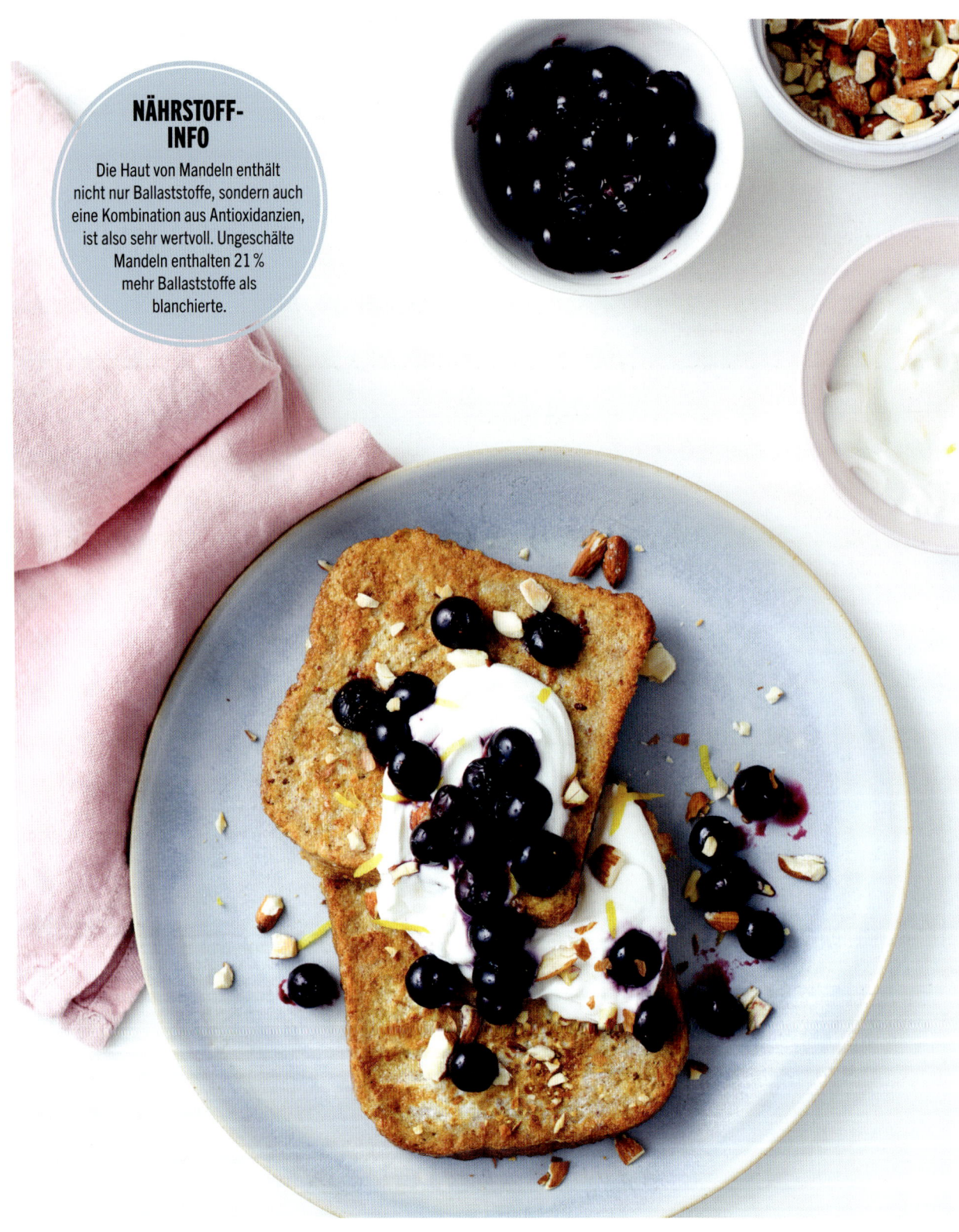

ZIMTTOAST MIT HEIDELBEERKOMPOTT

Sie lieben Arme Ritter? In diesem Rezept kommen Vollkornbrot mit darmfreundlichen Ballaststoffen, Olivenöl (gut für ein gesundes Herz!) und köstliche Toppings voller Nährstoffe zum Einsatz.

GEHIRN SEHVER-MÖGEN GLEICHGE-WICHT / OHR ZÄHNE

IMMUN-SYSTEM MUSKELN KNOCHEN HAUT & SENSORIK LUNGE

HERZ & BLUT DARM HARNWEGE FRAU & MANN

ZUTATEN FÜR **2** PERSONEN

30 g ganze, ungeschälte Mandeln

3 Eier

½ TL gemahlener Zimt

4 dicke Scheiben Vollkornbrot

160 g Heidelbeeren

1 Msp. Vanillemark

1 EL Olivenöl, Rapsöl
oder ein anderes mildes Öl

2 gehäufte EL Joghurt (1,5 % Fett)

Schale von ½ Bio-Zitrone
plus etwas zum Garnieren (nach Belieben)

Gesunde Alternativen

- Wenn Sie es lieber pikant mögen: Ersetzen Sie die Heidelbeeren durch **Kirschtomaten**. Dünsten Sie sie in einem Spritzer Olivenöl, würzen sie mit Cayennepfeffer statt Zimt. Tomaten enthalten Lykopin, das krebshemmend wirken soll.
- Ersetzen Sie die Mandeln durch geröstete **Walnüsse**, die Alpha-Linolensäure enthalten, eine pflanzliche Omega-3-Fettsäure.

1 Die Mandeln grob zerkleinern. Eine Pfanne erhitzen, die Mandeln hineingeben und bei mittlerer Hitze 2–3 Minuten rösten, bis sie eine leicht goldene Farbe annehmen und zu duften beginnen. Aus der Pfanne nehmen und beiseitestellen.

2 Die Eier in einer flachen Schüssel mit dem Zimt verquirlen. Die Brotscheiben in dem verquirlten Ei wenden und in der Schüssel lassen, während das Heidelbeerkompott zubereitet wird.

3 Die Heidelbeeren in einen Dampfgarer oder in ein Metallsieb über einem Topf mit simmerndem Wasser geben und den Deckel auflegen. 2–3 Minuten garen, bis die Beeren Saft ziehen, dann vom Herd nehmen. Beeren in eine kleine Schale füllen und mit dem Vanillemark vermengen. Die Beeren verlieren jetzt ein wenig ihre Form und ziehen noch mehr Saft. Beiseitestellen.

4 Das Öl in einer Pfanne erhitzen. Die mit Ei getränkten Brotscheiben vorsichtig nebeneinander in die Pfanne legen und 2–3 Minuten braten, bis die Unterseite goldgelb und das Ei gestockt ist. Die Scheiben umdrehen und weitere 2–3 Minuten braten. Vom Herd nehmen.

5 Den Joghurt in eine Schale geben und mit der Zitronenschale verrühren. Die Brotscheiben auf zwei Teller verteilen. Zitronenjoghurt, warmes Heidelbeerkompott und Mandeln darübergeben und nach Belieben mit mehr Zitronenschale garnieren.

NÄHRWERTE PRO PORTION Kalorien **495** Fett gesamt **23,6 g** Gesättigte Fettsäuren **4,1 g** Kohlenhydrate **49,4 g** Ballaststoffe **7,9 g** Zucker **13,6 g** Eiweiß **23,9 g** Salz **1,3 g**

-WUNDERWAFFEN-

BANANEN

Ob Sie Bananen lieber leicht grün oder reif essen – in jedem Fall nehmen Sie eine dreifache Dosis Stimmungsaufheller zu sich: Bananen sind reich an Kohlenhydraten (Energie für Hirn und Muskeln), Tryptophan und Vitamin B_6 (die für die Bildung von Glückshormonen nötig sind). Außerdem sind Bananen gesund für die Verdauung und können den Blutdruck positiv beeinflussen.

WELCHE BANANEN?

Alle Bananen enthalten Nährstoffe, die stimmungsaufhellend wirken. Ihr Reifegrad entscheidet über den Gehalt an natürlichem Zucker, Antioxidanzien und unverdaulicher Stärke (s. S. 65).

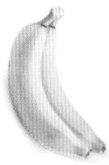

Bananen
- enthalten viele Kohlenhydrate, liefern also viel Energie.
- enthalten viele Ballaststoffe, sättigen also gut.
- enthalten viel Kalium, das gesund für Herz und Blutdruck ist.
- enthalten sehr viel Vitamin B_6 – wichtig für Nervensystem und seelisches Wohlbefinden.

GESUNDES MASS

Ideal: drei bis vier Bananen pro Woche.

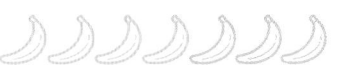

EINKAUF

Der Reifegrad ist Geschmackssache, hat aber Auswirkungen auf die Inhaltsstoffe (s. S. 65).

FRISCH

AUFBEWAHRUNG

Bananen reifen nach. Um den Prozess zu beschleunigen, Früchte im Bündel belassen oder zu anderem Obst legen. Reife Bananen im Kühlschrank aufbewahren, damit sie nicht weiterreifen. Bananen lassen sich gut einfrieren: Einfach sehr reife Früchte aufschneiden und im Tiefkühlfach aufbewahren.

ZUBEREITUNG

Am besten roh verzehren, um in den Genuss aller Nährstoffe zu kommen.

GEKOCHT

ROH

Machen Stimmung

Bananen enthalten in kleinen Mengen die Aminosäure Tryptophan, aus der das Wohlfühlhormon Serotonin gebildet wird, aber auch Vitamin B_6, das bei der Umwandlung hilft. Niedrige Serotonin- und Vitamin-B_6-Werte können u. a. für Depressionen verantwortlich sein, während hohe Werte davor schützen können.

43 %

Einer Studie zufolge hatten ältere Frauen, die am meisten Vitamin B_6 mit der Nahrung aufnahmen, ein um 43 % geringeres Risiko, Depressionen zu entwickeln.

Regulieren den Blutdruck

Wenn man mehr Kalium (z. B. durch Bananen) aufnimmt und Natrium reduziert, kann das den Blutdruck im Normbereich halten. Eine gute Nachricht, denn die WHO schätzt, dass Bluthochdruck für 51 % der Todesfälle durch Schlaganfall verantwortlich ist.

Vermindern das Nierenkrebsrisiko

Wie eine Studie über 13 Jahre zeigte, senkt der Verzehr von viel Obst das Risiko, an Nierenkrebs zu erkranken. Bananen hatten dabei offenbar die größte Wirkung. Einer früheren Studie zufolge verringert der Verzehr von mindestens vier Bananen pro Woche (im Vergleich zu weniger als drei pro Monat) das Nierenkrebsrisiko um 50 %.

Liefern Energie für »gute« Bakterien

Bananen sind reich an löslichen Ballaststoffen, den Fructooligosacchariden. Wenn sie den Darm passieren, dienen sie gesunden Darmbakterien als Nahrung. Sie können sich vermehren, verdrängen schädliche Bakterien und stärken Darmfunktion und Abwehrkräfte.

Für eine kleinere Studie aßen Frauen zwei Monate lang zwei Bananen täglich und steigerten so die Anzahl ihrer gesunden Darmbakterien.

Machen satt

Bananen haben einen hohen Anteil an dem Ballaststoff Pektin, während unreife Bananen zudem viel unverdauliche Stärke enthalten. Beide Stoffe sorgen dafür, dass sich unser Magen langsamer leert, wodurch wiederum der Blutzuckerspiegel weniger und langsamer ansteigt. Dadurch fühlen wir uns länger satt – was beim Abnehmen helfen kann.

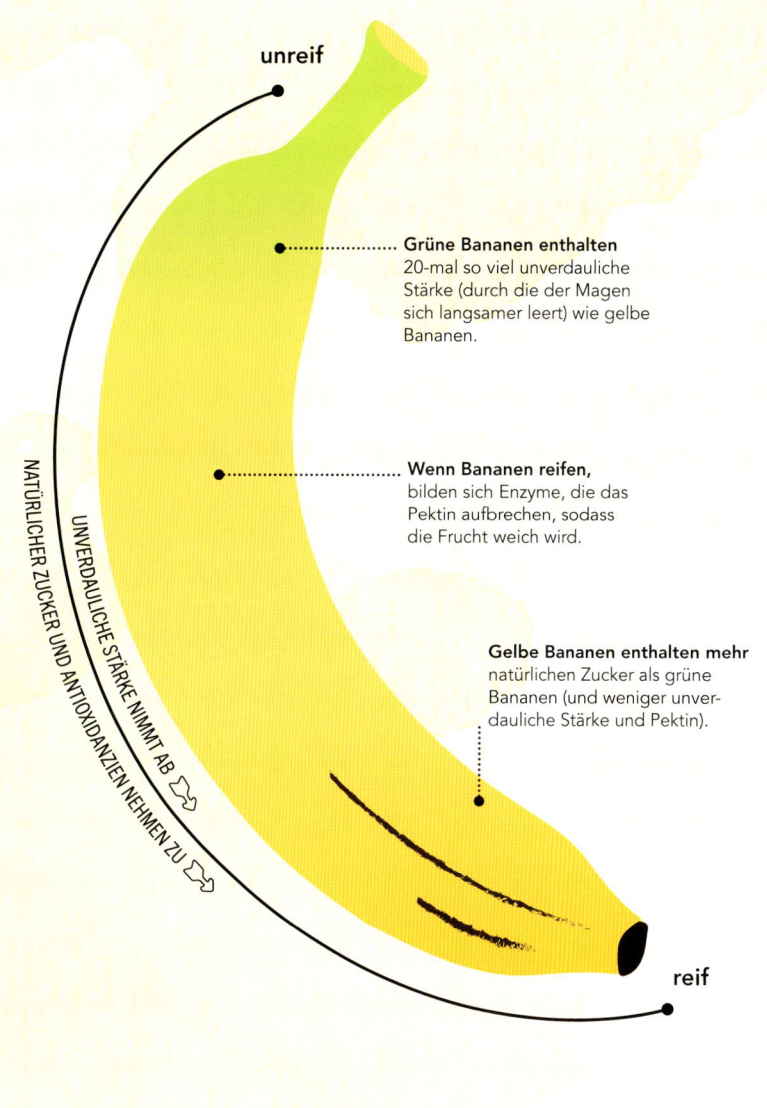

unreif

NATÜRLICHER ZUCKER UND ANTIOXIDANZIEN NEHMEN ZU

UNVERDAULICHE STÄRKE NIMMT AB

Grüne Bananen enthalten 20-mal so viel unverdauliche Stärke (durch die der Magen sich langsamer leert) wie gelbe Bananen.

Wenn Bananen reifen, bilden sich Enzyme, die das Pektin aufbrechen, sodass die Frucht weich wird.

Gelbe Bananen enthalten mehr natürlichen Zucker als grüne Bananen (und weniger unverdauliche Stärke und Pektin).

reif

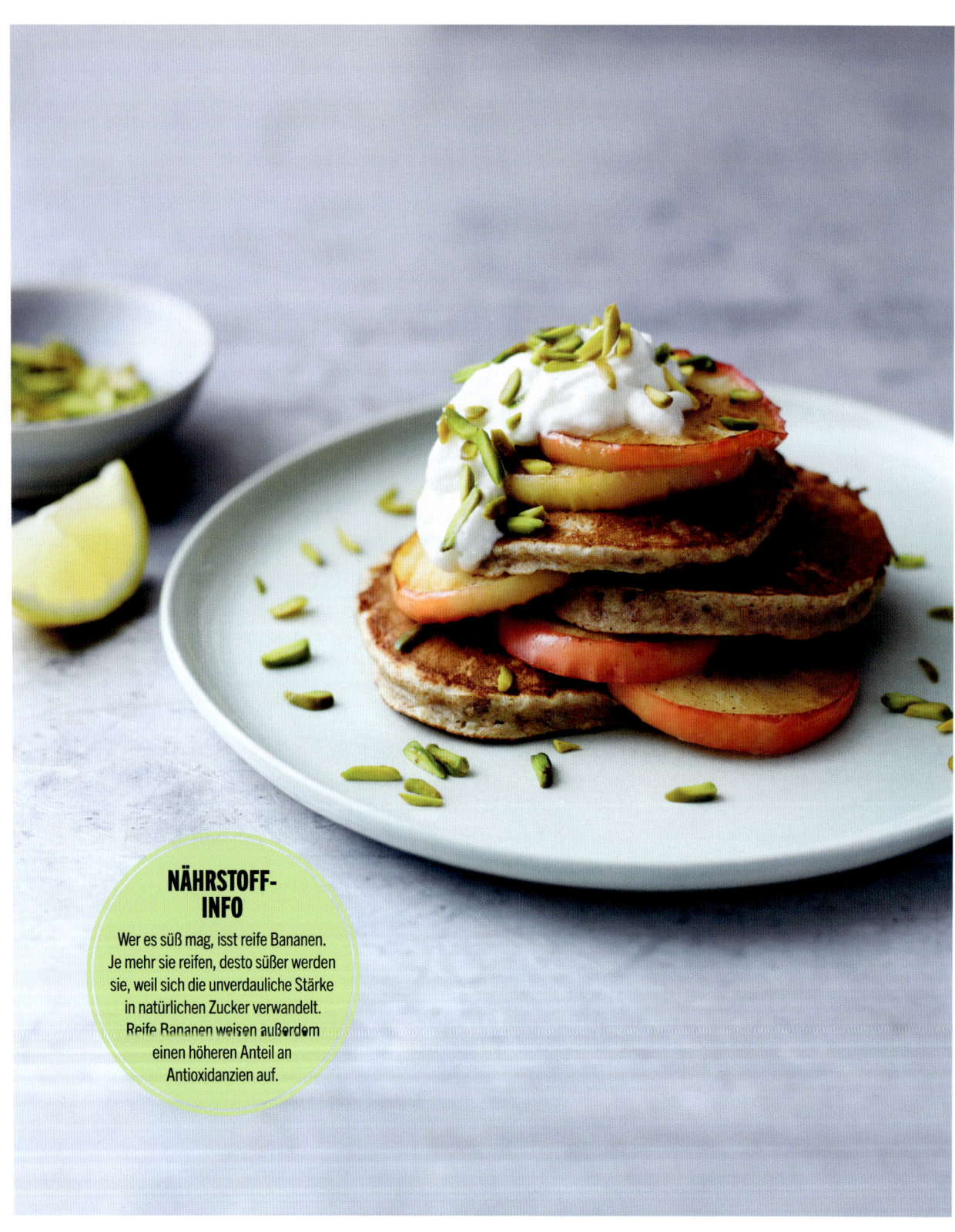

NÄHRSTOFF-INFO

Wer es süß mag, isst reife Bananen. Je mehr sie reifen, desto süßer werden sie, weil sich die unverdauliche Stärke in natürlichen Zucker verwandelt. Reife Bananen weisen außerdem einen höheren Anteil an Antioxidanzien auf.

BANANEN-PANCAKES MIT PIKANTEN APFELRINGEN

Der Pancake-Teig gewinnt durch die zerdrückte Banane eine feine süße Note und blutdrucksenkendes Kalium. Je kleiner die Pancakes, desto saftiger bleiben sie.

GEHIRN · SEHVER- MÖGEN · GLEICHGE- WICHT / OHR · ZÄHNE

IMMUN- SYSTEM · MUSKELN KNOCHEN · HAUT & SENSORIK · LUNGE

HERZ & BLUT · DARM · HARNWEGE · FRAU & MANN

ZUTATEN FÜR **6** PANCAKES

50 g Vollkornmehl

1 TL Backpulver

1 Msp. Vanillemark

1 reife Banane

1 Ei, verquirlt

60 ml Milch

2 süße Äpfel

1–2 TL geriebene Muskatnuss

2 EL mildes Olivenöl

200 g Joghurt (0,2 %) zum Servieren

40 g ungesalzene Pistazien, grob gehackt, zum Garnieren

Zitronenspalten zum Servieren

Gesunde Alternativen

- Ersetzen Sie die Milch durch ungesüßten **Mandeldrink** – am besten mit Kalziumzusatz, dann ist er auch gut für die Knochen.
- Wenn es etwas mehr Vitamin C sein darf, ersetzen Sie die Äpfel durch **Himbeeren**: Streuen Sie einige auf die Pancakes, wenn Sie die erste Seite backen, und garen Sie sie nach dem Umdrehen kurz mit.

1 Mehl, Backpulver und Vanillemark in einer großen Schüssel mischen. Die Banane mit einer Gabel fein zerdrücken, dann mit dem Ei in die Schüssel geben. Alles miteinander verrühren. Nach und nach die Milch hinzugeben und alle Zutaten zu einem glatten Teig verarbeiten. Beiseitestellen.

2 Die Äpfel entkernen, aber nicht schälen, und in 1 cm dicke Ringe schneiden. Jeden Ring mit etwas Muskatnuss bestäuben.

3 In einer Pfanne 1 EL Öl erhitzen und die Apfelringe nebeneinander darin 1–2 Minuten braten, dann wenden und die Rückseite garen, bis die Apfelringe gleichmäßig goldbraun sind. Herausnehmen und warm halten.

4 Das restliche Öl (1 EL) in der Pfanne erhitzen. Für jeden Pancake (7,5–10 cm Ø) 1 EL Teig in die Pfanne geben. Je nach Größe der Pfanne zwei oder drei Pancakes gleichzeitig backen. Die Pfanne schwenken, um das Öl gleichmäßig zu verteilen, und die Pancakes 2 Minuten backen, bis sich Bläschen an der Oberfläche bilden und die Unterseite goldbraun ist. Wenden und weitere 1–2 Minuten auf der anderen Seite backen. Fertige Pancakes warm halten, bis der ganze Teig verarbeitet ist.

5 Je drei Pancakes abwechselnd mit Apfelringen auf einen Teller stapeln. Eine großzügige Portion Joghurt darübergeben, mit Pistazien bestreuen und mit Zitronenspalten warm servieren.

NÄHRWERTE PRO PORTION Kalorien **489** Fett gesamt **24,2 g** Gesättigte Fettsäuren **4,1 g** Kohlenhydrate **55,2 g** Ballaststoffe **6,9 g** Zucker **32,5 g** Eiweiß **18,1 g** Salz **0,9 g**

WARMES FRÜHSTÜCK MIT OFENGEMÜSE UND EI

In diesem wunderbar sättigenden Frühstück ist jeder einzelne Bissen gesund: von Betakarotin für die Augen bis zu den ballaststoffreichen Bohnen für gute Cholesterinwerte.

GEHIRN · SEHVER-MÖGEN · GLEICHGE-WICHT / OHR · ZÄHNE

IMMUN-SYSTEM · MUSKELN KNOCHEN · HAUT & SENSORIK · LUNGE

HERZ & BLUT · DARM · HARNWEGE · FRAU & MANN

ZUTATEN FÜR **2** PERSONEN

3 EL Olivenöl, plus etwas zum Beträufeln

1 kleine rote Zwiebel, fein gehackt

1 Knoblauchzehe, in Scheiben geschnitten

½ TL geräuchertes Paprikapulver

1 Msp. Cayennepfeffer, plus 1 Prise für die Tomaten

1 Dose weiße Bohnen (400 g), abgespült und abgetropft

250 g passierte Tomaten

frisch gemahlener schwarzer Pfeffer

150 g braune Champignons

1 Baby-Aubergine (100 g), klein gewürfelt

1 TL getrocknete, gemischte Kräuter

3 reife mittelgroße Tomaten, halbiert

1 große Süßkartoffel (etwa 200 g; mit Schale)

1 EL Apfelessig

2 Eier

15 g Sonnenblumenkerne

Petersilie zum Garnieren

1 Den Ofen auf 200 °C vorheizen. In einer Pfanne 1 EL Öl erhitzen und die Zwiebel darin 2–3 Minuten dünsten. Knoblauch hinzufügen und 1 Minute mitdünsten. Paprikapulver, Cayennepfeffer, Bohnen und Tomaten dazugeben und gut verrühren. Mit Pfeffer würzen, abdecken und sanft köcheln lassen, gelegentlich umrühren.

2 Die Pilze auf einer Seite eines Backblechs verteilen und mit etwas Öl beträufeln. Die Aubergine auf der anderen Seite verteilen, mit den getrockneten Kräutern und Pfeffer würzen und ebenfalls mit Öl beträufeln. Beides 10 Minuten im Ofen garen, dann die Tomaten hinzufügen und mit etwas Cayennepfeffer würzen. Weitere 5–10 Minuten backen, bis die Aubergine gar ist.

3 Die Süßkartoffel raspeln. In einer Pfanne 2 EL Öl erhitzen und die Raspel in Servierringe (7,5 cm Ø) drücken, um so Kartoffelplätzchen zu formen. Auf der einen Seite 3 Minuten braten, dabei fest andrücken. Wenden und weitere 2 Minuten braten.

4 Währenddessen Wasser in einem Topf aufkochen lassen, dann die Hitze reduzieren. Den Essig hineingeben und 1 Ei in eine kleine Schale aufschlagen. Das Ei behutsam in das nur noch simmernde Wasser gleiten lassen. Den Vorgang mit dem zweiten Ei wiederholen. Die Eier 3–4 Minuten pochieren, dann mit dem Schaumlöffel herausheben.

5 Kartoffelplätzchen, Ei, Bohnen und Ofengemüse anrichten und mit den Kernen und etwas Petersilie bestreut servieren.

NÄHRWERTE PRO PORTION Kalorien **608** Fett gesamt **32,1 g** Gesättigte Fettsäuren **5,3 g** Kohlenhydrate **56,7 g** Ballaststoffe **17,7 g** Zucker **19,3 g** Eiweiß **21,4 g** Salz **0,9 g**

Gesunde Alternativen

- Ersetzen Sie die Sonnenblumenkerne durch **Kürbiskerne**, die Eisen, Kalium, Phosphor und Zink enthalten.
- Ersetzen Sie die weißen Bohnen durch **Sojabohnen**, die reich an Phytoöstrogenen sind. Getrocknete Sojabohnen sollten vor der Verwendung 8–10 Stunden eingeweicht werden, am besten über Nacht.

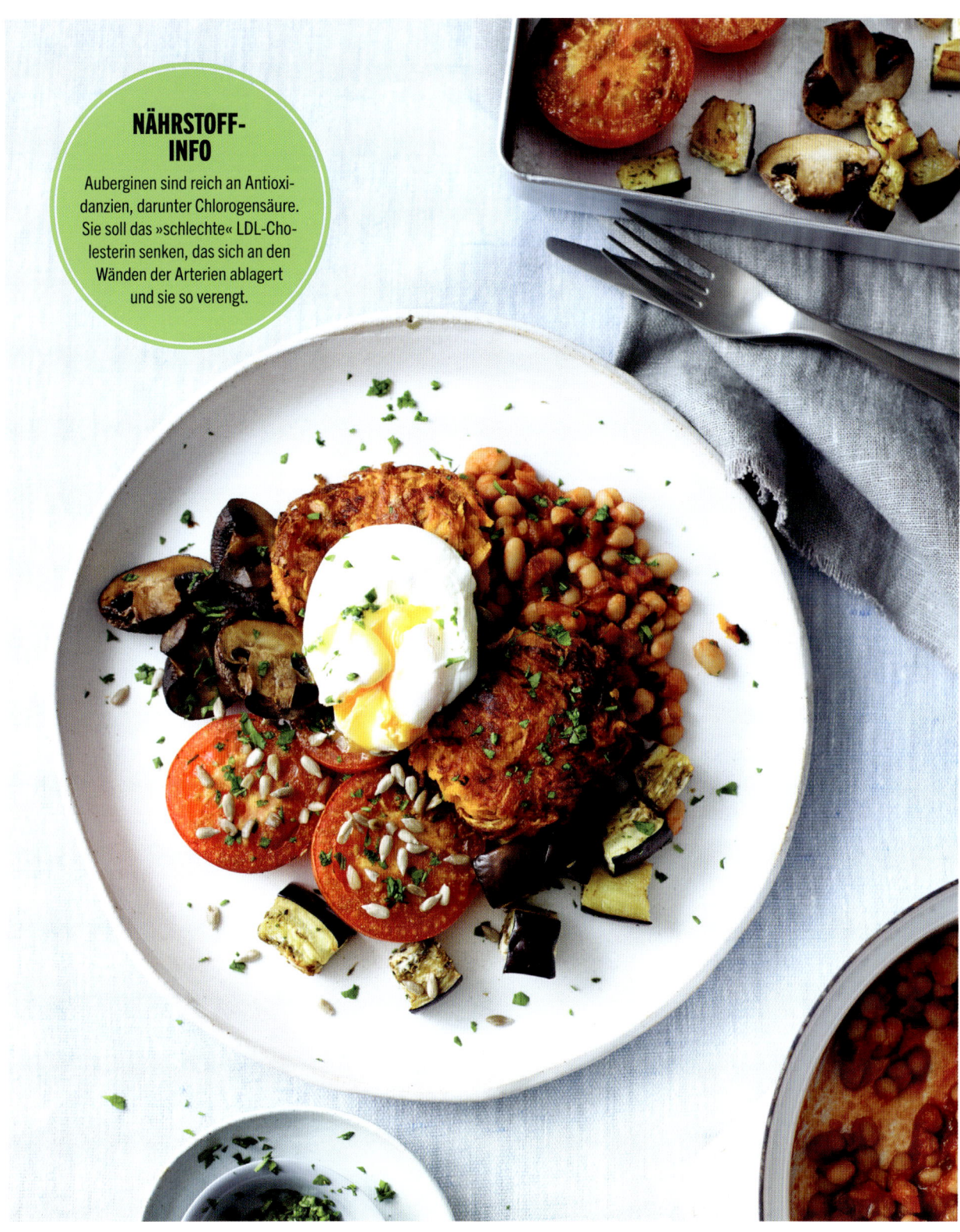

- WUNDERWAFFEN -

EIER

Dank ihrer Nährstoffe, die altersbedingten Erkrankungen entgegenwirken, sind Eier wahre Kraftpakete. Sie liefern wertvolles Eiweiß, helfen beim Abnehmen und sind gut für Gedächtnis, Augen und Knochen. Eier spielen daher eine wichtige Rolle auf dem Speiseplan.

WELCHE EIER?

Ei ist nicht gleich Ei – zwischen dem Wachtelei im Salat und Omega-3-Eiern gibt es kleine, aber feine Unterschiede.

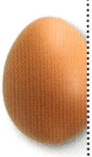

Hühnereier

- liefern wertvolles Protein, das unsere Muskeln benötigen.
- enthalten einige Vitamin-B-Arten und Cholin, das wichtig für die Gehirnfunktion ist.
- sind nicht alle gleich: Omega-3-Eier sind mit Fettsäuren angereichert und Bio-Eier können mehr Eiweiß und Kalium enthalten als ein normales Ei.

Wachteleier

- enthalten viel Eisen – drei Wachteleier liefern die gleiche Menge wie ein Hühnerei.

Enteneier

- enthalten fünfmal so viel Vitamin A (gut für die Augen) wie handelsübliche Hühnereier, sind aber auch fettreicher.

GESUNDES MASS

Etwa sechs Eier pro Woche gelten als ideale, gesunde Menge.

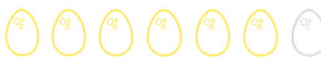

EINKAUF

Kaufen Sie stets frische Eier und prüfen Sie, ob die Schale intakt ist.

FRISCH

AUFBEWAHRUNG

Eier halten sich am besten bei bis zu 20 °C. Im Zweifel im Kühlschrank aufbewahren.

ZUBEREITUNG

Gesunde Menschen können Hühnereier ganz nach Belieben zubereiten. Eier von anderen Tieren sollten hart gekocht werden.

GEKOCHT   ROH

Schützen die Augen

Eier enthalten Vitamin A, das für unsere Sehkraft unentbehrlich ist. Außerdem liefern sie Lutein und Zeaxanthin – Antioxidanzien, die auch als Karotinoide bekannt sind, sich in der Makula anreichern und für die Gesundheit der Augen entscheidend sind. Wer diese Nährstoffe ausreichend zu sich nimmt, hat ein geringeres Risiko, an Makuladegeneration und Grauem Star zu erkranken.

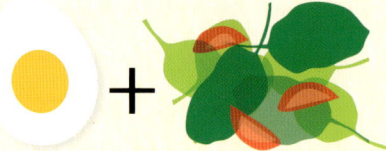

Geben Sie Eier in den Salat – ihr Fett unterstützt die Aufnahme von Antioxidanzien.

Sind gut fürs Herz

Eier haben zwar viel Cholesterin, aber aktuellen Studien zufolge hat Cholesterin in Lebensmitteln wenig Einfluss auf die Cholesterinwerte im Blut (es sei denn, man leidet unter genetischer Hypercholesterinämie). Sie steigen durch gesättigte Fettsäuren und trans-Fettsäuren (s. S. 34). Das Fett im Ei besteht jedoch nur zu 28 % aus gesättigten Fettsäuren.

Stärken die Muskeln

Proteine beeinflussen Masse, Stärke und Funktion von Muskeln – die alle mit den Jahren abnehmen. Eier enthalten all die essentiellen Aminosäuren, die die Gesundheit der Muskeln erhalten oder wiederherstellen.

Schützen die Knochen

Eier gehören zu den wenigen Lebensmitteln mit natürlichem Vitamin D, das der Körper zur Herstellung von Kalzium benötigt. Sie sorgen also für gesunde Knochen, die nicht leicht brechen, und schützen vor Osteoporose.

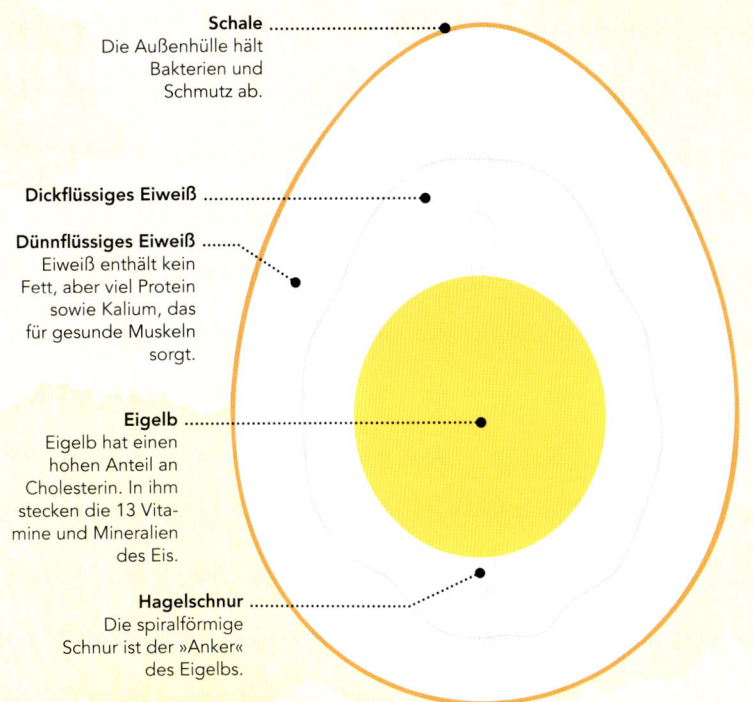

Schale
Die Außenhülle hält Bakterien und Schmutz ab.

Dickflüssiges Eiweiß

Dünnflüssiges Eiweiß
Eiweiß enthält kein Fett, aber viel Protein sowie Kalium, das für gesunde Muskeln sorgt.

Eigelb
Eigelb hat einen hohen Anteil an Cholesterin. In ihm stecken die 13 Vitamine und Mineralien des Eis.

Hagelschnur
Die spiralförmige Schnur ist der »Anker« des Eigelbs.

Sättigen lang

Studien zeigen, dass Eier länger satt machen, sodass man danach weniger isst. Eine Studie hat nachgewiesen, dass normalgewichtige Männer, die zwei pochierte Eier auf Toast frühstückten, mittags 123 Kalorien weniger und abends 315 Kalorien weniger zu sich nahmen als Probanden, die stattdessen Cornflakes und Toast zum Frühstück aßen.

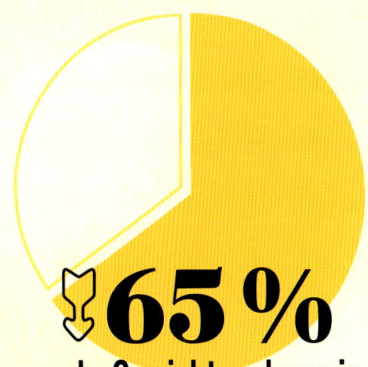

65 %
mehr Gewicht verloren in einer Studie Probanden, die Eier zum Frühstück aßen, im Vergleich zu denen, die einen Bagel aßen.

Sind gesund für Geist und Seele

Eier enthalten viele Vitamin-B-Arten wie B_{12}, Folsäure, Pantothensäure und Biotin, die sich auf unser seelisches Wohlbefinden auswirken. Sie sind auch reich an Cholin, einem Nährstoff, der wichtig für Gehirnfunktion und Gedächtnis ist.

Liefern Nährstoffe für Vegetarier

Eier liefern nicht nur viele Proteine, die Vitamine A und D, eine Reihe von Vitamin-B-Arten, Phosphor, Selen und Jod, sondern sie enthalten auch wertvolle Mengen an Eisen und Zink, was für Vegetarier besonders interessant ist.

EIER AUF TOAST MIT OFENTOMATEN

Warme Tomaten haben mehr Lykopin – so wird dieses unkomplizierte Frühstück noch gesünder.

ZUTATEN FÜR **2** PERSONEN

300 g Kirschtomaten

2 EL Olivenöl

2 EL Balsamico-Essig

1 EL klein gezupftes Basilikum

1 Zweig Thymian

frisch gemahlener schwarzer Pfeffer

4 Eier

4 Scheiben Vollkornbrot

2 Handvoll Babyspinat

1 Den Ofen auf 200 °C vorheizen. Die Tomaten mit Öl, Balsamico-Essig und den Kräutern vermischen und in eine Auflaufform geben. Mit Pfeffer würzen und im Ofen 10–15 Minuten garen, bis die Tomaten weich sind.

2 Während die Tomaten im Ofen sind, die Eier pochieren (s. S. 68, Schritt 4) und das Brot rösten.

3 Den Spinat mit den heißen Tomaten mischen und kurz zusammenfallen lassen. Den Thymianzweig entfernen, das Gemüse auf die Brotscheiben verteilen. Pochierte Eier daraufsetzen und mit etwas schwarzem Pfeffer würzen.

NÄHRWERTE PRO PORTION Kalorien **483** Fett gesamt **24,8 g** Gesättigte Fettsäuren **5,2 g** Kohlenhydrate **43,6 g** Ballaststoffe **8,2 g** Zucker **11,5 g** Eiweiß **24 g** Salz **1,2 g**

SMOOTHIE BOWL MIT MANGO UND KOKOS

Wenn die Zeit knapp ist, ist dieses nährstoffreiche Frühstück mit Tiefkühlobst genau das Richtige.

ZUTATEN FÜR **2** PERSONEN

90 g Haferflocken

300 ml ungesüßter Kokosnussdrink

2 Bananen (TK), in Stücke geschnitten

200 g Mango (TK), in Stücke geschnitten

Mark von ½ Vanilleschote

30 g ungeschälte Mandeln, gehackt

10 g getrocknete Kokosraspel

2 Handvoll Heidelbeeren

1 Eine beschichtete Pfanne erhitzen. Die Haferflocken in der heißen Pfanne goldgelb rösten, dabei die Pfanne ständig schwenken. Haferflocken in eine Schale geben und abkühlen lassen.

2 Kokosnussdrink, Bananen, Mango und Vanillemark im Mixer glatt und cremig pürieren.

3 Den Smoothie auf zwei Müslischalen verteilen und geröstete Haferflocken, Mandeln, Kokosflocken und Heidelbeeren darübergeben.

NÄHRWERTE PRO PORTION Kalorien **485** Fett gesamt **16,8 g** Gesättigte Fettsäuren **5,4 g** Kohlenhydrate **75,6 g** Ballaststoffe **11,4 g** Zucker **39,8 g** Eiweiß **10,8 g** Salz **0,2 g**

GEHIRN · SEHVERMÖGEN · GLEICHGEWICHT/OHR · ZÄHNE · IMMUNSYSTEM · MUSKELN KNOCHEN

HAUT & SENSORIK · LUNGE · HERZ & BLUT · DARM · HARNWEGE · FRAU & MANN

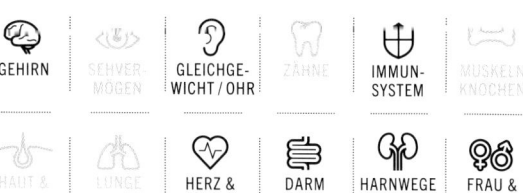

GEHIRN · SEHVERMÖGEN · GLEICHGEWICHT/OHR · ZÄHNE · IMMUNSYSTEM · MUSKELN KNOCHEN

HAUT & SENSORIK · LUNGE · HERZ & BLUT · DARM · HARNWEGE · FRAU & MANN

PITAS MIT GEMÜSE-EIER-FÜLLUNG

....

Diese vitamin- und proteinreiche Kombination ist wunderbar sättigend und – hübsch in eine Pitatasche gepackt – auch noch schön anzusehen.

ZUTATEN FÜR **2** PERSONEN

1 EL Rapsöl

150 g Champignons, in Scheiben geschnitten

150 g Kirschtomaten, halbiert

2 Handvoll Babyspinat

4 Eier, verquirlt

frisch gemahlener schwarzer Pfeffer

4 Vollkornpitas, erwärmt

1 Das Öl in einer Pfanne erhitzen und die Champignons darin 2 Minuten braun braten. Die Tomaten hinzufügen und 2 Minuten mitdünsten, bis sie beginnen, weich zu werden. Dann den Spinat in die Pfanne geben und 1 Minute zusammenfallen lassen.

2 Die Eier mit schwarzem Pfeffer würzen und in die Pfanne gießen. Unter ständigem Rühren die Masse stocken lassen.

3 Die Ei-Gemüse-Mischung in die warmen Pitas füllen und servieren.

NÄHRWERTE PRO PORTION Kalorien **494** Fett gesamt **17,2 g** Gesättigte Fettsäuren **3,4 g** Kohlenhydrate **58,1 g** Ballaststoffe **8,2 g** Zucker **6,1 g** Eiweiß **27,1 g** Salz **1,6 g**

SELBST GEMACHTES BEERENMÜSLI MIT SOJAJOGHURT

....

Dieses schlichte Müsli ist maximal nahrhaft bei minimalem Aufwand. Warum nicht gleich die doppelte Menge zubereiten? Sie können es in einem gut verschlossenen Vorratsbehälter für einen anderen Morgen aufbewahren.

ZUTATEN FÜR **2** PERSONEN

100 g Haferflocken

30 g gemischte Nüsse

30 g Sonnenblumenkerne

50 g Rosinen

100 g getrocknete Aprikosen, gehackt

250 g Sojajoghurt

2 Handvoll Himbeeren

1 Haferflocken, Nüsse, Kerne, Rosinen und Aprikosen in einer Schüssel mischen. Die Mischung auf zwei Müslischalen verteilen.

2 Den Joghurt ebenfalls auf beide Schalen verteilen und das Müsli mit Himbeeren garnieren.

NÄHRWERTE PRO PORTION Kalorien **594** Fett gesamt **22 g** Gesättigte Fettsäuren **3,3 g** Kohlenhydrate **83,4 g** Ballaststoffe **14,7 g** Zucker **44,7 g** Eiweiß **20,5 g** Salz **0,2 g**

 GEHIRN SEHVERMÖGEN GLEICHGEWICHT / OHR ZÄHNE IMMUNSYSTEM MUSKELN KNOCHEN

 HAUT & SENSORIK LUNGE HERZ & BLUT DARM HARNWEGE FRAU & MANN

 GEHIRN SEHVERMÖGEN GLEICHGEWICHT / OHR ZÄHNE IMMUNSYSTEM MUSKELN KNOCHEN

 HAUT & SENSORIK LUNGE HERZ & BLUT DARM HARNWEGE FRAU & MANN

-WUNDERWAFFEN-

VOLLKORNPRODUKTE

Lebensmittel aus Vollkorn sind gesunde Alleskönner – sie wirken sich positiv auf Atemwege, Verdauungs- und Immunsystem aus und hemmen altersbedingte Krankheiten. Von Weißmehl- zu Vollkornprodukten zu wechseln, ist ein einfacher, aber sehr effektiver Schritt für eine bessere Gesundheit und ein längeres Leben.

WELCHE VOLLKORNPRODUKTE?

Das volle Korn enthält mehr Nährstoffe als sein reiner Kern. Die folgenden Produkte haben eine Fülle guter Eigenschaften, die ein längeres Leben begünstigen.

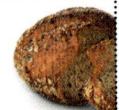

Vollkornbrot
- enthält mehr Kalium, Magnesium, Eisen und Zink als Weißbrot.

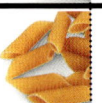

Vollkornnudeln
- enthalten mehr Ballaststoffe und sättigen länger.

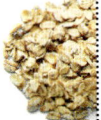

Haferflocken
- sind reich an löslichen Ballaststoffen und regulieren so den Blutzucker.

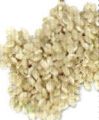

Naturreis
- enthält besonders viel Magnesium, Mangan und Vitamin-B-Arten.

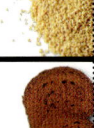

Vollkorncouscous
- enthält viel zellschützendes Selen und ist ein guter Kaliumlieferant.

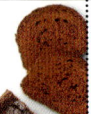

Roggenbrot
- enthält viel Vitamin E: 15-mal so viel wie Weißbrot.

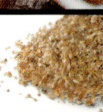

Gerste (ganzes Korn)
- hat viele lösliche Ballaststoffe – gut fürs Gewicht.

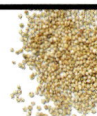

Quinoa
- steht als Nährstofflieferant auf Platz 1 – durch viel Eisen, Kalium und Zink.

GESUNDES MASS

Vollkornprodukte sind so wichtig für den Körper, dass man sie jeden Tag essen sollte – für Gesundheit und ein langes Leben am besten drei Portionen.

Beispiele für 1 Portion
- 1 mittelgroße Scheibe Vollkornbrot (Vollkorn-, Körner- oder Roggenbrot)
- 1 kleine Vollkorntortilla
- 2 ungesüßte Haferkekse oder Roggen-Vollkornknäckebrot
- 3 EL Vollkornfrühstücksflocken
- 1 gehäufter EL rohe Haferflocken
- 2 gehäufte EL Gerste, Quinoa oder Vollkorncouscous
- 2 gehäufte EL gekochter Natur- oder Wildreis
- 3 gehäufte EL gekochte Vollkornnudeln

AUFBEWAHRUNG

Vollkorngetreide und Vollkornprodukte halten sich am besten in ihrer Originalverpackung oder in luftdichten Behältern an einem kühlen, dunklen Ort (Schrank).

ZUBEREITUNG

Die meisten Vollkornprodukte sollten gegart werden, aber Haferflocken und Brot können natürlich roh verzehrt werden.

GEKOCHT

ROH

EINKAUF

Auf der Verpackung sollte »Vollkorn« stehen, außer bei Haferflocken und Natur- oder Wildreis, die immer »Vollkorn« sind.

FRISCH

TROCKEN

Bieten alle Nährstoffe des Korns

Eine Umstellung von poliertem Reis und Weißmehlprodukten zu Lebensmitteln aus Vollkorn bringt Vorteile für Ihre Gesundheit, denn Vollkorn hat bis zu 75 % mehr Nährstoffe. Lebensmittel, bei denen das ganze Korn verarbeitet ist, bieten das gesamte Paket an Inhaltsstoffen, während bei Weißmehlprodukten die äußere Hülle und der Keim entfernt werden, sodass das Getreide viele seiner Nähr- und Ballaststoffe verliert.

Vollkorn *Weißes Getreide*

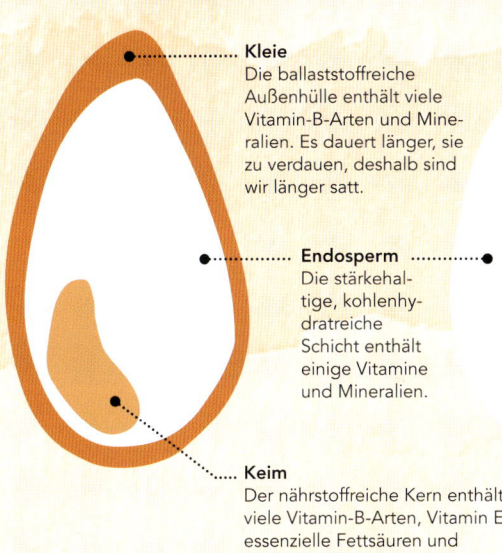

Kleie
Die ballaststoffreiche Außenhülle enthält viele Vitamin-B-Arten und Mineralien. Es dauert länger, sie zu verdauen, deshalb sind wir länger satt.

Endosperm
Die stärkehaltige, kohlenhydratreiche Schicht enthält einige Vitamine und Mineralien.

Keim
Der nährstoffreiche Kern enthält viele Vitamin-B-Arten, Vitamin E, essenzielle Fettsäuren und Phytochemikalien.

Halten rundum gesund

Das Komplettpaket an Inhaltsstoffen macht Vollkornprodukte für die Gesundheit so wertvoll. 2016 zeigte eine Studie, dass drei Portionen Vollkorn pro Tag das Schlaganfallrisiko um 12 %, das Krebsrisiko um 15 % und Atemwegserkrankungen um 22 % mindern.

Verringern das Darmkrebsrisiko

Ausreichende Mengen an Ballaststoffen schützen vor Darmkrebs, und mit Vollkornprodukten nehmen Sie sehr viele davon auf. Eine Auswertung von 25 Studien hat gezeigt, dass drei Portionen Vollkorn pro Tag das Risiko, an Darmkrebs zu erkranken, um 17 % senken.

Schützen vor Diabetes

Eine Analyse von 16 Studien hat bestätigt, dass drei Portionen Vollkorn täglich das Risiko, an Typ-2-Diabetes zu erkranken, um 32 % senken. Interessanterweise weisen einige Untersuchungen nach, dass Naturreis vor Diabetes schützt, während große Mengen an weißem Reis das Diabetesrisiko offenbar erhöhen.

Helfen Ihnen, Ihr Gewicht zu halten

Wissenschaftler stellen fest: Personen, die mehr Vollkornprodukte essen, haben einen niedrigeren BMI und weniger Körperfett, und es ist weniger wahrscheinlich, dass sie mit den Jahren an Gewicht zunehmen – denn dank des hohen Ballaststoffgehalts fühlt man sich länger satt und nimmt weniger Kalorien zu sich.

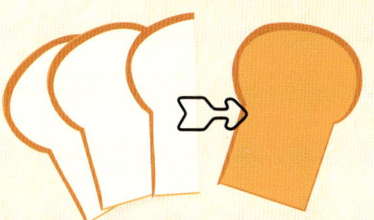

1 Scheibe Vollkornbrot hat den gleichen Ballaststoffanteil wie 2 ½ Scheiben Weißbrot.

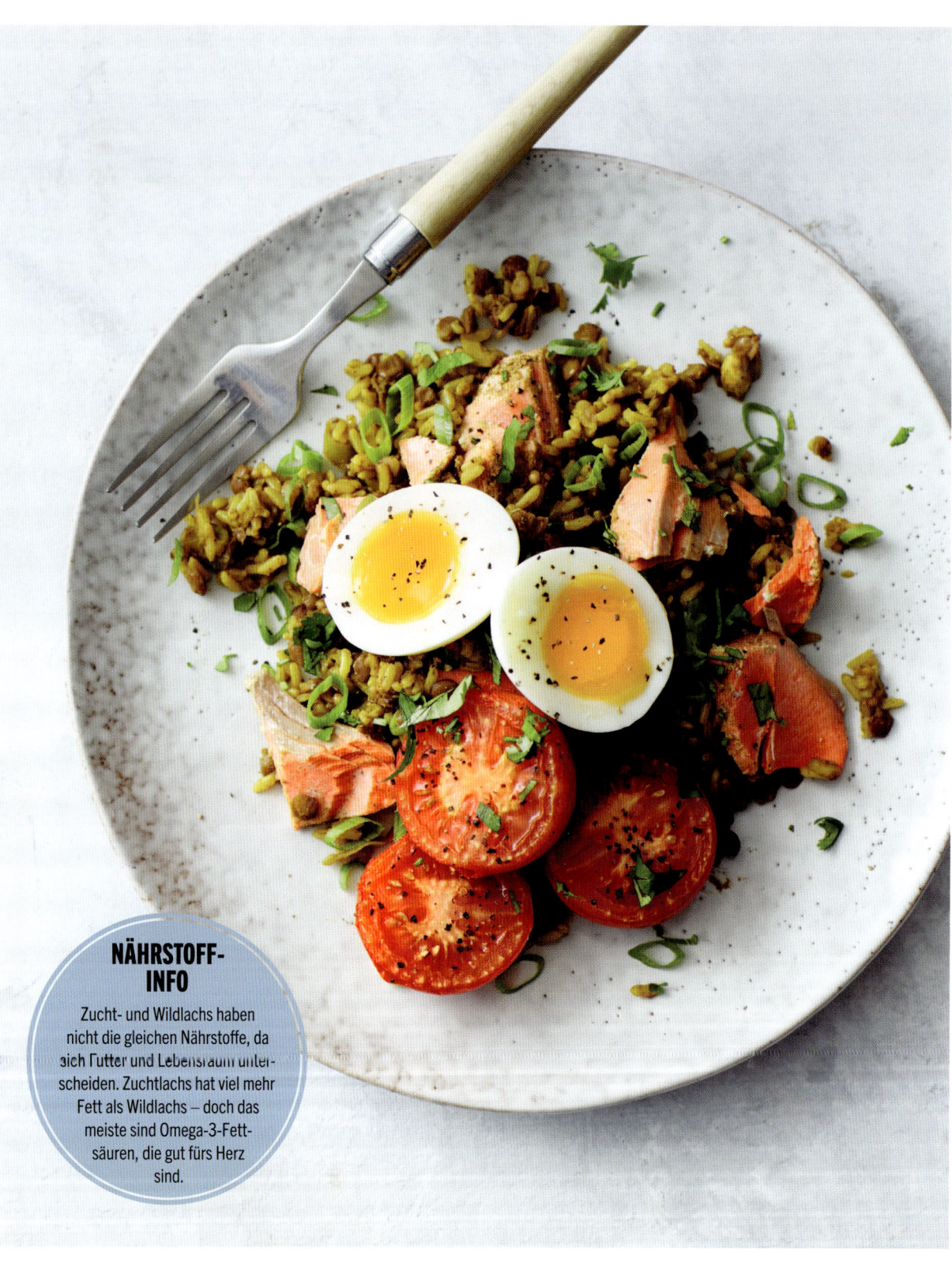

LACHS-KEDGEREE MIT REIS

Der Lachs liefert Omega-3-Fettsäuren und die Eier Cholin, das Ihr Gedächtnis stärkt – dieses warme Frühstück gibt Ihrem Gehirn den nötigen Schwung für den Tag.

GEHIRN	SEHVER-MÖGEN	GLEICHGE-WICHT / OHR	ZÄHNE
IMMUN-SYSTEM	MUSKELN KNOCHEN	HAUT & SENSORIK	LUNGE
HERZ & BLUT	DARM	HARNWEGE	FRAU & MANN

ZUTATEN FÜR **2** PERSONEN

125 g Lachsfilet

2 TL Garam Masala

2 TL Senfsamen

1 Lorbeerblatt

2 Kardamomkapseln, zerdrückt

1 EL Olivenöl

4 Frühlingszwiebeln, grob gehackt

1 Msp. gemahlene Kurkuma

125 g Naturreis

3 EL Zitronensaft

1 Dose grüne Linsen (400 g), abgespült und abgetropft

3 reife Strauchtomaten, halbiert

frisch gemahlener schwarzer Pfeffer

2 Eier, hart gekocht

Koriandergrün, grob gehackt

Gesunde Alternativen

- Wenn es praktischer ist, können Sie auch **Lachs aus der Dose** verwenden. Er enthält weniger Omega-3-Fettsäuren, gleicht das aber durch andere Nährstoffe aus. Außerdem ist er kalorienärmer, sodass er eine gute Wahl ist, wenn Sie abnehmen möchten.

- Ersetzen Sie die Linsen durch eine Dose Ihrer Lieblings-**Bohnen** – jede Bohnenart hat ihre Vorzüge. Achten Sie darauf, dass weder Salz noch Zucker enthalten sind.

1 Den Lachs mit 350 ml Wasser in einen Topf geben und 1 TL Garam Masala, 1 TL Senfsamen, das Lorbeerblatt und die zerdrückten Kardamomkapseln hinzufügen. Erhitzen, bis das Wasser sanft zu simmern beginnt, und den Fisch etwa 5 Minuten garen, bis er nicht mehr glasig ist, dann herausheben und abkühlen lassen. Das Kochwasser aufheben, Lorbeerblatt und Kardamom entfernen.

2 Das Öl in einem mittelgroßen Topf erhitzen. Einige Frühlingszwiebeln beiseitelegen, die restlichen im Topf bei mittlerer Hitze 1 Minute andünsten. Kurkuma, restliches Garam Masala (1 TL) und restliche Senfsamen (1 TL) dazugeben. Unter ständigem Rühren 30 Sekunden rösten, dann den Reis hinzufügen und sorgfältig mit den Gewürzen vermengen. Das Kochwasser vom Lachs, den Zitronensaft und die grünen Linsen in den Topf geben. Einmal aufkochen lassen, dann die Hitze reduzieren und alles 25 Minuten köcheln lassen, bis der Reis gar ist. In der Zwischenzeit den Backofengrill auf mittlere Temperatur vorheizen.

3 Während der Reis gart, die Tomaten mit der Schnittfläche nach oben auf ein Backblech legen, mit schwarzem Pfeffer würzen und 5 Minuten unter dem Grill erwärmen.

4 Wenn der Reis fertig ist, den Lachs mit einer Gabel in große Stücke zupfen und zum Reis geben. Die Eier halbieren und mit den restlichen Frühlingszwiebeln, Koriandergrün und viel Pfeffer über dem Reis verteilen. Mit den Tomaten garniert servieren.

NÄHRWERTE PRO PORTION Kalorien **622** Fett gesamt **22,9 g** Gesättigte Fettsäuren **4,2 g** Kohlenhydrate **74,6 g** Ballaststoffe **9,9 g** Zucker **5,7 g** Eiweiß **37,1 g** Salz **0,3 g**

MITTAGESSEN

Eine Mahlzeit in der Mitte des Tages sorgt dafür, dass Sie insgesamt nicht zu viel essen. Sie erlaubt Ihnen, Ihr Essen vollständig zu verdauen, und gibt der Mittagspause den Stellenwert, der ihr zukommt. Wir stellen Ihnen Rezepte vor, die Sie mit allem versorgen, was Sie für einen produktiven Nachmittag benötigen.

Wer beim Mittagessen auf dem Handy spielt, isst eine halbe Stunde später

92 %

mehr Kekse als jemand, der sich auf sein Essen konzentriert hat.

PASTA MIT PESTO, SPROSSENBROKKOLI UND TOMATEN

....

Dieses italienisch inspirierte Gericht entspricht der Mittelmeerkost und gibt Ihnen Energie für einen langen Nachmittag.

ZUTATEN FÜR **2** PERSONEN

120 g Vollkornpenne

160 g Sprossenbrokkoli, in Stücke geschnitten

40 g Basilikum

2 EL Olivenöl

30 g Pinienkerne

1–2 Knoblauchzehen

1 Spritzer Zitronensaft

frisch gemahlener schwarzer Pfeffer

200 g Kirschtomaten, halbiert

20 g geriebener Parmesan zum Servieren

1 Die Nudeln nach Packungsanweisung garen. Einige Minuten vor Ende der Kochzeit den Brokkoli hinzufügen und mitkochen. Abgießen und beiseitestellen.

2 In der Zwischenzeit das Pesto zubereiten: Basilikum, Öl, Pinienkerne und Knoblauch im Mixer pürieren, mit Zitronensaft und Pfeffer würzen.

3 Tomaten und Pesto mit der Pasta und den Brokkoli vermengen und mit Parmesam bestreut servieren.

NÄHRWERTE PRO PORTION Kalorien **500** Fett gesamt **26,6g** Gesättigte Fettsäuren **4,6g** Kohlenhydrate **48,7g** Ballaststoffe **11,7g** Zucker **8,3g** Eiweiß **18,1g** Salz **0,2g**

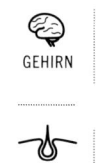 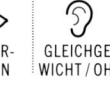 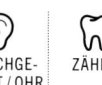

GEHIRN · SEHVER-MÖGEN · GLEICHGE-WICHT / OHR · ZÄHNE · IMMUN-SYSTEM · MUSKELN KNOCHEN

HAUT & SENSORIK · LUNGE · HERZ & BLUT · DARM · HARNWEGE · FRAU & MANN

MAROKKANISCHER COUSCOUS-SALAT

....

Der farbenfrohe Salat eignet sich perfekt für ein Lunchpaket. Sogar das Dressing ist gesund!

ZUTATEN FÜR **2** PERSONEN

80 g Vollkorncouscous

1 EL Rosinen

1 Dose Kichererbsen (400 g), abgespült und abgetropft

1 Karotte, geraspelt

1 kleine rote Zwiebel, gewürfelt

1 Orange, filetiert, Saft aufgefangen

1 rote Paprikaschote, entkernt und gewürfelt

je 1 Handvoll Koriandergrün und Minze, in grobe Stücke gezupft

Schale und Saft von ½ Bio-Zitrone

2 EL Olivenöl

½ TL gemahlener Kreuzkümmel

½ TL gemahlener Koriander

1 Knoblauchzehe, zerdrückt

1 Den Couscous und die Rosinen in einer Schüssel vermischen. Couscous nach Packungsanweisung zubereiten.

2 Kichererbsen, Karotte, Zwiebel, Orange und Orangensaft und Paprika miteinander vermischen. Kräuter und Zitronenschale unterheben und zum Couscous geben.

3 Zitronensaft, Öl, Gewürze und Knoblauch zu einem Dressing vermischen und über den Salat geben.

NÄHRWERTE PRO PORTION Kalorien **494** Fett gesamt **16,3g** Gesättigte Fettsäuren **2,2g** Kohlenhydrate **73,8g** Ballaststoffe **15,5g** Zucker **27,9g** Eiweiß **16,8g** Salz **0,1g**

GEHIRN · SEHVER-MÖGEN · GLEICHGE-WICHT / OHR · ZÄHNE · IMMUN-SYSTEM · MUSKELN KNOCHEN

HAUT & SENSORIK · LUNGE · HERZ & BLUT · DARM · HARNWEGE · FRAU

QUINOA MIT GARNELEN UND GRANATAPFEL

Garnelen enthalten Selen und Kupfer, die in Muskeln und Nerven zellschützend wirken. Dieses Gericht sollten Sie am Abend vorher zubereiten, damit es gut durchziehen kann.

GEHIRN	SEHVER-MÖGEN	GLEICHGE-WICHT / OHR	ZÄHNE
IMMUN-SYSTEM	MUSKELN KNOCHEN	HAUT & SENSORIK	LUNGE
HERZ & BLUT	DARM	HARNWEGE	MANN

ZUTATEN FÜR **2** PERSONEN

150 g Quinoa

1 EL Rapsöl

150 g geschälte rohe Garnelen, Darm entfernt

1 rote Chilischote, entkernt und fein gehackt

4 Frühlingszwiebeln, in feine Scheiben geschnitten

Schale und Saft von 1 Bio-Limette

100 g Granatapfelkerne (von 1 großen Granatapfel)

1 Handvoll Koriandergrün, grob gehackt

1 Avocado, geschält, in Scheiben geschnitten

Limettenspalten zum Servieren

1 Die Quinoa mit 300 ml Wasser in einen Topf geben. Aufkochen lassen, dann umrühren und 10 Minuten köcheln lassen, bis die Quinoa das Wasser ganz aufgenommen hat.

2 Das Öl in einer Pfanne erhitzen und die Garnelen darin 2–3 Minuten braten, bis sie sich rundherum rosa gefärbt haben. Chilischote und die Hälfte der Frühlingszwiebeln hinzufügen und umrühren, dann vom Herd nehmen und ziehen lassen.

3 Die gegarte Quinoa vom Herd nehmen. Den Limettensaft unterrühren, dabei die Körner mit der Gabel auflockern. Die Quinoa in eine Schüssel füllen und etwas abkühlen lassen, dann die restlichen Frühlingszwiebeln, Limettenschale, die Granatapfelkerne und die Hälfte des Koriandergrüns hinzufügen und alles gut vermischen.

4 Den Quinoa-Salat auf zwei Schalen (oder zwei Lunchboxen) verteilen. Avocadoscheiben, Chili-Garnelen und den Bratensaft aus der Pfanne darübergeben. Mit dem restlichen Koriander und den Limettenspalten servieren. Soll der Salat mitgenommen und erst später gegessen werden, die Avocado mit etwas Limettensaft beträufeln, damit sie nicht braun wird. Alternativ die Avocado erst kurz vor dem Essen aufschneiden und dazugeben.

NÄHRWERTE PRO PORTION Kalorien **509** Fett gesamt **24,2 g** Gesättigte Fettsäuren **3,9 g** Kohlenhydrate **50 g** Ballaststoffe **11,3 g** Zucker **11,7 g** Eiweiß **26,2 g** Salz **0,6 g**

Gesunde Alternativen

- Ersetzen Sie die Garnelen durch **Tofu**, der viele Mineralien wie Kupfer, Phosphor und Kalium enthält. Kupfer spielt eine wichtige Rolle bei der Bildung neuer roter Blutkörperchen und ist ein Antioxidans.

- Nehmen Sie statt der Granatapfelkerne **sonnengetrocknete Tomaten**, die für eine Extradosis Lykopin sorgen. Sonnengetrocknete Tomaten enthalten mehr von diesem Antioxidans als alle anderen Tomaten.

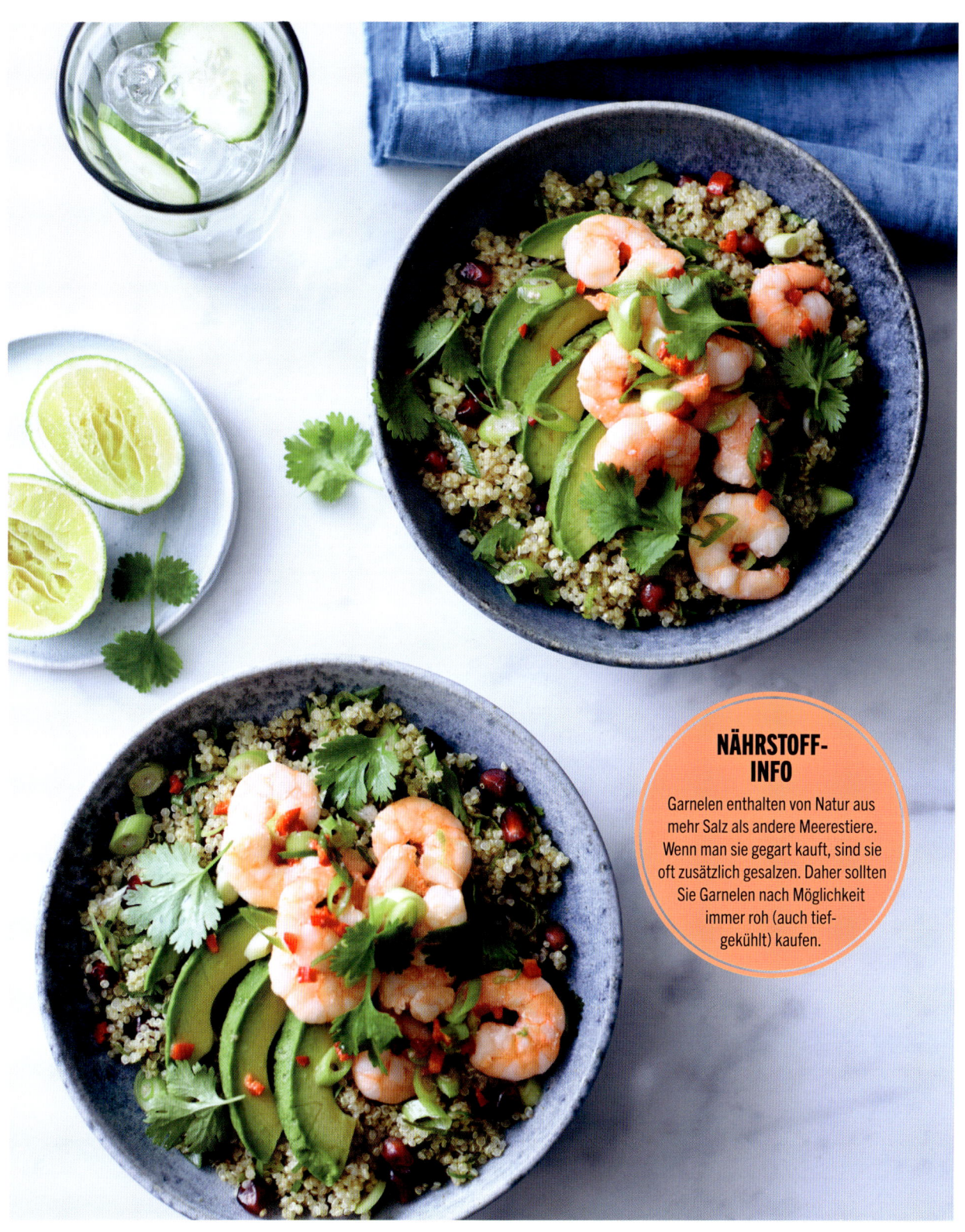

NÄHRSTOFF-INFO

Garnelen enthalten von Natur aus mehr Salz als andere Meerestiere. Wenn man sie gegart kauft, sind sie oft zusätzlich gesalzen. Daher sollten Sie Garnelen nach Möglichkeit immer roh (auch tief-gekühlt) kaufen.

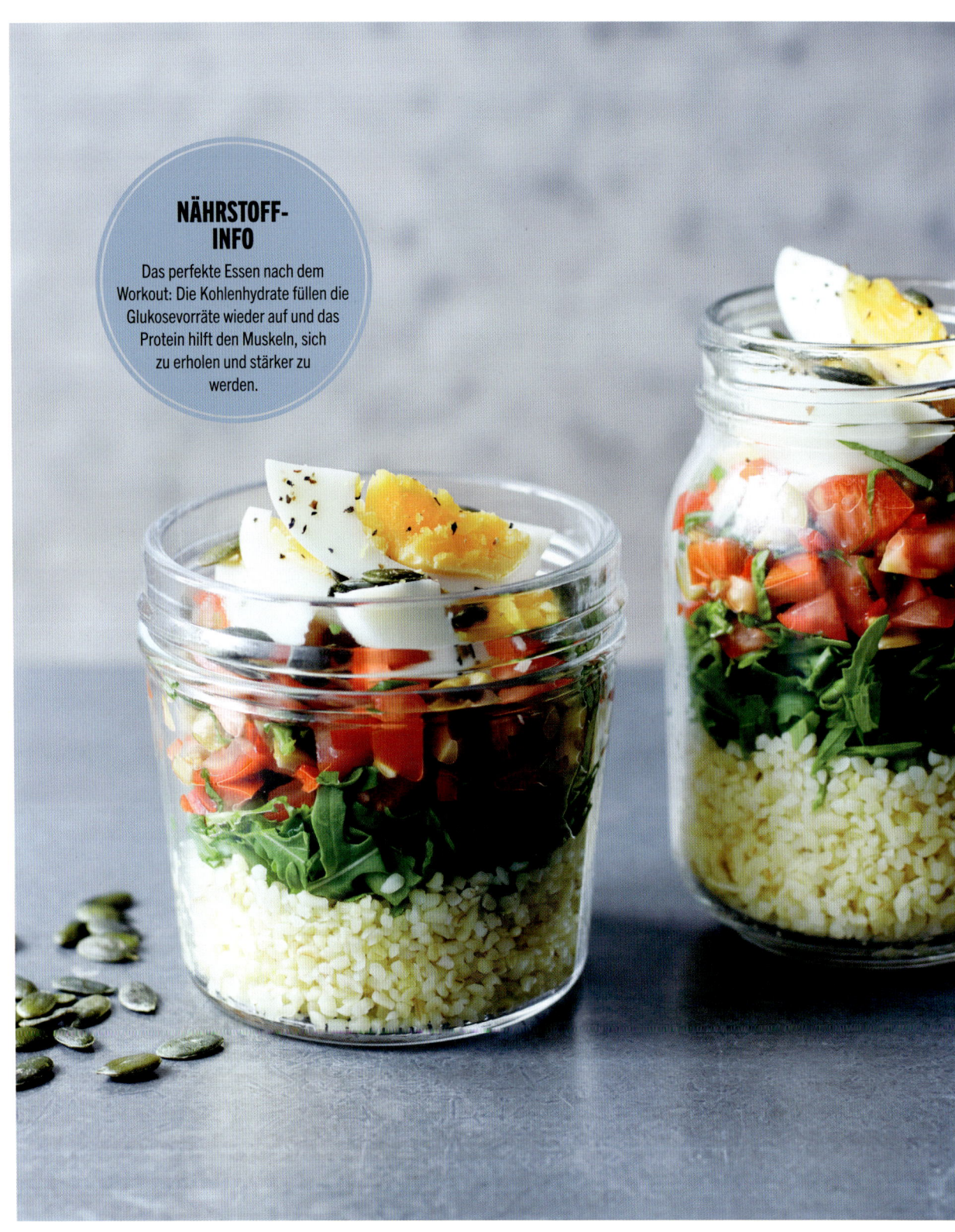

BULGUR IM GLAS MIT EIERN UND SALSA

Dieser farbenfrohe, ballaststoffreiche Lunch ist genau das Richtige für ein gesundes Herz und ein gut funktionierendes Verdauungssystem. Außerdem sorgt das Vollkornprodukt Bulgur dafür, dass die nächste Hungerattacke lange auf sich warten lässt.

GEHIRN	SEHVER-MÖGEN	GLEICHGE-WICHT / OHR	ZÄHNE
IMMUN-SYSTEM	MUSKELN KNOCHEN	HAUT & SENSORIK	LUNGE
HERZ & BLUT	DARM	HARNWEGE	FRAU & MANN

ZUTATEN FÜR **2** PERSONEN

125 g Bulgur

3 Eier, hart gekocht

50 g Rucolablätter

30 g Kürbiskerne

Für die Salsa

2 große reife Strauchtomaten

30 g große grüne Oliven, entsteint

1 milde rote Chilischote, entkernt

1 kleine Knoblauchzehe

1 Handvoll Basilikum (mit Stängel)

2 EL Olivenöl, alternativ Rapsöl oder ein anderes mildes Öl

frisch gemahlener schwarzer Pfeffer

1 Den Bulgur mit 500 ml Wasser in einen kleinen Topf geben und langsam zum Kochen bringen. Umrühren und 8–10 Minuten köcheln lassen, bis der Bulgur weich ist. Überschüssiges Wasser abgießen und den Bulgur zum Abkühlen beiseitestellen.

2 In der Zwischenzeit die Salsa zubereiten: Die Tomaten in 5 mm große Stücke schneiden, die Oliven grob und die Chilischote fein hacken, die Knoblauchzehe zerdrücken und alles in eine kleine Schale geben. Basilikumblätter und -stängel klein hacken, mit dem Öl und etwas frisch gemahlenem schwarzen Pfeffer zu den anderen Salsa-Zutaten geben und alles verrühren. Einige Minuten durchziehen lassen.

3 Die Eier schälen, grob hacken und beiseitestellen. Den Rucola grob zerkleinern.

4 Zum Anrichten den Bulgur auf zwei Gläser oder Schalen verteilen. Mit einer Lage Rucola bedecken, Salsa darübergeben (Knoblauchzehe vorher entfernen) und mit Ei, einigen Kürbiskernen und schwarzem Pfeffer abschließen.

NÄHRWERTE PRO PORTION Kalorien **551** Fett gesamt **28,3 g** Gesättigte Fettsäuren **5,2 g** Kohlenhydrate **54,5 g** Ballaststoffe **7,3 g** Zucker **4,1 g** Eiweiß **22,9 g** Salz **0,8 g**

Gesunde Alternativen

- Ersetzen Sie die Eier durch **Krebsfleisch** aus der Dose. Es ist reich an Omega-3-Fettsäuren und enthält die dreifache Menge Zink, das Ihr Immunsystem stärkt.

- Nehmen Sie statt der Chilischote gehackte **Frühlingszwiebeln**, wenn Sie es nicht so scharf mögen.

- Ersetzen Sie den Bulgur durch **Gerstengraupen**, die reich an löslichen Ballaststoffen sind – sie helfen, das Cholesterin zu senken und den Blutzucker zu regulieren.

-WUNDERWAFFEN-

HÜLSENFRÜCHTE

Wer häufig Hülsenfrüchte isst, also Bohnen, Kichererbsen, Linsen und getrocknete Erbsen, tut viel für seine Gesundheit. Ihre Inhaltsstoffe schützen vor einer Vielzahl von altersbedingten Krankheiten wie Herz-erkrankungen und Typ-2-Diabetes. Sie eignen sich auch hervorragend, um Gewicht zu reduzieren. Für Veganer und Vegetarier sind sie als exzellente Nährstoffquelle ganz besonders wichtig.

WELCHE HÜLSENFRÜCHTE?

Hülsenfrüchte sind proteinreiche Nahrungsmittel und Gemüse zugleich. Diese Sorten sind eine erstklassige Quelle für Ballaststoffe, Eiweiß, Eisen und Kalzium.

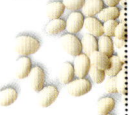

Weiße Bohnen

- enthalten besonders viel Kalzium, das für starke Knochen sorgt und vor Osteoporose schützt.

Kichererbsen

- enthalten große Mengen an Vitamin E, ein Antioxidans, das vor Schäden durch freie Radikale schützt und die Haut gesund hält.

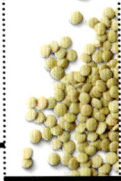

Kidneybohnen

- sind Spitzenreiter unter den Ballaststoffen, was bei Gewichtsreduktion und für Patienten mit Typ-2-Diabetes wichtig ist. Außerdem enthalten sie viele Antioxidanzien.
- gibt es in verschiedenen Sorten, z. B. als rote Kidneybohnen, Cannellini und Flageoletbohnen.

Linsen

- liefern viel Eisen.
- gibt es in verschiedenen Farben: Grüne und braune Linsen enthalten 20-mal mehr Selen und 42% mehr Kupfer als andere Sorten.

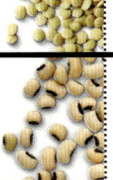

Augenbohnen

- enthalten von allen Hülsenfrüchten die meiste Folsäure, die für Abwehrkräfte und Blut-bildung wichtig ist.

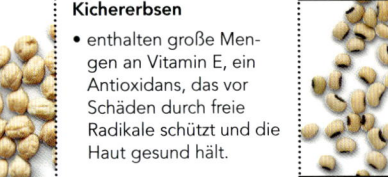

Schwarze Bohnen

- erhalten ihre dunkle Farbe von den Antho-cyanen, Antioxidanzien mit zellschützenden Eigenschaften.

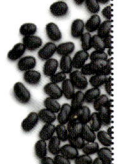

Spalterbsen

- bieten die ganze Palette an Nährstoffen und Ballaststoffen.
- müssen vor dem Kochen nicht eingeweicht werden.

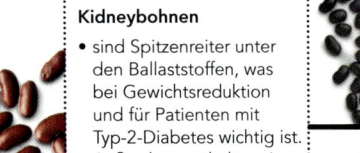
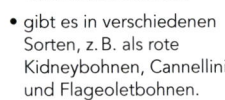
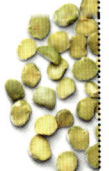

GESUNDES MASS

80 g täglich sind optimal – variieren Sie die Sorte, damit Sie in den Genuss verschiedener Inhaltsstoffe kommen.

EINKAUF

In allen Bohnen stecken viele Nährstoffe, in Bohnen aus der Dose allerdings etwas weniger. Bohnen aus der Dose sollten in einfacher Salzlake eingelegt sein.

KONSERVE   GETROCKNET

AUFBEWAHRUNG

Kühl und trocken lagern.

ZUBEREITUNG

Alle Hülsenfrüchte vor dem Verzehr garen, getrocknete zuerst in Wasser einweichen und dann in frischem Wasser kochen.

GEKOCHT   ROH

Schützen das Herz

Eine wichtige Studie hat Ernährung und Herzerkrankungen in sieben Ländern untersucht und einen direkten Zusammenhang zwischen einem reichlichen Verzehr von Hülsenfrüchten und weniger Todesfällen durch Herzerkrankungen festgestellt.

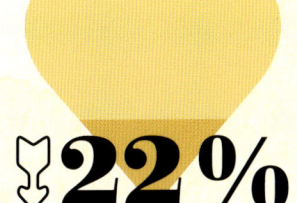

22%

geringer ist das Risiko, an einem Herzleiden zu erkranken, wenn wir viermal oder öfter pro Woche Hülsenfrüchte essen.

Schützen vor Diabetes

Der regelmäßige Verzehr größerer Mengen an Hülsenfrüchten (fünfmal pro Woche 200 g) beeinflusst den Blutzuckerspiegel positiv, weshalb sie besonders gesund für Typ-2-Diabetiker sind. Eine großangelegte Studie zeigte, dass Frauen, die am meisten Hülsenfrüchte aßen (im Vergleich zu denen, die am wenigsten davon aßen) ein um fast 25 % niedrigeres Risiko hatten, an Diabetes zu erkranken.

Unterstützen den Darm

Hülsenfrüchte sorgen auf vielfältige Weise für die Gesundheit unseres Verdauungssystems. Ihre unverdauten Oligosaccharide (eine Form von Kohlenhydraten) und unverdauliche Stärke geben den nützlichen Bakterien im Darm Nahrung. Hülsenfrüchte enthalten außerdem unlösliche Ballaststoffe, die den Stuhl weicher machen, sodass er leichter den Darm passiert. Sie schützen vor Divertikulitis, Darmkrebs und Hämorrhoiden.

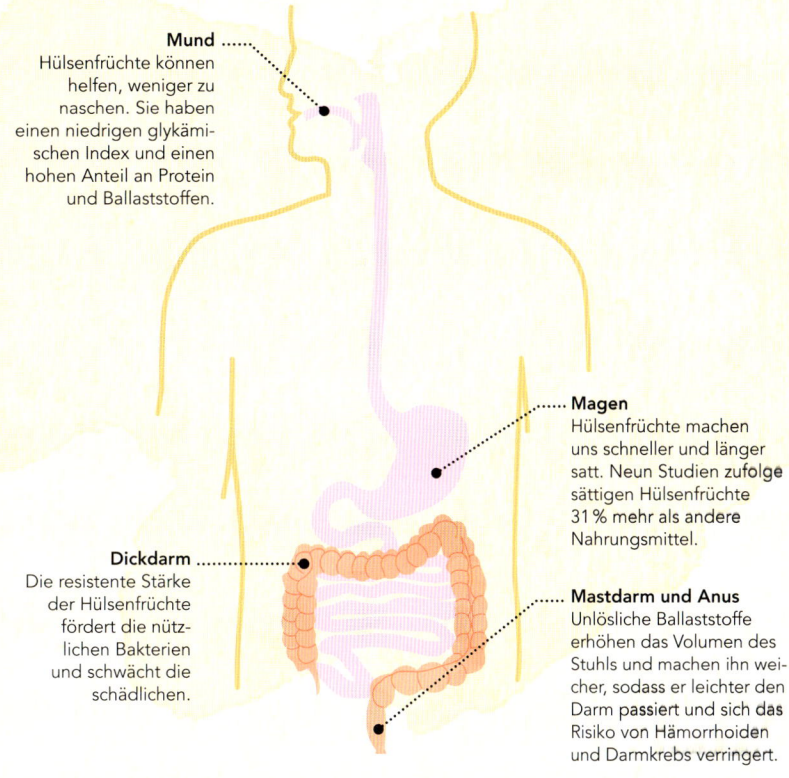

Mund
Hülsenfrüchte können helfen, weniger zu naschen. Sie haben einen niedrigen glykämischen Index und einen hohen Anteil an Protein und Ballaststoffen.

Dickdarm
Die resistente Stärke der Hülsenfrüchte fördert die nützlichen Bakterien und schwächt die schädlichen.

Magen
Hülsenfrüchte machen uns schneller und länger satt. Neun Studien zufolge sättigen Hülsenfrüchte 31 % mehr als andere Nahrungsmittel.

Mastdarm und Anus
Unlösliche Ballaststoffe erhöhen das Volumen des Stuhls und machen ihn weicher, sodass er leichter den Darm passiert und sich das Risiko von Hämorrhoiden und Darmkrebs verringert.

Machen schlank

Der niedrige glykämische Index von Hülsenfrüchten hält den Blutzucker stabil und verhindert Energieeinbrüche, die Hungerattacken auslösen. Außerdem haben sie viele Proteine und Ballaststoffe – eine geniale Kombination, die uns lange satt macht.

Senken Cholesterin

26 Studien haben festgestellt, dass 130 g Hülsenfrüchte pro Tag das »schlechte« LDL-Cholesterin senken. Das könnte auch mit dem hohem Gehalt an löslichen Ballaststoffen zusammenhängen, die das Cholesterin binden, ehe es in den Blutkreislauf gelangt.

BOHNENGEMÜSE MIT PITA-NACHOS

Wenn Sie mittags der große Hunger überfällt, greifen Sie zu – bei diesem ebenso köstlichen wie pikanten Gericht. Die Bohnen enthalten richtig viel Ballaststoffe, aber auch eine Fülle an pflanzlichen Proteinen und Phytonährstoffen.

GEHIRN · SEHVER-MÖGEN · GLEICHGE-WICHT/OHR · ZÄHNE

IMMUN-SYSTEM · MUSKELN KNOCHEN · HAUT & SENSORIK · LUNGE

HERZ & BLUT · DARM · HARNWEGE · FRAU & MANN

ZUTATEN FÜR 2 PERSONEN

1 TL Kreuzkümmel

1 TL Kümmel

1 EL Olivenöl

1 TL gemahlener Koriander

1 rote Zwiebel, gehackt

1 Knoblauchzehe, gehackt

4 reife, mittelgroße Tomaten, gehackt

1 TL Apfel- oder Weißweinessig

125 g Babyspinat

400 g gegarte gemischte Bohnen (z. B. Adzuki-, Cannellini- oder Borlottibohnen; wenn aus der Dose, dann abgespült und abgetropft)

3 Vollkornpitas

Koriandergrün zum Garnieren

❋

Gesunde Alternativen

- Ersetzen Sie die Bohnen durch **Kichererbsen** oder **Linsen**. Alle Hülsenfrüchte haben einen hohen Gehalt an Ballaststoffen, Eiweiß, Vitaminen und Mineralien. Eine Analyse von 21 Studien zeigte, dass es zu einer deutlichen Gewichtsabnahme kommt, wenn man sechs Wochen lang eine Portion Hülsenfrüchte pro Tag isst.

- Wenn Sie das Gericht mitnehmen möchten, rollen Sie es in einen **Vollkornwrap,** statt es mit Pita zu servieren.

1 Kreuzkümmel und Kümmel in einer großen Pfanne erhitzen und 1–2 Minuten anrösten. Wenn die Samen zu springen und zu duften beginnen, schnell Öl und den gemahlenen Koriander hinzufügen und umrühren. Weitere 30 Sekunden rösten, dann die gehackte Zwiebel dazugeben. Alles gut miteinander vermengen und 2–3 Minuten garen, dabei darauf achten, dass nichts anbrennt.

2 Den Knoblauch zur Mischung geben und 1 weitere Minute dünsten, dann die gehackten Tomaten und den Essig hinzufügen. Umrühren, die Hitze reduzieren, den Deckel auflegen und die Tomaten 4–5 Minuten sanft dünsten, bis sie weich werden und Saft abgeben. Dann den Spinat unterheben und 1–2 Minuten zusammenfallen lassen.

3 Die Bohnen in eine Schüssel geben. Die Tomaten-Spinat-Mischung darübergeben und alles behutsam mischen, damit die Bohnen nicht platzen.

4 Den Backofengrill auf die höchste Stufe vorheizen. Die Pitabrote mit einem scharfen Messer waagerecht durchschneiden und auseinanderklappen. Jede Scheibe in Dreiecke oder Streifen schneiden und auf ein Backblech legen. Das Backblech für 2–3 Minuten unter den Grill schieben, zwischendurch die Brotstücke einmal umdrehen, damit sie auf beiden Seiten knusprig werden.

5 Das Bohnengemüse auf zwei Teller aufteilen, mit Koriandergrün garnieren und mit einer Handvoll knuspriger Pita-Nachos servieren.

NÄHRWERTE PRO PORTION Kalorien **510** Fett gesamt **9,2 g** Gesättigte Fettsäuren **1,3 g** Kohlenhydrate **89,7 g** Ballaststoffe **24,9 g** Zucker **14,2 g** Eiweiß **25,1 g** Salz **1 g**

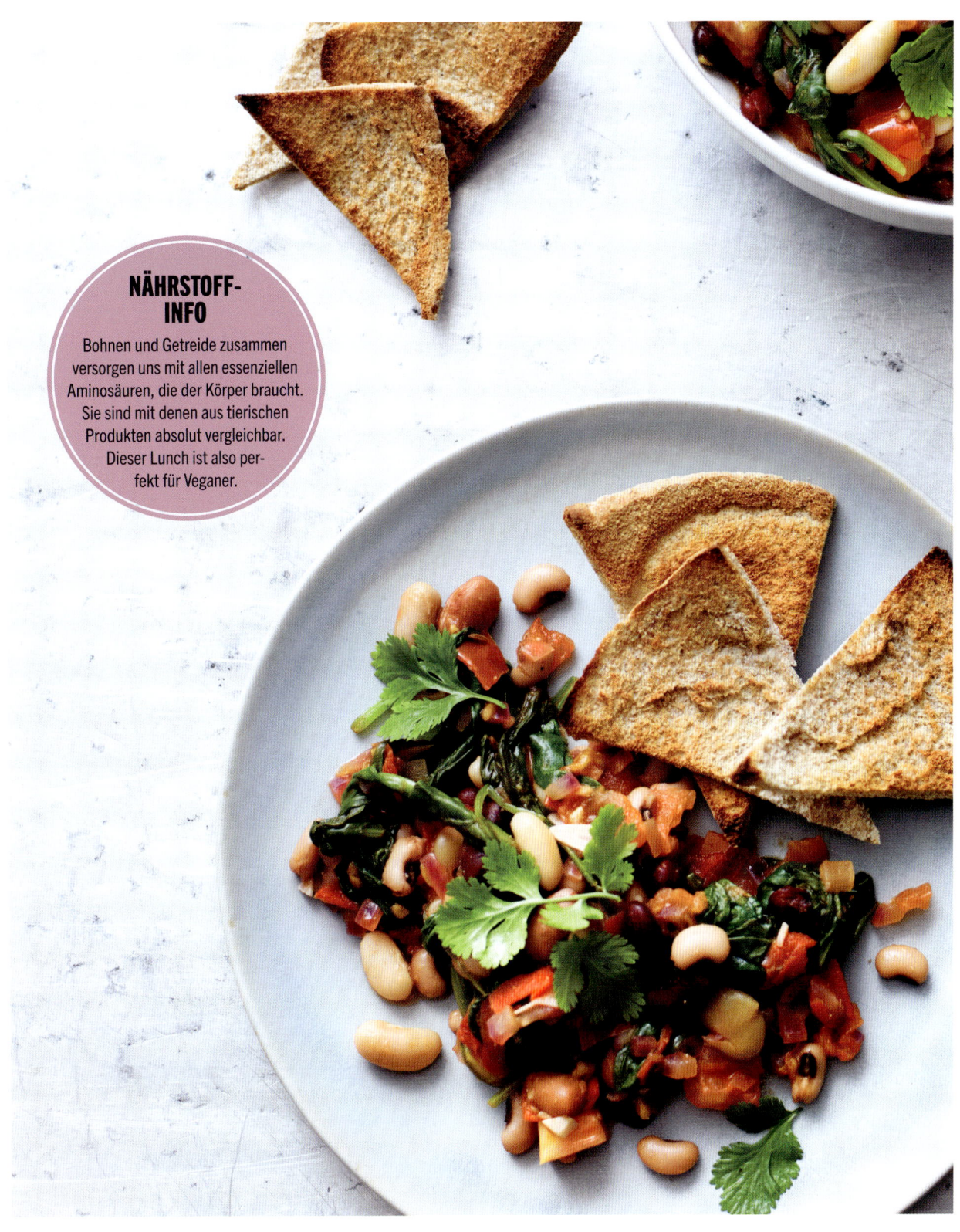

NÄHRSTOFF-INFO

Bohnen und Getreide zusammen versorgen uns mit allen essenziellen Aminosäuren, die der Körper braucht. Sie sind mit denen aus tierischen Produkten absolut vergleichbar. Dieser Lunch ist also perfekt für Veganer.

INDISCHER HÄHNCHEN-WRAP

....

Die Geschmacksnerven freuen sich und die Augen auch: über Spinat, reich an Betakarotin, Vollkornwraps und Joghurtmarinade.

ZUTATEN FÜR **2** PERSONEN

150 g Joghurt (0,2 % Fett)

2 TL Currypulver

1 Knoblauchzehe, zerdrückt

1 TL frisch geriebener Ingwer

Saft von ½ Zitrone

2 Hähnchenbrustfilets (ohne Haut), in Streifen geschnitten

3 Vollkornwraps, erwärmt

1 reife Mango, geschält, entsteint und in Scheiben geschnitten

2 Handvoll Babyspinat

1 Handvoll Koriandergrün

1 Joghurt, Currypulver, Knoblauch, Ingwer und Zitronensaft in einer Schale (nicht aus Metall) verrühren. Die Hähnchenstreifen hineingeben, gut mit der Marinade vermischen und 30 Minuten marinieren.

2 Den Grill auf höchste Stufe vorheizen. Wenn er heiß genug ist, die Hähnchenstreifen aus der Marinade nehmen und 10–12 Minuten grillen, dabei nach der Hälfte der Zeit wenden.

3 Die Wraps mit Hähnchen, Mango, Spinat und Koriandergrün füllen. Aufrollen, halbieren und servieren.

NÄHRWERTE PRO PORTION Kalorien **512** Fett gesamt **8,3 g** Gesättigte Fettsäuren **3,1 g** Kohlenhydrate **58 g** Ballaststoffe **10,6 g** Zucker **18,5 g** Eiweiß **50,2 g** Salz **1,3 g**

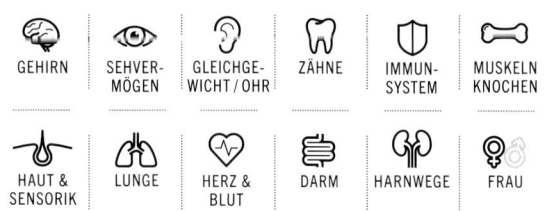

QUINOA-BOHNEN-SALAT MIT THUNFISCH

....

Ein sehr eiweißreicher Lunch, der sättigt und die Cholesterinwerte niedrig hält.

ZUTATEN FÜR **2** PERSONEN

115 g Quinoa

80 g Brokkoli, in kleine Röschen zerpflückt

2 Handvoll Grünkohl, gehackt

1 Dose Thunfisch in Olivenöl (160 g), abgetropft

1 kleine rote Zwiebel, gewürfelt

1 Dose Augenbohnen (400 g), abgespült und abgetropft

Schale und Saft von 1 Bio-Limette, plus einige Spalten zum Servieren

1 EL Sesamöl

Koriandergrün (nach Belieben)

frisch gemahlener schwarzer Pfeffer

1 Die Quinoa nach Packungsanweisung zubereiten. Nach 10 Minuten Garzeit die Hitze reduzieren und die Brokkoliröschen auf die Quinoa legen. Abdecken, sodass der Brokkoli im Dampf gart. Vom Herd nehmen, den Grünkohl unterheben und den Deckel noch einmal kurz auflegen. Dann alles in eine Schüssel geben und abkühlen lassen.

2 Thunfisch, Zwiebel und Bohnen mit Quinoa und Gemüse gründlich vermischen. Limettenschale und -saft, Sesamöl und Koriandergrün hinzufügen und alles mit schwarzem Pfeffer würzen. Noch einmal gut durchmischen und mit Limettenspalten servieren.

NÄHRWERTE PRO PORTION Kalorien **496** Fett gesamt **13,8 g** Gesättigte Fettsäuren **1,9 g** Kohlenhydrate **60,1 g** Ballaststoffe **13,1 g** Zucker **7,9 g** Eiweiß **36,8 g** Salz **0,7 g**

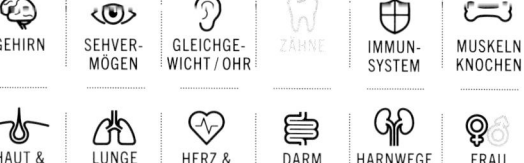

BRUSCHETTA MIT SARDINEN

....

Die Gräten von Sardinen aus der Dose sind so fein und weich, dass man sie mitessen kann. Also liefern die Fische nicht nur Omega-3-Fettsäuren, sondern auch eine Extradosis Kalzium.

ZUTATEN FÜR **2** PERSONEN

1 große Knoblauchzehe

200 g Körnerbaguette, in dünne Scheiben geschnitten

3 mittelgroße Tomaten, fein gehackt

1 kleine rote Zwiebel, fein gewürfelt

1 Handvoll gehackte Petersilie

1 EL Balsamico-Essig

2 Dosen Sardinen in Olivenöl (à 120 g), abgetropft (1 EL Öl auffangen)

1 Den Backofengrill auf mittlere Stufe vorheizen. In der Zwischenzeit die Knoblauchzehe durchschneiden und mit 1 Hälfte die Brotscheiben einreiben. Die Scheiben mit der Knoblauchseite nach oben auf ein Backblech legen und unter dem Grill goldbraun rösten.

2 Den restlichen Knoblauch zerdrücken und mit Tomaten, Zwiebel, Petersilie, Balsamico-Essig und dem Öl aus den Fischkonserven vermischen.

3 Die Sardinen in Stücke zupfen, zur Tomatenmischung geben und auf die Brotscheiben verteilen.

NÄHRWERTE PRO PORTION Kalorien **505** Fett gesamt **20,9 g** Gesättigte Fettsäuren **4,3 g** Kohlenhydrate **50,7 g** Ballaststoffe **9,4 g** Zucker **10,6 g** Eiweiß **31,7 g** Salz **1,9 g**

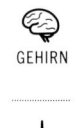 GEHIRN SEHVERMÖGEN GLEICHGEWICHT / OHR ZÄHNE IMMUNSYSTEM MUSKELN KNOCHEN

 HAUT & SENSORIK LUNGE   HERZ & BLUT DARM HARNWEGE FRAU & MANN

FEURIGE BOHNENSUPPE

....

Eine köstliche Gemüsesuppe, die ganz ohne salzhaltige Brühe auskommt.

ZUTATEN FÜR **2** PERSONEN

1 EL Rapsöl

1 Zwiebel, fein gehackt

2 Knoblauchzehen, zerdrückt

je ½ TL gemahlener Kreuzkümmel, Cayennepfeffer und Paprikapulver

1 rote Paprikaschote, entkernt und gehackt

1 Dose gehackte Tomaten (400 g)

400 ml selbst gemachte Gemüsebrühe (s. S. 120)

1 Dose gemischte Bohnen (400 g), abgespült und abgetropft

frisch gemahlener schwarzer Pfeffer

etwas Koriandergrün, gehackt, zum Garnieren

4 Vollkornbrötchen zum Servieren

1 Das Öl in einem Topf erhitzen und die Zwiebel darin andünsten. Knoblauch und Gewürze hinzufügen und 1 Minute mitdünsten, dann die Paprikaschote dazugeben und 5 Minuten garen.

2 Tomaten, Brühe und Bohnen dazufügen und mit Pfeffer würzen. Aufkochen lassen, dann die Hitze reduzieren und das Gemüse etwa 30 Minuten köcheln lassen, bis es weich ist.

3 Die Suppe auf zwei Teller verteilen und mit Koriandergrün und etwas schwarzem Pfeffer garnieren. Mit den Brötchen servieren.

NÄHRWERTE PRO PORTION Kalorien **497** Fett gesamt **12,1 g** Gesättigte Fettsäuren **1,7 g** Kohlenhydrate **77,8 g** Ballaststoffe **16,5 g** Zucker **19,1 g** Eiweiß **24,4 g** Salz **1,3 g**

 GEHIRN SEHVERMÖGEN GLEICHGEWICHT / OHR ZÄHNE IMMUNSYSTEM MUSKELN KNOCHEN

 HAUT & SENSORIK LUNGE HERZ & BLUT 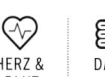 DARM HARNWEGE   FRAU & MANN

-WUNDERWAFFEN-

PAPRIKA- & CHILISCHOTEN

Paprika ist so gesund, weil sie reich an Karotinoiden und Vitamin C ist. Chilischoten hingegen unterstützen bei Gewichtsabnahme und schützen das Herz.

WELCHE PAPRIKA-/ CHILISCHOTEN?

Alle Paprika haben einen hohen Gehalt an Vitamin C, aber rote haben insgesamt die meisten Nährstoffe.

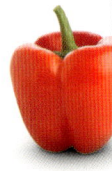

Rote Paprikaschoten
- enthalten doppelt so viele Antioxidanzien und Betakarotin wie die grünen.
- sind reich an Folsäure und den Vitaminen A und E.

Grüne Paprikaschoten
- sind die beste Quelle für Lutein und Zeaxanthin, zwei Karotinoide, die gut für die Augen sind.

Gelbe Paprikaschoten
- enthalten mehr Vitamin B_1 und B_3, die Energie aus der Nahrung lösen.

Chilischoten
- enthalten Capsaicin, das blutdrucksenkend wirkt.

GESUNDES MASS

Drei oder vier Paprikaschoten pro Woche und kleine Mengen Chilischoten.

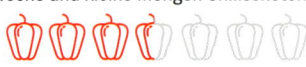

EINKAUF

Kaufen Sie frische, feste Paprika oder eingelegte Paprika guter Qualität, getrocknete Chilischoten oder Cayennepfeffer.

FRISCH   GETROCKNET

AUFBEWAHRUNG

Frische Paprika im Kühlschrank, Cayennepfeffer im Vorratsschrank lagern.

ZUBEREITUNG

Paprika können Sie roh oder gegart essen. Mit etwas Fett können Sie die Karotinoide besser aufnehmen.

GEKOCHT   ROH

Chilischoten sind gut für die Gefäße

Capsaicin, eine Substanz, die im Fleisch und den Samenscheidewänden von Chilischoten enthalten ist, hat viele Eigenschaften, die gut fürs Herz sind: Capsaicin blockiert ein Gen, das Blutgefäße verengt, sodass das Blut besser fließen kann. Außerdem hemmt es das Verklumpen von Blutplättchen, das zu Ablagerungen und Gefäßverschlüssen führen kann, und senkt den Cholesterinspiegel.

Paprika sind gesund fürs Herz

Paprika enthalten viel Vitamin C und Karotinoide. Diese haben eine stark antioxidative Wirkung: Sie bekämpfen freie Radikale, die Zellen schädigen und Arteriosklerose, also Gefäßverengung durch Ablagerungen, verursachen können.

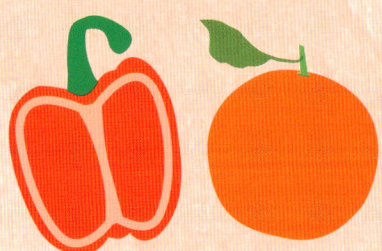

Paprika ist reich an Vitamin C: Eine halbe rote Schote enthält 1/5 mehr Vitamin C als eine Orange.

Scharf macht schlank

Viele Wissenschaftler haben sich damit auseinandergesetzt, wie Capsaicin, der chemische Wirkstoff, der Chilis ihre Schärfe verleiht, beim Abnehmen helfen kann. Studien zeigen, dass es den Kalorienverbrauch ankurbelt – einer Untersuchung zufolge werden 50 Kalorien mehr verbrannt, wenn Capsaicin Teil des Speiseplans war. Außerdem scheint es den Appetit zu zügeln, sodass wir weniger essen.

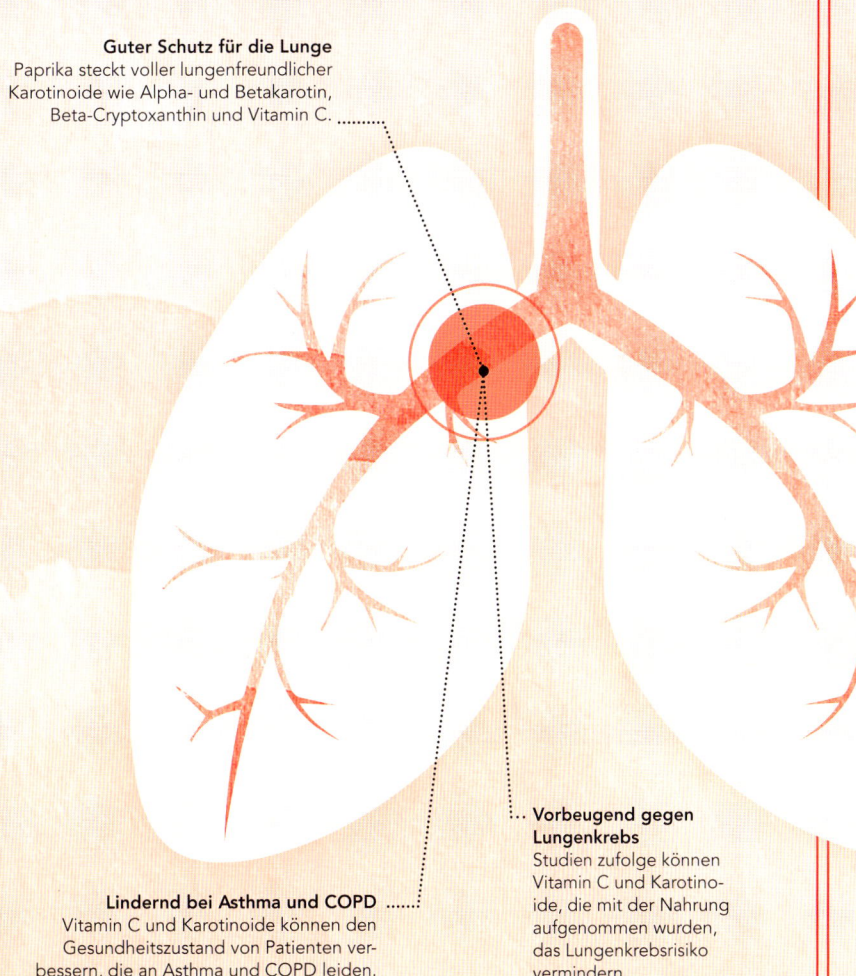

74

Kalorien weniger wurden in einer Mahlzeit aufgenommen, wenn Chilis in der Vorspeise waren.

Schützen vor Krebs

2017 zeigte eine Studie, dass das Lungenkrebsrisiko bei Erwachsenen mit der höchsten Aufnahme von Vitamin C um 26 % niedriger war als bei Probanden mit der geringsten Aufnahme – bezüglich Betakarotin sogar um 32 % niedriger. Raucher schienen vor allem von den Karotinoiden zu profitieren, Raucherinnen von Vitamin C.

Paprika stärkt die Atemwege

Wie positiv sich der hohe Gehalt an Vitamin C und Karotinoiden auf die Atemwege auswirkt, zeigt unsere Grafik unten. Diese Wirkstoffe erhalten die Gesundheit der Lunge und verbessern Atemwegserkrankungen wie Asthma und chronisch obstruktive Lungenerkrankung (COPD). COPD ist vor allem eine Raucherkrankheit und betrifft laut WHO 65 Millionen Menschen weltweit.

Guter Schutz für die Lunge
Paprika steckt voller lungenfreundlicher Karotinoide wie Alpha- und Betakarotin, Beta-Cryptoxanthin und Vitamin C.

Vorbeugend gegen Lungenkrebs
Studien zufolge können Vitamin C und Karotinoide, die mit der Nahrung aufgenommen wurden, das Lungenkrebsrisiko vermindern.

Lindernd bei Asthma und COPD
Vitamin C und Karotinoide können den Gesundheitszustand von Patienten verbessern, die an Asthma und COPD leiden. Bei COPD kommt es zu Entzündungen, Schädigung und Verengung der Lunge. Es führt zu ernsten Atemproblemen.

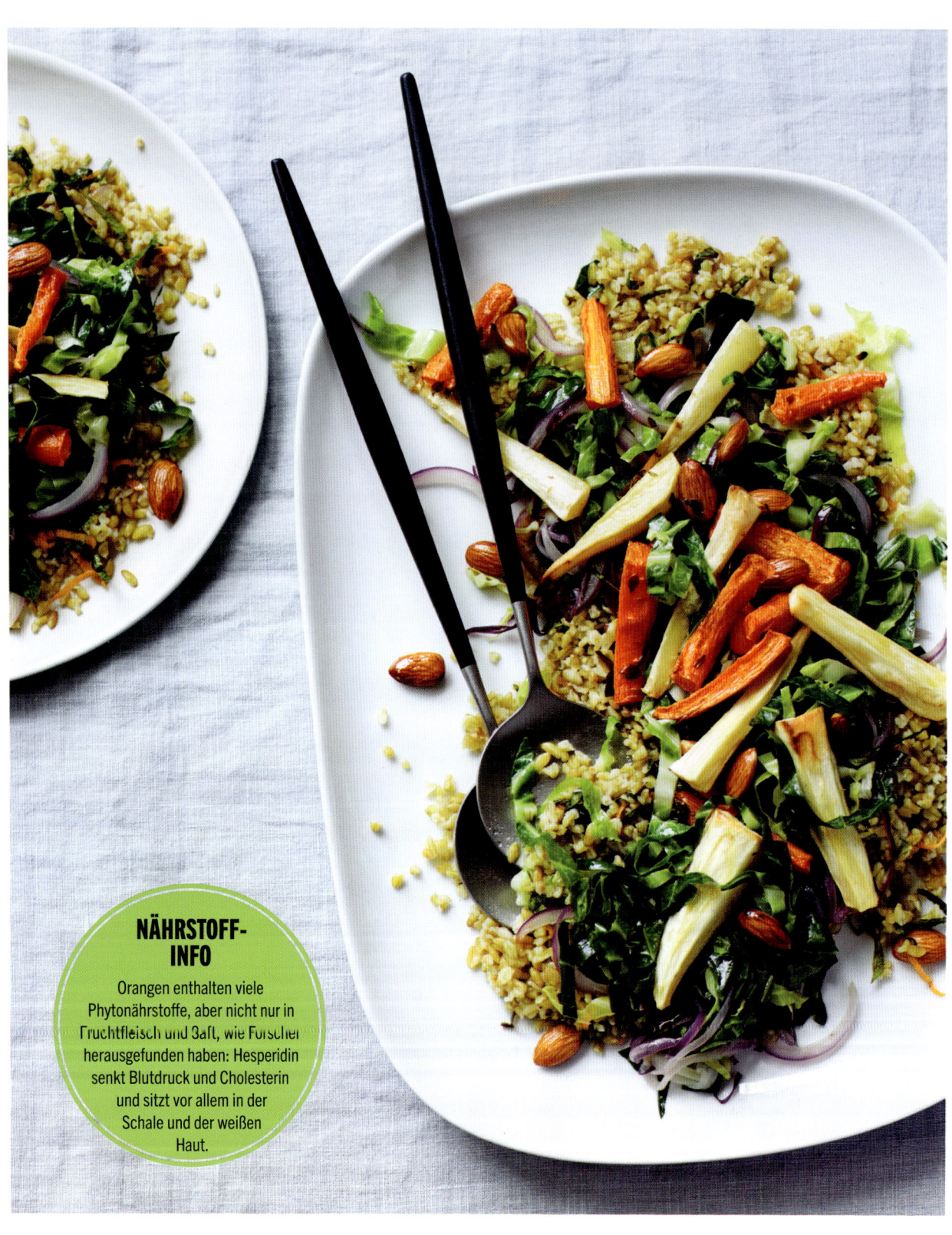

FREEKEH MIT WURZEL-GEMÜSE UND KOHL

Freekeh, früh geernteter Weizen, ist ein Vollkorngetreide, das eine ganze Liste positiver Eigenschaften hat. In Kombination mit Gemüse ist Freekeh gut für die Augen und verlangsamt den Abbau der geistigen Leistung.

GEHIRN	SEHVER-MÖGEN	GLEICHGE-WICHT / OHR	ZÄHNE
IMMUN-SYSTEM	MUSKELN KNOCHEN	HAUT & SENSORIK	LUNGE
HERZ & BLUT	DARM	HARNWEGE	FRAU & MANN

ZUTATEN FÜR **2** PERSONEN

1 mittelgroße Karotte, geschält

1 Pastinake, geschält

Olivenölspray

einige Zweige Thymian

40 g ganze, ungeschälte Mandeln

100 g Freekehkörner (alternativ Grünkern)

1 rote Zwiebel, gehackt

2 Knoblauchzehen, gehackt

200 g Frühkohlblätter, klein geschnitten

Für das Dressing

1 gehäufter EL Minzeblätter, gehackt

1 EL Olivenöl

Schale von 1 Bio-Orange

3 EL Orangensaft oder mehr (nach Belieben)

1 TL weißer Balsamico-Essig oder mehr (nach Belieben)

frisch gemahlener schwarzer Pfeffer

Gesunde Alternativen

- Ersetzen Sie die Freekehkörner durch **Naturreis**, der eine Extradosis Mangan liefert. Mangan sorgt für die Energie in den Zellen und die Synthese von Fettsäuren, die für ein gesundes Nervensystem wichtig sind.

- Ersetzen Sie den Frühkohl durch **Grünkohl**. Er enthält besonders viel Vitamin A für das Immunsystem, blutdrucksenkendes Kalium und muntermachende Folsäure.

1 Den Backofen auf 200 °C vorheizen. Karotte und Pastinake in 1 cm dicke Stifte schneiden und auf einem Backblech verteilen. Das Gemüse mit 3–4 Spritzern Olivenöl besprühen und umrühren, damit sich das Öl gut verteilt. Den Thymian dazugeben und das Blech in den Ofen schieben.

2 Nach 20 Minuten die Mandeln auf dem Gemüse verteilen und 5 Minuten mitrösten. Das Wurzelgemüse sollte jetzt weich sein. Aus dem Ofen nehmen, beiseitestellen und den Thymian entfernen.

3 In der Zwischenzeit 500 ml Wasser in einem Topf erhitzen. Den Freekeh hineingeben und aufkochen lassen. Umrühren und 15–20 Minuten köcheln lassen, bis die Körner weich sind. Überschüssiges Wasser abgießen und den Freekeh beiseitestellen.

4 In einer Pfanne 2–3 Spritzer Olivenöl erhitzen und die Zwiebel darin 2–3 Minuten dünsten. Den Knoblauch hinzufügen, 1 Minute garen, dann den Kohl dazugeben. Mit viel schwarzem Pfeffer würzen, umrühren und alles weitere 2–3 Minuten dünsten.

5 Die Zutaten für das Dressing in einer kleinen Schale verrühren. Das Dressing über die Freekehkörner geben, mit schwarzem Pfeffer würzen und alles gut vermischen.

6 Zum Servieren die Körner auf einen großen Servierteller geben und darauf Wurzelgemüse, Kohlblätter und Mandeln anrichten. Warm oder kalt servieren.

NÄHRWERTE PRO PORTION Kalorien **482** Fett gesamt **21,3 g** Gesättigte Fettsäuren **2,4 g** Kohlenhydrate **57,3 g** Ballaststoffe **18,9 g** Zucker **19,4 g** Eiweiß **19,1 g** Salz **0,1 g**

- WUNDERWAFFEN -

WURZELN & KNOLLEN

In Regionen und Gemeinschaften mit besonders vielen Hochbetagten ist Wurzelgemüse ein fester Bestandteil der Ernährung. Es enthält besonders viel blutdrucksenkendes Kalium und viele darmfreundliche Ballaststoffe.

WELCHE SORTEN?

Diese beliebten Wurzeln und Knollen sind gute Nährstofflieferanten.

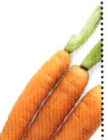

Karotten
- enthalten besonders viel Betakarotin, das vor Augenerkrankungen schützt.

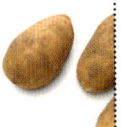

Kartoffeln
- sind reich an Kalium, das blutdrucksenkend wirkt.

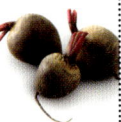

Rote Bete
- enthält viel Vitamin-B-Folsäure, die die Abwehrkräfte stärkt.

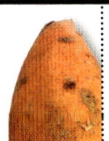

Süßkartoffeln
- Die orangefarbene Sorte enthält Betakarotin, die rote Anthocyane.

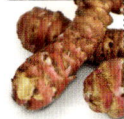

Topinambur
- liefern viel Inulin, das die Verdauung unterstützt.

GESUNDES MASS

Am besten täglich!

EINKAUF

Wählen Sie feste Wurzeln und Knollen mit leuchtenden Farben – je dunkler die Farbe, desto mehr Antioxidanzien.

ALS SAFT   FRISCH   TK-PRODUKT

AUFBEWAHRUNG

Rote Bete und Karotten im Kühlschrank, andere Wurzeln und Knollen kühl und dunkel lagern (nicht im Kühlschrank).

ZUBEREITUNG

Einige kann man roh essen, aber die meisten muss man kochen.

GEKOCHT   ROH

Haben viele Ballaststoffe

Wurzelgemüse können mit ihren Ballaststoffen helfen, Blutdruck und Cholesterinspiegel zu senken. Sie enthalten zudem unlösliche Ballaststoffe, die die Verdauung unterstützen und vor Verstopfung, Hämorrhoiden, Divertikulitis und Darmkrebs schützen. Einer umfangreichen Studie zufolge verringert sich das Risiko, an Typ-2-Diabetes zu erkranken, erheblich, wenn man viel Wurzelgemüse isst.

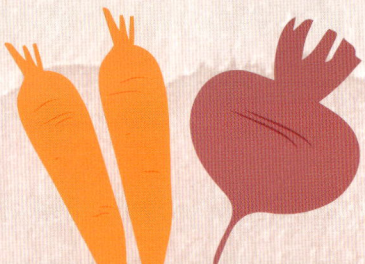

Wurzeln und Knollen nur bürsten, nicht schälen: Die meisten Nähr- und Ballaststoffe befinden sich in oder unter der Schale.

Schützen das Herz

Wir schützen unser Herz-Kreislauf-System, wenn wir reichlich Wurzeln und Knollen essen: Einer Studie zufolge kann das Risiko einer Herzerkrankung um 32 % senken, wer viele Karotten isst.

Schützen vor Krebs

Wurzeln und Knollen mit orangefarbenem Fruchtfleisch enthalten viele Karotinoide, vor allem Betakarotin, das in größeren Mengen aufgenommen vor bestimmten Krebsarten schützen kann. Studien zeigen, dass eine hohe Aufnahme von Betakarotin im Vergleich zu einer sehr niedrigen das Risiko für Speiseröhrenkrebs um 42 % senkt.

Senken den Blutdruck

Die meisten Wurzel- und Knollenarten sind reich an Kalium, das (bei geringerer Natriumaufnahme) blutdrucksenkend wirkt. Wurzelgemüse speichert außerdem viel Nitrat, das sich im Blut in Stickstoffmonoxid verwandelt. Dieses entspannt die Gefäße und senkt so ebenfalls den Blutdruck, genauso wie das tägliche Trinken von Rote-Bete-Saft.

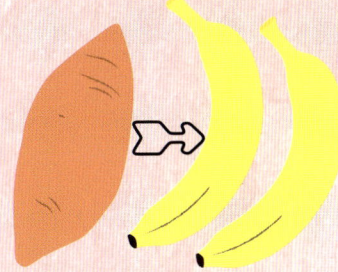

Eine gebackene Süßkartoffel (200 g) enthält mehr Kalium als zwei Bananen.

Liefern Nährstoffe und Energie

Wurzel- und Knollengemüse enthalten viele stärkehaltige Kohlenhydrate, Ballaststoffe, Vitamine und Antioxidanzien, sind also nahrhafte Kraftpakete. Kartoffeln haben relativ wenige Kalorien – 175 g gekochte Kartoffeln kommen auf nur 130 Kalorien. Ofenkartoffeln, die mit Schale gegessen werden, enthalten 39 % mehr Ballaststoffe, 66 % mehr Kalium, 83 % mehr Vitamin B_6 und 80 % mehr Folsäure als Kartoffeln ohne Schale. Die Grafik zeigt, wie sich die Zubereitung auf die Nährstoffe auswirkt.

Geschälte, gekochte Kartoffeln enthalten 50 % mehr Vitamin C, das bei Backofenkartoffeln von der Hitze zerstört wird.

Backofenkartoffeln enthalten mehr Ballaststoffe und Nährstoffe, da diese in oder unter der Schale sitzen.

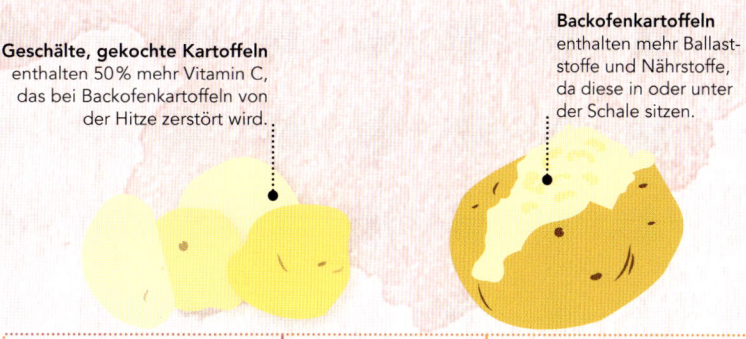

GEKOCHTE KARTOFFELN ENTHALTEN MEHR		BACKOFENKARTOFFELN ENTHALTEN MEHR
	BALLASTSTOFFE	38 %
	KALIUM	39 %
	MAGNESIUM	33 %
	PHOSPHOR	31 %
	EISEN	46 %
	ZINK	50 %
5 %	THIAMIN	
	VITAMIN B_6	45 %
50 %	VITAMIN C	

WRAP MIT ROTER BETE, PAPRIKA UND HUMMUS

Dieses herrlich farbenfrohe Mittagsgericht liefert nicht nur eine Fülle von wichtigen Nährstoffen wie Kalium, Antioxidanzien und Ballaststoffen – es schmeckt auch einfach köstlich!

GEHIRN · SEHVERMÖGEN · GLEICHGEWICHT / OHR · ZÄHNE

IMMUNSYSTEM · MUSKELN KNOCHEN · HAUT & SENSORIK · LUNGE

HERZ & BLUT · DARM · HARNWEGE · FRAU & MANN

ZUTATEN FÜR **2** PERSONEN

1 rote Paprikaschote

1 gelbe Paprikaschote

2 Rote-Bete-Knollen

1 EL Olivenöl

3 Vollkornwraps

80 g Brunnenkresse

Für den Hummus

2 EL Tahin

3 EL Zitronensaft

4 EL Olivenöl

1 Knoblauchzehe, zerdrückt

½–1 TL gemahlener Kreuzkümmel

1 Dose Kichererbsen (400 g), abgespült, abgetropft

1 große Handvoll Koriandergrün

frisch gemahlener schwarzer Pfeffer

etwas Zitronensaft (nach Belieben)

1 Den Backofen auf 200 °C vorheizen. Die Paprikaschoten halbieren, entkernen und in Streifen schneiden. Die Rote Bete schälen und vierteln oder in 2 cm große Stücke schneiden.

2 Das Gemüse auf einem Backblech verteilen und mit Öl beträufeln. Im Backofen auf der obersten Schiene 20 Minuten backen, bis die Rote Bete gar, aber noch bissfest ist. Aus dem Backofen nehmen und etwas abkühlen lassen.

3 In der Zwischenzeit Tahin und Zitronensaft im Mixer 1 Minute cremig rühren. Öl, Knoblauch und Kreuzkümmel hinzufügen und kurz verrühren. Dann 300 g Kichererbsen hinzufügen und zu einer glatten Creme pürieren. Koriandergrün, viel schwarzen Pfeffer und die restlichen Kichererbsen (100 g) hinzugeben. Mit der Intervallschaltung untermischen, sodass noch Kichererbsenstückchen im Hummus sind.

4 Die Wraps erwärmen. Jeden Wrap mit 2–3 EL Hummus bestreichen. Je eine Handvoll Brunnenkresse in einer Linie in die Mitte des Wrap streuen und das noch warme Ofengemüse daraufgeben. Nach Belieben mit schwarzem Pfeffer und Zitronensaft würzen, dann die Wraps aufrollen und servieren. Nicht verbrauchten Hummus in einem geschlossenen Behälter im Kühlschrank für ein anderes Rezept aufheben (s. auch S. 115).

NÄHRWERTE PRO PORTION Kalorien **514** Fett gesamt **23,3 g** Gesättigte Fettsäuren **5 g** Kohlenhydrate **59,4 g** Ballaststoffe **15,5 g** Zucker **14,7 g** Eiweiß **15,8 g** Salz **1,1 g**

Gesunde Alternativen

- Ersetzen Sie die Rote Bete durch **Karotten** (in 1 cm dicke Stifte geschnitten), um den Betakarotingehalt der Mahlzeit zu erhöhen. Betakarotin hilft dem Körper, Vitamin A für die Abwehrkräfte zu bilden.
- Verwenden Sie **Rucola** statt Brunnenkresse, so verdoppeln Sie den Folsäuregehalt. Folsäure stärkt die Gehirnfunktion.

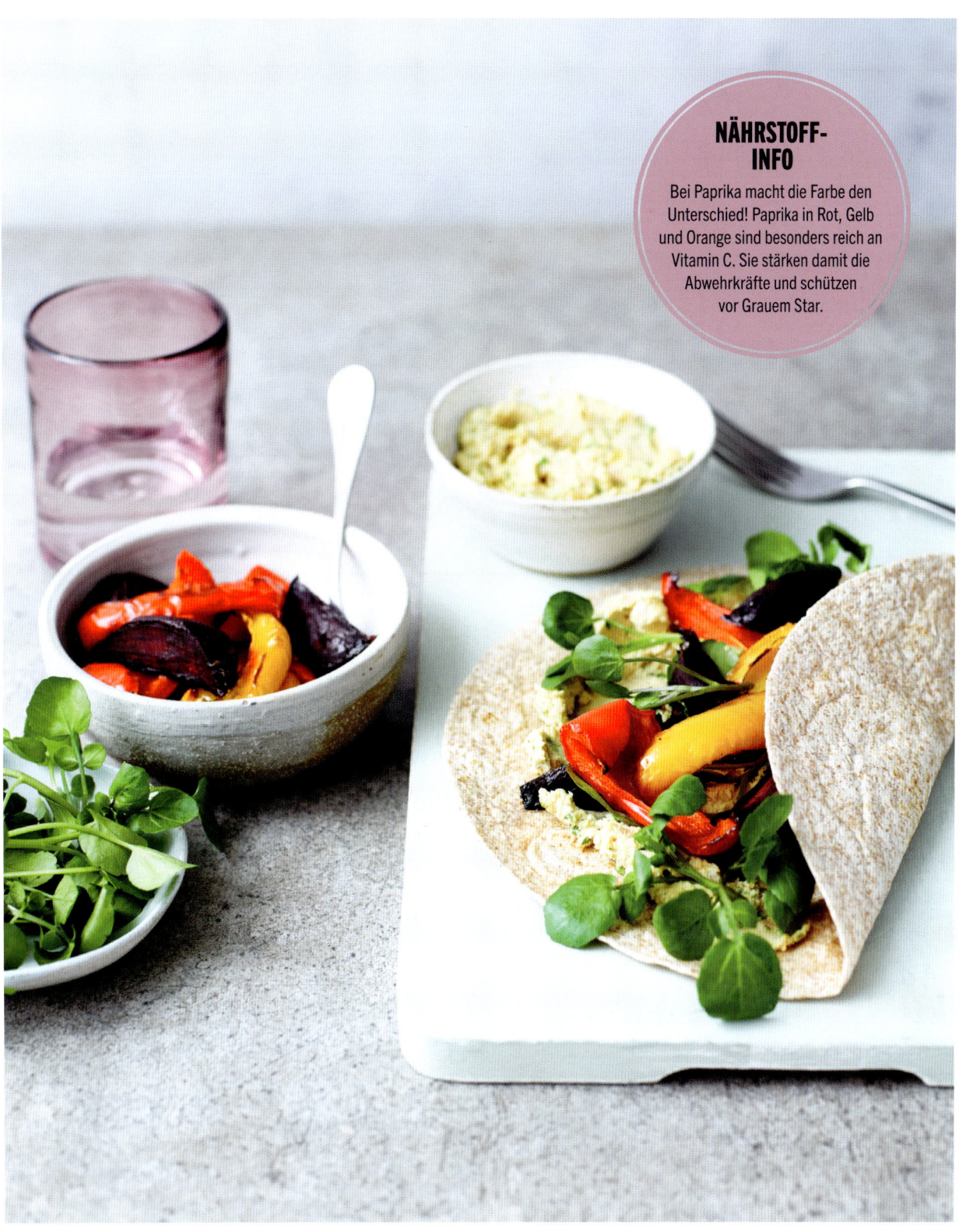

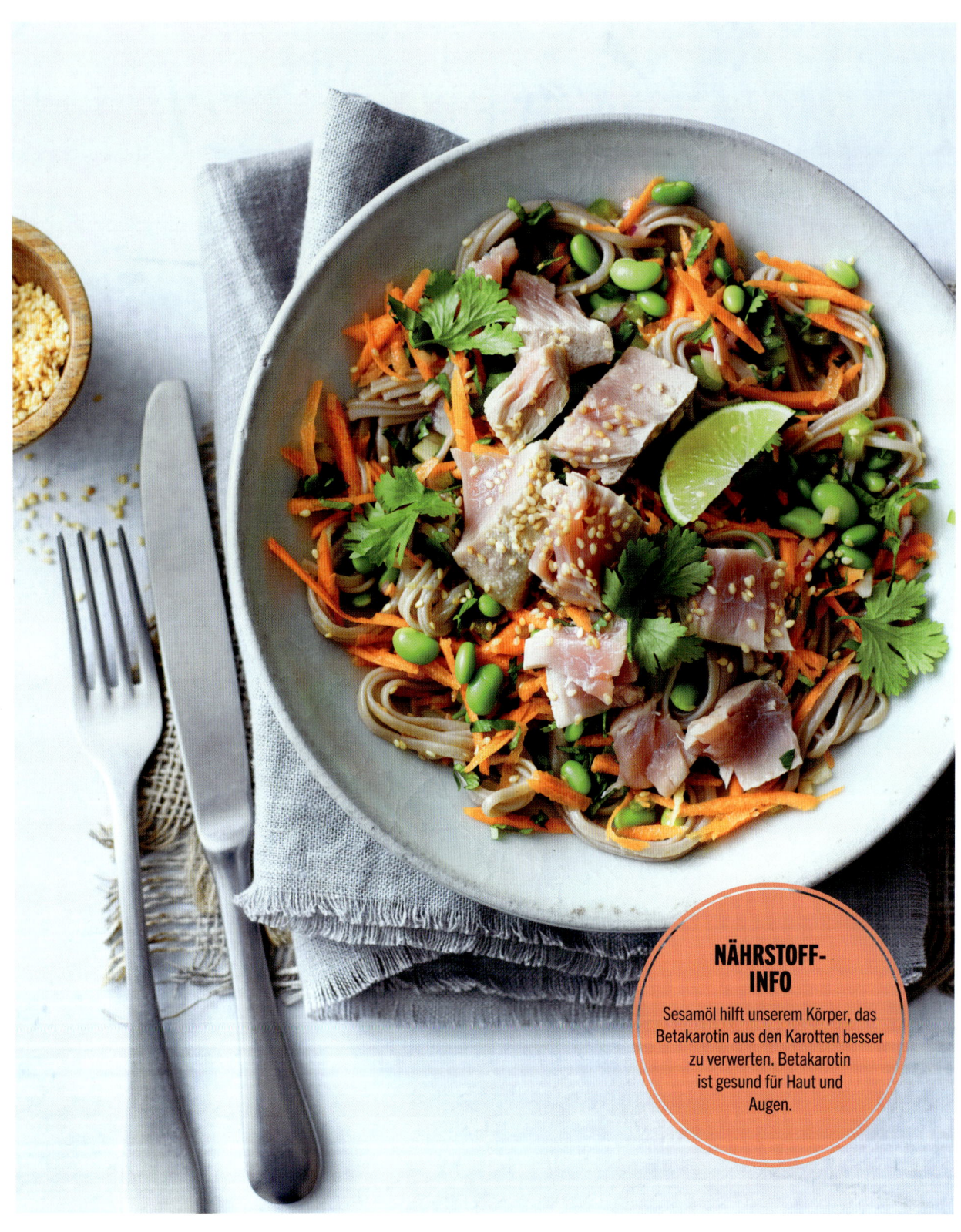

ASIATISCHER THUNFISCHSALAT

Haben Sie Lust auf ein Mittagessen, das viele Nähr-stoffe enthält und glücklich macht? Dann ist dieser Salat genau das Richtige. Das Rezept ist besonders gut als gesunder Lunch zum Mitnehmen geeignet.

GEHIRN	SEHVER-MÖGEN	GLEICHGE-WICHT / OHR	ZÄHNE
IMMUN-SYSTEM	MUSKELN KNOCHEN	HAUT & SENSORIK	LUNGE
HERZ & BLUT	DARM	HARNWEGE	FRAU & MANN

ZUTATEN FÜR **2** PERSONEN

2 TL Sesamsamen

100 g Soba-Nudeln (aus Buchweizen)

2 mittelgroße Karotten

125 g Edamame-Bohnen (wenn TK, dann aufgetaut)

1 Stück frischer Ingwer (2,5 cm), geschält

2 EL Sesamöl

120 g Thunfischsteak

1 kleine rote Zwiebel, fein gewürfelt

½ grüne Paprikaschote, entkernt und fein gehackt

2 EL grob gehacktes Koriandergrün

Limettenspalten zum Servieren

1 Die Sesamsamen in einer Pfanne 1–2 Minuten goldbraun rösten, dann zum Abkühlen beiseitestellen.

2 Wasser in einem kleinen Topf zum Kochen bringen und die Soba-Nudeln hineingeben. 5 Minuten unter gelegentlichem Umrühren garen, dann abgießen und mit kaltem Wasser abschrecken. Beiseitestellen und abtropfen lassen.

3 Während die Nudeln garen, die Karotten schälen, grob raspeln und mit den Edamame in eine Schüssel geben. Den Ingwer darüberreiben und das Sesamöl hinzufügen. Alles gut miteinander vermischen.

4 Den Thunfisch in einer Grillpfanne oder im Backofen garen, bis er die gewünschte Garstufe erreicht hat. Kurz ruhen lassen, dann in kleine Stücke zupfen.

5 Die gut abgetropften Nudeln mit Zwiebel, grüner Paprikaschote und Koriandergrün zu Karotten und Edamame geben und alles sorgfältig miteinander vermischen. Den Salat auf zwei Schalen oder Teller aufteilen und den Thunfisch darauf anrichten. Mit dem gerösteten Sesam bestreuen und mit Limettenspalten servieren.

NÄHRWERTE PRO PORTION Kalorien **504** Fett gesamt **20,3 g** Gesättigte Fettsäuren **4 g** Kohlenhydrate **48,3 g** Ballaststoffe **12 g** Zucker **11,7 g** Eiweiß **31,8 g** Salz **0,2 g**

Gesunde Alternativen

- Ersetzen Sie die Karotten durch **Zucchini**, die besonders viel Zeaxanthin und Lutein enthal-ten – zum Schutz vor Makuladegeneration.
- Verwenden Sie **rote Paprikaschoten** statt grüne für mehr Folsäure (gut für die Gehirn-funktionen) und Kalium (schützt das Herz).
- Wenn Sie **Lachs aus der Dose** statt Thunfisch verwenden, erhöhen Sie die Zufuhr an Omega-3-Fettsäuren.

-WUNDERWAFFEN-

SOJA

Soja ist ein Grundnahrungsmittel in Japan, dem Land mit der höchsten Lebenserwartung laut WHO. Studien zeigen, dass Soja den Cholesterinspiegel senken und Hitzewallungen mildern kann. Außerdem kann es vor Brustkrebs und Osteoporose schützen.

WELCHES SOJA?

Verschiedene Sojaprodukte stehen für den täglichen Speiseplan zur Auswahl.

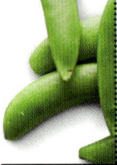

Edamame
• enthalten mehr Protein als andere Hülsenfrüchte und außerdem viele Ballaststoffe.

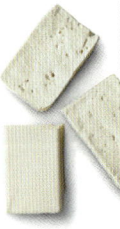

Tofu
• ist besonders nährstoffreich – er enthält sehr viel Protein, außerdem größere Mengen Kupfer, Selen, Kalzium und Phosphor.

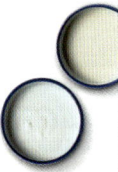

Sojamilch und -joghurt
• Ihre ungesättigten Fettsäuren schützen vor Herzerkrankungen, ihr Sojaeiweiß senkt den Cholesterinspiegel.

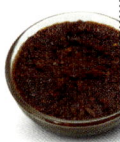

Miso
• wird aus fermentiertem Soja hergestellt. Es ist reich an probiotischen Bakterien, also gut für die Verdauung.

GESUNDES MASS

Essen Sie täglich 25 g Sojaeiweiß.

Sojaeiweiß pro Portion:
• 9,5 g in 80 g Edamame
• 1,9 g in 1 EL Miso
• 4,8 g in 200 ml Sojamilch
• 6 g in 150 g Sojajoghurt
• 9 g in 100 g Tofu

EINKAUF

Kaufen Sie ungesüßte Sojaprodukte.

IN FLASCHEN   FRISCH   GETROCKNET

AUFBEWAHRUNG

Frische Produkte im Kühlschrank, getrocknete im Vorratsschrank lagern.

ZUBEREITUNG

Roh oder gekocht – je nach Produkt.

GEKOCHT   UNGEKOCHT

Schützt vor Brustkrebs

In der Vergangenheit standen die Isoflavone in Soja in Verdacht, Krebs zu begünstigen. Doch die aktuelle Forschung zeigt, dass Sojaprodukte vor Brustkrebs schützen können: Studien in Asien haben bestätigt, dass eine Ernährung mit vielen Sojaprodukten das Erkrankungsrisiko bei Frauen vor und nach der Menopause um ein Drittel verringert.

Frauen, die täglich mindestens 13 g Sojaeiweiß (statt 5 g) zu sich nehmen, erkranken mit 11 % geringerer Wahrscheinlichkeit an Brustkrebs.

Hilft gegen Hitzewallungen

Lebensmittel, die – wie Sojaprodukte – reich an Isoflavonen sind, tragen dazu bei, Hitzewallungen in der Menopause zu reduzieren. 17 Studien haben gezeigt, dass bei zwei Gläsern Sojamilch (oder einer entsprechenden Menge anderer Sojaprodukte) täglich 20 % weniger Hitzewallungen auftreten und ihre Intensität um 26 % sinkt.

Stärkt die Knochen

Sojaprodukte und deren Isoflavone stärken offenbar die Knochen von Frauen nach der Menopause. Das ist wichtig, da Frauen durch den Rückgang der Östrogene ein erhöhtes Osteoporoserisiko haben. Zwei umfangreiche Studien in Asien haben festgestellt, dass eine an Soja reiche Ernährung bei etwa einem Drittel der Frauen das Risiko von Knochenbrüchen vermindert.

Senkt das Risiko von Prostatakrebs

In Asien, wo regelmäßig viel Soja gegessen wird, sind Prostatakrebs und Brustkrebs (s. links) sehr viel seltener als in westlichen Ländern. Die in Soja enthaltenen Isoflavone sind Phytoöstrogene, die offenbar das Wachstum von Krebszellen hemmen.

Bei sojareicher Ernährung sinkt das Prostatakrebsrisiko um 50 %.

Schützt das Herz

Sojaeiweiß senkt »schlechtes« LDL-Cholesterin und Triglyzeride (Blutfette). Manche Studien legen nahe, dass die Isoflavone die Arterien gesund halten (s. u.). Und wenn gesättigte Fettsäuren durch ungesättigte ersetzt werden, ist dies gut für das Herz. Eine groß angelegte Studie zeigte: Frauen, die mindestens fünfmal pro Woche Sojaprodukte zu sich nahmen, hatten ein um ein Drittel geringeres Risiko, an Herz-Kreislauf-Erkrankungen zu sterben, als Frauen, die maximal zweimal wöchentlich Soja aßen. In einer Studie mit 65 000 Chinesinnen nach der Menopause hatten Frauen mit dem höchsten Sojaverzehr ein um 86 % geringeres Risiko für einen nicht tödlichen Herzinfarkt als Frauen mit dem niedrigsten Sojakonsum.

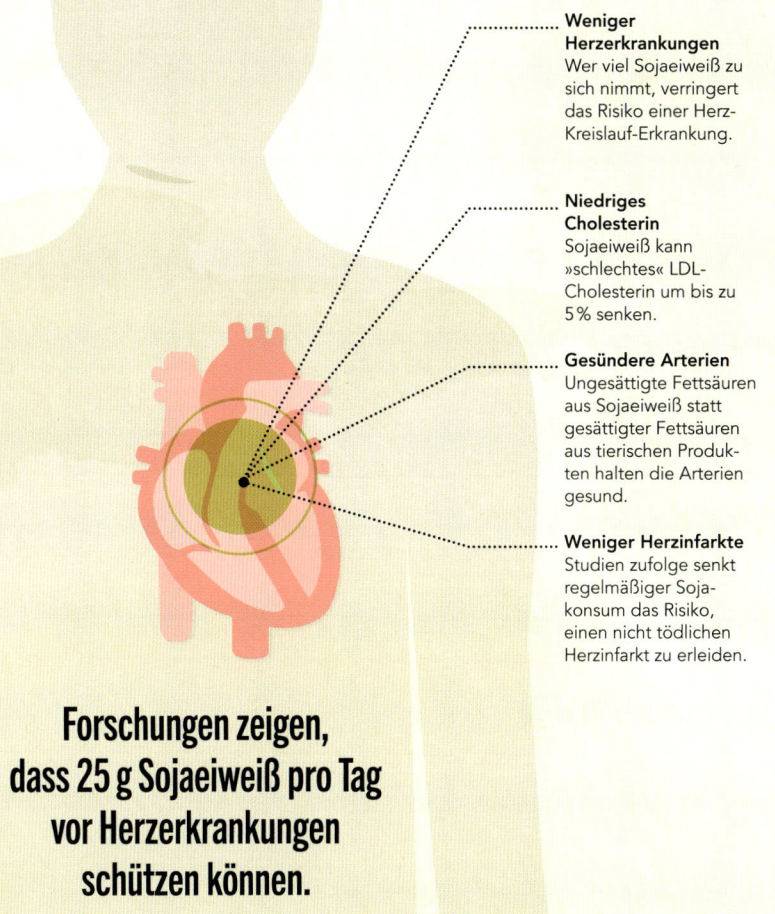

Weniger Herzerkrankungen
Wer viel Sojaeiweiß zu sich nimmt, verringert das Risiko einer Herz-Kreislauf-Erkrankung.

Niedriges Cholesterin
Sojaeiweiß kann »schlechtes« LDL-Cholesterin um bis zu 5 % senken.

Gesündere Arterien
Ungesättigte Fettsäuren aus Sojaeiweiß statt gesättigter Fettsäuren aus tierischen Produkten halten die Arterien gesund.

Weniger Herzinfarkte
Studien zufolge senkt regelmäßiger Sojakonsum das Risiko, einen nicht tödlichen Herzinfarkt zu erleiden.

Forschungen zeigen, dass 25 g Sojaeiweiß pro Tag vor Herzerkrankungen schützen können.

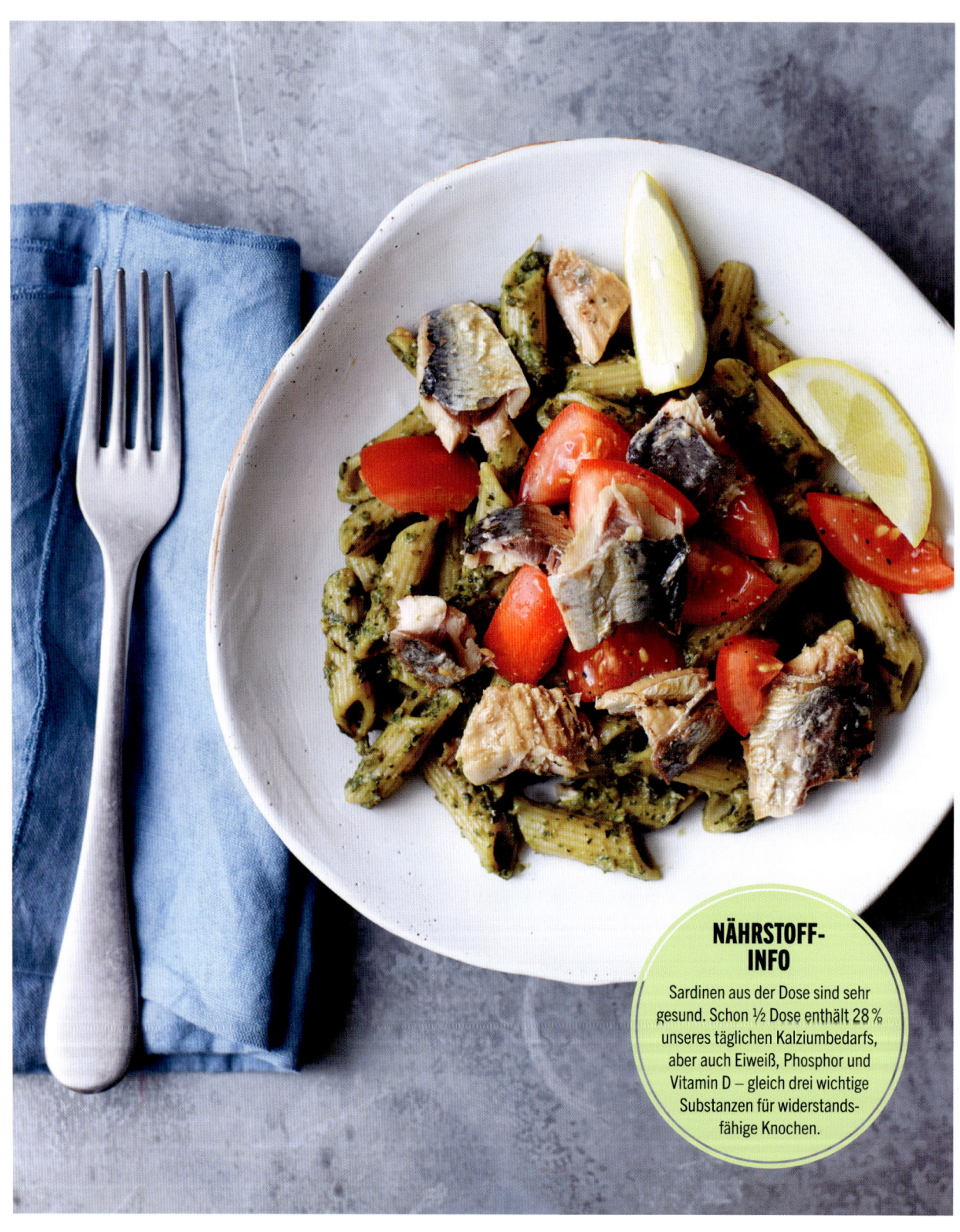

NÄHRSTOFF-INFO

Sardinen aus der Dose sind sehr gesund. Schon ½ Dose enthält 28 % unseres täglichen Kalziumbedarfs, aber auch Eiweiß, Phosphor und Vitamin D – gleich drei wichtige Substanzen für widerstandsfähige Knochen.

SALAT AUS VOLLKORN-NUDELN MIT SARDINEN

Dieser Salat ist ein kleines Feuerwerk an Aromen und Farben und leistet durch gesunde Omega-3-Fettsäuren und eine Extraportion Kalzium einen wertvollen Beitrag zu einem langen, gesunden Leben.

GEHIRN | SEHVER-MÖGEN | GLEICHGE-WICHT / OHR | ZÄHNE

IMMUN-SYSTEM | MUSKELN KNOCHEN | HAUT & SENSORIK | LUNGE

HERZ & BLUT | DARM | HARNWEGE | FRAU & MANN

ZUTATEN FÜR **2** PERSONEN

150 g Vollkornpenne

4 reife Strauchtomaten

frisch gemahlener schwarzer Pfeffer

1 Dose Sardinen in Olivenöl (120 g), abgetropft

2 Zitronenspalten

Für das Pesto

1 gute Handvoll Basilikum

1 gute Handvoll Minzeblätter

½ grüne Chilischote, entkernt und grob gehackt

1 EL Olivenöl

1 kleine reife Avocado, halbiert, entsteint

Zitronensaft nach Geschmack

1 Wasser in einem großen Topf zum Kochen bringen, dann die Nudeln hineingeben und 10–12 Minuten bissfest kochen. Abgießen und etwas abkühlen lassen.

2 In der Zwischenzeit das Pesto zubereiten. Basilikum mit den Stängeln, Minze, Chilischote und Öl im Mixer pürieren, dann die Avocado hinzufügen und alles zu einer glatten Paste verarbeiten. Nach Geschmack mit schwarzem Pfeffer und Zitronensaft würzen.

3 Die Tomaten in etwa 2 cm große Stücke schneiden und mit schwarzem Pfeffer würzen. Die Sardinen in kleine Stücke zupfen und zu den Tomaten geben.

4 Das Pesto zu den Nudeln geben und alles gründlich mischen. Die Nudeln auf zwei Teller verteilen, dann die Tomaten und Sardinen darauf anrichten. Mit Zitronenspalten servieren. Das Gericht schmeckt sowohl warm als auch kalt am nächsten Tag.

NÄHRWERTE PRO PORTION Kalorien **519** Fett gesamt **23,7 g** Gesättigte Fett-säuren **4,7 g** Kohlenhydrate **57,8 g** Ballaststoffe **12,7 g** Zucker **8,3 g** Eiweiß **22,2 g** Salz **0,5 g**

Gesunde Alternativen

- **Pinienkerne** statt Minze machen das Pesto schön nussig und das Gericht um einige Mikronährstoffe reicher: Kalium, Phosphor, Eisen, Zink, Mangan und Vitamin E.

- Ersetzen Sie die Hälfte der Nudeln durch 1 Dose **grüne Linsen** (400 g – abgespült und abgetropft). Sie enthalten doppelt so viel Protein und ein Drittel mehr Ballaststoffe als die Nudeln, was das Gericht besonders sättigend macht.

- WUNDERWAFFEN -

AVOCADOS

Avocados sind cremig, köstlich… und enthalten viele gute Fette, die Cholesterinwerte senken und vor Falten schützen. Sie sind außerdem reich an verschiedenen Vitaminen und Mineralien mit einer Fülle guter Eigenschaften für Sehkraft, Blutdruck und vieles mehr.

Verhindern Falten

Eine Studie mit über 70-Jährigen hat festgestellt, dass eine höhere Aufnahme von einfach ungesättigten Fettsäuren zu weniger Falten führt – fast zwei Drittel der Fettsäuren in einer Avocado sind ungesättigt. Außerdem enthalten Avocados Vitamin E, ein Antioxidans, das Hautzellen schützt, z. B. vor UV-Strahlen.

Stärken die Sehkraft

Avocados sind reich an den Karotinoiden Lutein und Zeaxanthin, die die Augen schützen und das Risiko für Grauen Star und Makuladegeneration senken sollen. Die ungesättigten Fettsäuren tragen ebenfalls zu gesunden Augen bei, indem sie die Aufnahme der Karotinoide unterstützen.

WELCHE AVOCADOS?

Inhaltlich bestehen zwischen den einzelnen Sorten wie Hass oder Fuerte kaum Unterschiede. Viele Phytonährstoffe konzentrieren sich unmittelbar unter der Schale, sodass man sie beim Schälen gut auskratzen sollte.

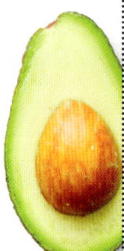

Avocados
- sind reich an einfach ungesättigten Fettsäuren, die gut für Haut und Herz sind.
- stärken die Sehkraft dank viel Lutein und Zeaxanthin.
- enthalten Kalium, das hilft, den Blutdruck zu regulieren.

GESUNDES MASS

Essen Sie drei- bis viermal pro Woche eine halbe Avocado. Berücksichtigen Sie, dass Avocados zwar sehr gesund sind, aber auch viele Kalorien haben.

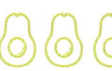   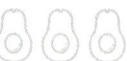

EINKAUF

Achten Sie darauf, dass die Schale der Avocados unbeschädigt ist. Avocados mit längerem »Hals« sind vermutlich länger am Baum gereift und entsprechend aromatischer.

FRISCH

AUFBEWAHRUNG

Unreife Avocados reifen bei Raumtemperatur. Um das Reifen zu beschleunigen, wickeln Sie sie in eine Papiertüte oder legen Sie sie neben Bananen in die Obstschale. Frieren Sie nur reife Avocados ein.

ZUBEREITUNG

Am besten ungekocht essen. Sie sind reif für den Verzehr, wenn ihr Fruchtfleisch auf Druck leicht nachgibt.

GEKOCHT   ROH

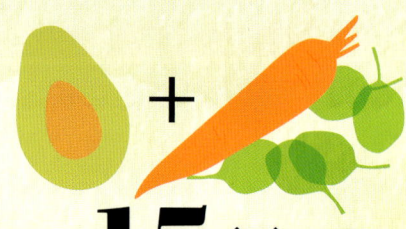

15 ×

so viele Karotinoide nimmt auf, wer Lebensmittel wie Karotten oder Spinat zusammen mit Avocados isst.

Schützen die Prostata

Ein leckerer Salat aus lykopinreichen Tomaten und luteinhaltigen Avocados schützt vor Prostatakrebs. In Labortests wurde festgestellt, dass Lutein das Wachstum von Prostatakrebszellen um 25 % verringert, Lykopin um 20 %. Kombiniert man beide Substanzen, wird die Wirkung noch verstärkt.

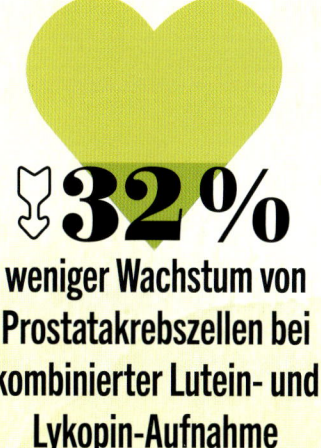

32 %

weniger Wachstum von Prostatakrebszellen bei kombinierter Lutein- und Lykopin-Aufnahme

Senken Cholesterin

Wer mehr Avocados isst, verringert erwiesenermaßen das Gesamtcholesterin, das »schlechte« LDL-Cholesterin sowie Triglyzeride und fördert zugleich das »gute« HDL-Cholesterin. Dieser Effekt ist dem hohen Gehalt der Avocados an einfach ungesättigten Fettsäuren zu verdanken. Sie enthalten außerdem Phytosterine wie B-Sitosterin, das blutdrucksenkende Wirkung hat.

Liefern viele Nährstoffe

Avocados liefern viele Ballaststoffe, viel Kalium, Kupfer sowie die Vitamine B_6, E und K (die Grafik unten zeigt, welche Nährstoffe wo im Körper wirken). Studien zeigen außerdem, dass Personen, die Avocados essen, sich generell bewusster ernähren. In einer Untersuchung hatten »Avocado-Esser« ein geringeres Körpergewicht, weniger Taillenumfang und litten seltener an Herz-Kreislauf-Erkrankungen. Zudem helfen uns Avocados dabei, die Nährstoffe aus anderen Lebensmitteln besser zu nutzen, indem sie die Aufnahme von Karotinoiden optimieren.

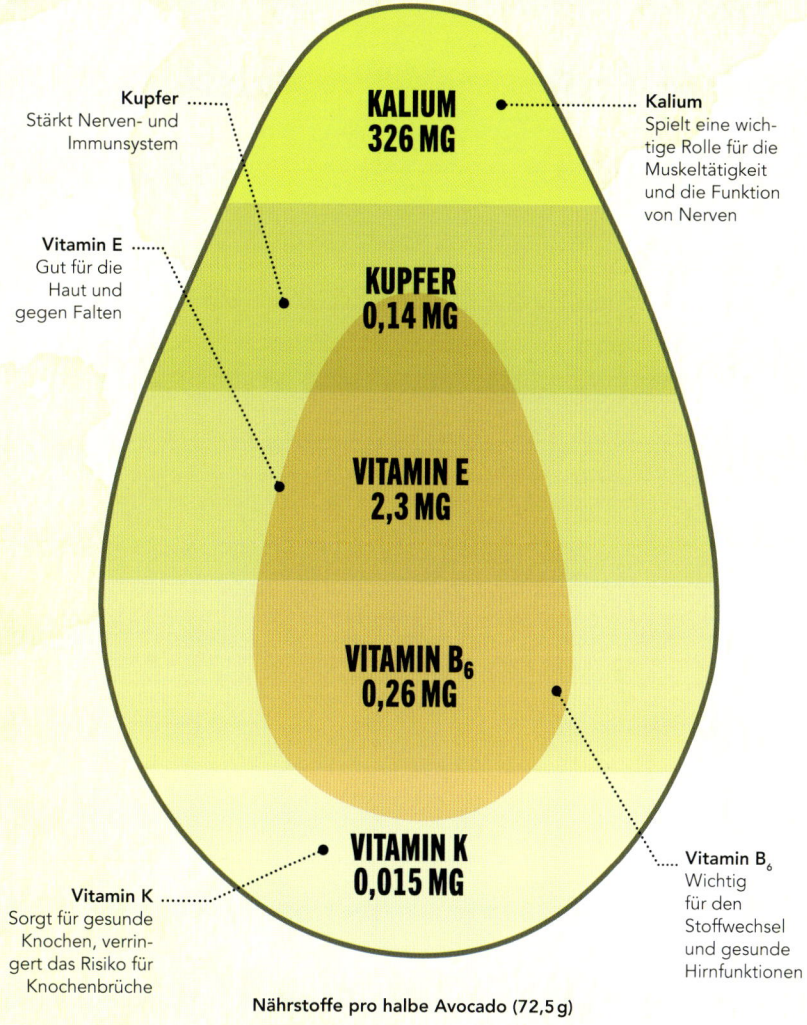

Kupfer
Stärkt Nerven- und Immunsystem

Vitamin E
Gut für die Haut und gegen Falten

KALIUM 326 MG

Kalium
Spielt eine wichtige Rolle für die Muskeltätigkeit und die Funktion von Nerven

KUPFER 0,14 MG

VITAMIN E 2,3 MG

VITAMIN B$_6$ 0,26 MG

VITAMIN K 0,015 MG

Vitamin K
Sorgt für gesunde Knochen, verringert das Risiko für Knochenbrüche

Vitamin B$_6$
Wichtig für den Stoffwechsel und gesunde Hirnfunktionen

Nährstoffe pro halbe Avocado (72,5 g)

ABENDESSEN

Eine der einschneidendsten Veränderungen, die unser 28-Tage-Plan mit sich bringt, sind vermutlich die kleinen Mahlzeiten am Abend. Die gute Nachricht: Der Plan ist so konzipiert, dass Sie ein ausgiebiges Abendessen nicht vermissen werden. Sie werden satt und zufrieden ins Bett gehen... und morgens mit großem Appetit aufwachen, um »wie ein Kaiser« zu frühstücken.

11%

Wer abends weniger Kalorien auf dem Teller hat, nimmt leichter ab. 2013 wurde eine Studie mit übergewichtigen Frauen durchgeführt, die auf diese Weise Gewicht, BMI und Taillenumfang verringert haben – das Gewicht um 11%.

GEMÜSE-PUTEN-PFANNE

....

Keine Zeit zu kochen? Dieses Pfannengericht hat (fast) alles, was Sie für ein langes, gesundes Leben brauchen, und ist im Nu fertig.

ZUTATEN FÜR **2** PERSONEN

100 g Naturreis

1 EL Sonnenblumenöl

1 Knoblauchzehe, zerdrückt

5 cm Ingwer, geschält und fein gehackt

1 rote Chilischote, entkernt und fein gehackt

300 g Putenbruststreifen

1 kleine Packung Pfannengemüse (TK, 300–350 g)

2 Handvoll Bohnensprossen

30 g Cashewkerne

2 TL salzreduzierte Sojasauce

1 EL Sesamsamen zum Servieren

1 Den Reis nach Packungsanweisung ohne Salz garen und anschließend warm stellen.

2 Während der Reis kocht, das Öl in einer Pfanne oder einem Wok erhitzen und Knoblauch, Ingwer und Chili darin 1 Minute anbraten. Das Putenfleisch hinzufügen und braten, bis es gar ist. Dann Gemüse und Bohnensprossen dazugeben und etwa 3 Minuten dünsten.

3 Cashewkerne, Sojasauce und Reis in die Pfanne geben, mit Fleisch und Gewürzen vermischen und etwa 1 Minute erwärmen. Mit Sesamsamen bestreut servieren.

NÄHRWERTE PRO PORTION Kalorien **589** Fett gesamt **20,7 g** Gesättigte Fettsäuren **3,9 g** Kohlenhydrate **55 g** Ballaststoffe **9,5 g** Zucker **10,2 g** Eiweiß **49,2 g** Salz **0,8 g**

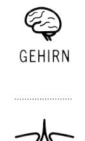

GEHIRN SEHVER-MÖGEN GLEICHGE-WICHT / OHR ZÄHNE IMMUN-SYSTEM MUSKELN KNOCHEN

HAUT & SENSORIK LUNGE HERZ & BLUT DARM HARNWEGE FRAU & MANN

PIKANTE TOFU-WRAPS

....

In diesen leckeren Wraps stecken viele Phytochemikalien, die antioxidativ wirken und den Cholesterinspiegel senken.

ZUTATEN FÜR **2** PERSONEN

300 g Tofu, in Streifen geschnitten

1 EL Fajita-Würzmischung

2 EL Rapsöl

1 Knoblauchzehe, zerdrückt

1 rote Zwiebel, in Spalten geschnitten

je 1 rote und gelbe Paprikaschote, entkernt und in Streifen geschnitten

1 Spritzer Limettensaft

frisch gemahlener schwarzer Pfeffer

4 kleine Vollkornwraps, gewärmt

4 EL Sojajoghurt

70 g Rucola

1 Den Tofu mit der Fajita-Würzmischung und 1 EL Öl vermischen und 20 Minuten ziehen lassen.

2 Den Tofu in einer Pfanne 3–5 Minuten anbraten, herausnehmen und beiseitestellen. Das restliche Öl (1 EL) erhitzen und Knoblauch, Zwiebel und Paprika 5–7 Minuten darin dünsten. Den Tofu hinzugeben und erwärmen, mit Limettensaft und schwarzem Pfeffer würzen.

3 Die Wraps mit der Mischung belegen, je 1 EL Sojajoghurt und etwas Rucola daraufgeben und aufrollen.

NÄHRWERTE PRO PORTION Kalorien **608** Fett gesamt **26,4 g** Gesättigte Fettsäuren **4,7 g** Kohlenhydrate **61,8 g** Ballaststoffe **14,6 g** Zucker **16,8 g** Eiweiß **28,3 g** Salz **1,3 g**

GEHIRN SEHVER-MÖGEN GLEICHGE-WICHT / OHR ZÄHNE IMMUN-SYSTEM MUSKELN KNOCHEN

HAUT & SENSORIK LUNGE HERZ & BLUT DARM HARNWEGE FRAU & MANN

-WUNDERWAFFEN-

GRÜNES BLATTGEMÜSE

Wer lange lebt, musste nie dazu ermuntert werden, »Grünzeug« zu essen. Gemüse wie Brokkoli, Grünkohl und Spinat sind wahre Nährstoffbomben und schützen vor Herzerkrankungen und Krebs.

WELCHES GEMÜSE?

Diese gängigen Gemüsesorten bieten ein breites Spektrum an Nährstoffen.

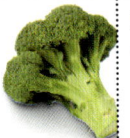

Brokkoli
- ein echtes Multitalent, enthält die Vitamine C und E, Lutein und Zeaxanthin.

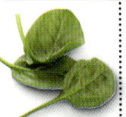

Spinat
- ist reich an Kalium, das blutdrucksenkend wirkt.

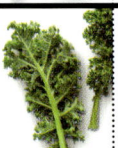

Grünkohl
- stärkt mit seinem hohen Gehalt an Kalzium und Vitamin K Knochen und Zähne.

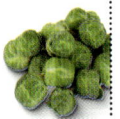

Rosenkohl
- enthält besonders viel krebshemmende Glucosinolate.

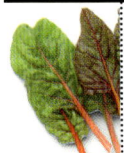

Mangold
- ist eine der besten Quellen für Lutein und Zeaxanthin, die die Augen stärken.

GESUNDES MASS

Drei- bis viermal pro Woche.

EINKAUF

Meiden Sie küchenfertiges frisches Gemüse, denn sobald es geschnitten ist, geht Vitamin C verloren.

FRISCH   TK-PRODUKT

AUFBEWAHRUNG

In geeigneten Behältern im Kühlschrank oder im Tiefkühlfach lagern.

ZUBEREITUNG

Essen Sie auch die dunklen, äußeren Blätter, die viele Nährstoffe enthalten, am besten roh oder nur kurz gegart.

GEKOCHT   ROH

Hält die Augen gesund

Viele der Antioxidanzien, die in grünem Blattgemüse zu finden sind, können Augenerkrankungen wie altersbedingte Makuladegeneration, Grauen und Grünen Star verzögern. In einer Studie hatten Frauen, die mehrmals pro Woche Grünkohl (oder anderes grünes Blattgemüse) gegessen haben, eine um 57 % geringere Wahrscheinlichkeit, an Grünem Star zu erkranken, als Frauen, die nur eine Portion monatlich aßen.

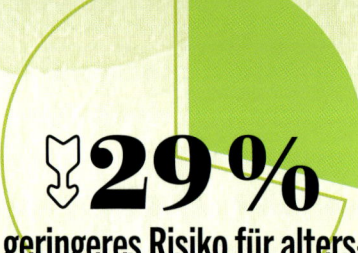

29 % geringeres Risiko für altersbedingte Makuladegeneration bei einer Portion gekochtem Spinat pro Woche

Stützt das Gedächtnis

Laut einer Studie hatten Personen mit einem Durchschnittsalter von 81 Jahren, die zweimal täglich grünes Blattgemüse aßen, die kognitive Leistung einer 11 Jahre jüngeren Person. Dies ist wahrscheinlich auf den Gehalt an Folsäure, Betakarotin und Vitamin K zurückzuführen.

Fördert die Gesundheit

Gemüsesorten wie Brokkoli, Rosenkohl und Grünkohl, die zu den Kreuzblütlern *(Brassica)* gehören, und Blattgemüse wie Spinat, Mangold und grüner Salat sind wahre Kraftpakete an gesunden Nährstoffen – die Grafik unten erklärt, welche Gemüse wovor schützen. Daher überrascht das folgende Ergebnis einer chinesischen Untersuchung kaum: Erwachsene, die am meisten Kreuzblütler aßen, hatten ein um 22 % geringeres Risiko, an den Folgen einer Krankheit zu sterben.

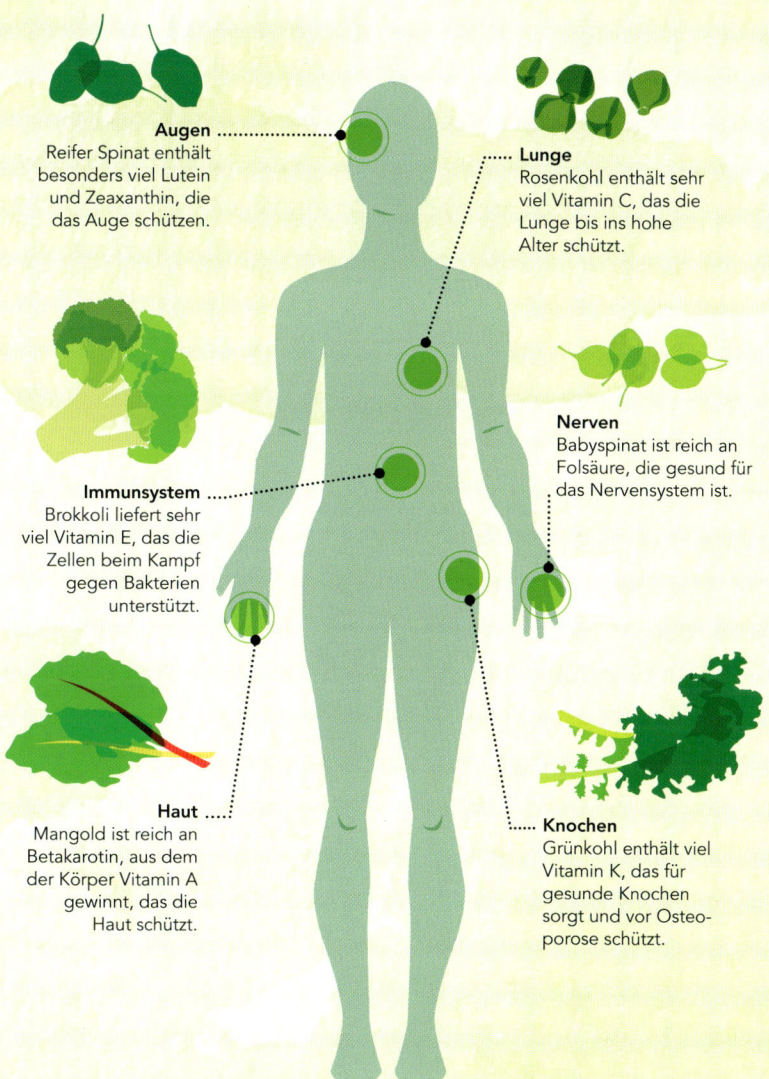

Augen
Reifer Spinat enthält besonders viel Lutein und Zeaxanthin, die das Auge schützen.

Lunge
Rosenkohl enthält sehr viel Vitamin C, das die Lunge bis ins hohe Alter schützt.

Immunsystem
Brokkoli liefert sehr viel Vitamin E, das die Zellen beim Kampf gegen Bakterien unterstützt.

Nerven
Babyspinat ist reich an Folsäure, die gesund für das Nervensystem ist.

Haut
Mangold ist reich an Betakarotin, aus dem der Körper Vitamin A gewinnt, das die Haut schützt.

Knochen
Grünkohl enthält viel Vitamin K, das für gesunde Knochen sorgt und vor Osteoporose schützt.

Schützt das Herz

Grünes Blattgemüse schützt unsere Gesundheit gleich mehrfach: Kalium wirkt blutdrucksenkend, Ballaststoffe regulieren das Cholesterin und Folsäure schützt vor Herzerkrankungen und Schlaganfall. Die große Vielfalt an Antioxidanzien kann uns vor Schäden durch freie Radikale schützen, die hauptsächlich für Arteriosklerose verantwortlich sind.

Schützt vor Krebs

Wissenschaftler bestätigen, dass der Verzehr von größeren Mengen von Kreuzblütlern das Risiko für Tumore in Blase, Brust, Darm, Magen, Lunge, Eierstöcken, Bauchspeicheldrüse, Prostata und Niere senkt. Kreuzblütler sind reich an Senfölglycosiden, die sich zu krebshemmenden Substanzen aufspalten. Sie enthalten außerdem große Mengen an Flavonoiden und Karotinoiden, die ebenfalls vor Krebs schützen.

18 % geringeres Risiko für Darmkrebs bei Menschen, die große Mengen Kreuzblütler-Gemüse essen

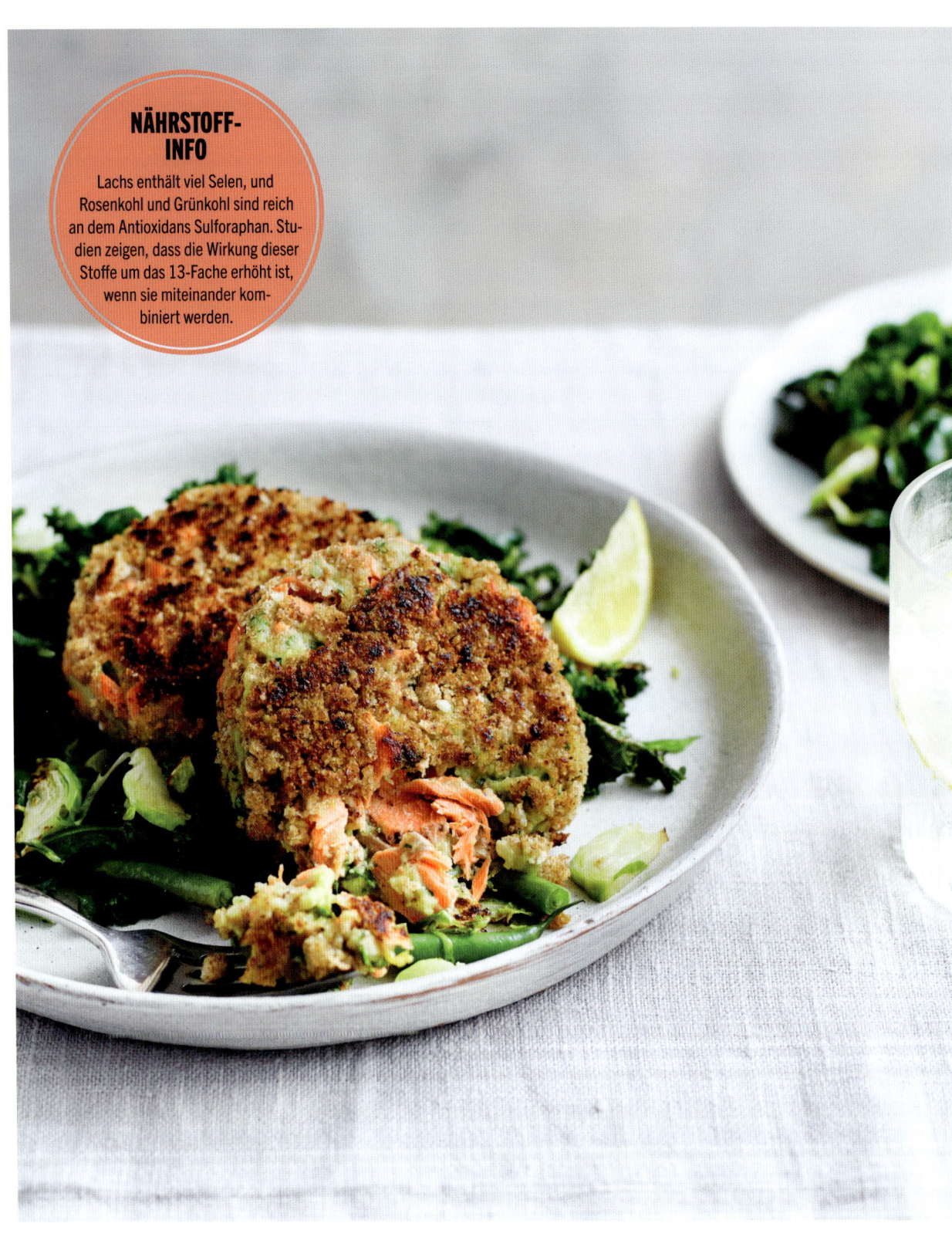

FISCHKÜCHLEIN MIT SUMACH UND GRÜNEM GEMÜSE

Gut zu wissen, dass Rosenkohl von allen Gattungen der Kreuzblütler die meisten Senfölglycoside enthält – chemische Substanzen, die vor Krebs schützen.

GEHIRN   SEHVER-MÖGEN   GLEICHGE-WICHT / OHR   ZÄHNE

IMMUN-SYSTEM   MUSKELN KNOCHEN   HAUT & SENSORIK   LUNGE

HERZ & BLUT   DARM   HARNWEGE   FRAU & MANN

ZUTATEN FÜR **2** PERSONEN

1 Kartoffel (170 g; mit Schale), in Stücke geschnitten

2 Filets Alaska-Wildlachs (à 130 g)

2 TL Sumach

1 Scheibe Vollkornbrot

1 Bio-Zitrone

1 kleine reife Avocado, geschält

2 EL gehackte Petersilie

frisch gemahlener schwarzer Pfeffer (nach Belieben)

1 Knoblauchzehe, gerieben

1 EL Olivenöl

Für das Gemüse

1 EL Olivenöl

100 g grüne Bohnen, in Drittel geschnitten

100 g Rosenkohl, in einzelne Blätter zerteilt

100 g Grünkohl, klein geschnitten

2 Knoblauchzehen, gehackt

1 Den Backofen auf 180 °C vorheizen. Die Kartoffel in Wasser 15 Minuten garen. In der Zwischenzeit die Lachsfilets mit der Hautseite nach unten auf ein Backblech legen, mit Sumach einreiben und im Backofen 12–15 Minuten garen, bis sie nicht mehr glasig sind. Beiseitestellen und etwas abkühlen lassen.

2 Das Brot im warmen Ofen 2–3 Minuten rösten, herausnehmen und abkühlen lassen. Die Zitronenschale abreiben, die Zitrone beiseitestellen. Avocado, Zitronenschale und Petersilie mit etwas Pfeffer in eine Schüssel geben und alles zu einer Creme verarbeiten. Die Kartoffel zerstampfen und zur Avocado-Mischung geben.

3 Den Lachs von der Haut lösen und in kleinen Stücken zur Avocado-Mischung geben. Alles miteinander vermischen und mit angefeuchteten Händen vier Bratlinge formen. Beiseitestellen.

4 Das Brot im Mixer zu feinen Bröseln verarbeiten, mit dem geriebenen Knoblauch vermischen und die Bratlinge von allen Seiten darin wenden, dabei etwas andrücken. Das Öl in einer Pfanne erhitzen und die Fischküchlein auf jeder Seite 3 Minuten goldbraun braten, dabei jeweils die letzte Minute abdecken.

5 Für das Gemüse das Öl in einem Wok erhitzen. Bohnen und Rosenkohl darin 2–3 Minuten braten, bis sie Farbe annehmen. Dann den Grünkohl hinzufügen, 2 Minuten mitgaren, zuletzt den Knoblauch hineingeben und alles mit schwarzem Pfeffer würzen. Mit den Fischküchlein und Zitronenspalten servieren.

Gesunde Alternativen

- Statt Lachs können Sie auch **Schellfisch** oder andere weißfleischige Fische verwenden. Sie enthalten weniger Omega-3-Fettsäuren, dafür aber 16-mal mehr Jod, das für unsere kognitive Leistung wichtig ist.

- Statt Rosenkohl ist auch **Spinat** (große Blätter sind besser als Babyspinat) eine gute Wahl. Beide enthalten viel augenschützendes Lutein und Zeaxanthin – Spinat sogar 7-mal mehr als Rosenkohl.

NÄHRWERTE PRO PORTION Kalorien **603** Fett gesamt **36,7 g** Gesättigte Fettsäuren **6,9 g** Kohlenhydrate **31,4 g** Ballaststoffe **13,6 g** Zucker **5 g** Eiweiß **38,1 g** Salz **0,5 g**

- WUNDERWAFFEN -

FISCH & SCHALENTIERE

Alle Arten von Fisch und Schalentieren enthalten gesunde Omega-3-Fettsäuren. Wer viel Fisch isst, schützt sich vor Demenz und Arthritis, während Schalentiere besonders reich an Antioxidanzien sind.

WELCHE MEERESTIERE?

Hier eine Auswahl der gesündesten Fische und Schalentiere.

GEHALT AN OMEGA-3-FETTSÄUREN AUFSTEIGEND

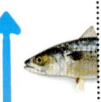

Makrele
- hat die meisten Omega-3-Fettsäuren. Sie schützen das Herz.

Lachs
- Seine Omega-3-Fettsäuren unterstützen die kognitive Leistung.

Sardinen
- enthalten viel Kalzium; gut für die Knochen.

Scholle
- ist wegen ihres Biotingehalts besonders gut für Haut und Augen.

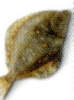

Garnelen
- enthalten viel Zink, das das Immunsystem unterstützt.

Schellfisch
- Sein Jod ist wichtig für die Schilddrüse.

GESUNDES MASS

Zwei Portionen Meerestiere pro Woche, davon einmal fettreichen Fisch.

EINKAUF

Kaufen Sie nur nachhaltige Produkte, ob frisch, TK oder in Dosen. Bei Fisch aus der Dose auf den Salzgehalt achten.

KONSERVE

FRISCH

TK-WARE

AUFBEWAHRUNG

Im Kühlschrank, Tiefkühlfach oder Vorratsschrank – je nach Produkt.

ZUBEREITUNG

Fisch in Sushi-Qualität kann man roh essen, Schalentiere muss man garen.

GEKOCHT

ROH

Steigern die Abwehrkräfte

Je älter wir werden, desto mehr nehmen unsere Abwehrkräfte ab. Schaltiere enthalten Eisen, Kupfer, Zink und Selen, die unser Immunsystem wieder stärken. Mit Ausnahme von Eisen sind diese Spurenelemente auch Antioxidanzien, die schädliche freie Radikale ausschalten.

Schützen vor Demenz

Fisch ist immer Futter für das Gehirn. In Frankreich fand man heraus, dass Personen ohne genetische Vorbelastung für Alzheimer mit einer wöchentlichen Portion Fisch das Risiko, daran zu erkranken, um 35 % senkten. Dass Omega-3-Fettsäuren geistigen Abbau aufhalten, ist bekannt, aber Fisch enthält außerdem viel Jod sowie die Vitamine B_3, B_6 und B_{12}, die alle für gesunde Hirnfunktionen sorgen und das Demenzrisiko verringern.

40 %

geringeres Risiko an Demenz zu erkranken – bei einer Portion Fisch pro Woche

Stärken Knochen, Zähne und Muskeln

Fettreicher Fisch enthält viel Vitamin D, mit dem viele vor allem ältere Menschen unterversorgt sind (s. S. 36). Es unterstützt den Körper bei der Aufnahme von Kalzium, das wir für starke Knochen und Zähne, aber auch für gesunde Muskeln benötigen. Vitamin-D-Präparate helfen, aber fettreichen Fisch zu essen, ist gesünder.

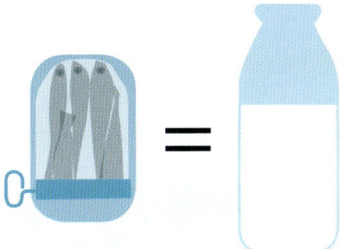

100 g Sardinen in Öl aus der Dose (Abtropfgewicht) enthalten so viel Kalzium wie 400 ml Milch (1,5 %).

Erhöhen nicht den Cholesterinspiegel

Das in Schalentieren enthaltene Cholesterin wirkt sich nicht auf unseren Cholesterinspiegel aus (es sei denn, man ist genetisch vorbelastet). Einen hohen Cholesterinwert verursachen gesättigte Fettsäuren und trans-Fettsäuren, die in Schalentieren nur in sehr geringer Menge vorkommen – dafür umso mehr Omega-3-Fettsäuren.

Halten das Herz gesund

Fisch und Schalentiere, vor allem aber fettreicher Fisch, sind immer reich an Omega-3-Fettsäuren, die laut American Heart Association das Risiko für Herzrhythmusstörungen verringern, für weniger Triglyzeride (Blutfette) sorgen, Arteriosklerose verzögern und den Blutdruck senken. Die in Fisch enthaltenen Vitamine B_6 und B_{12} regulieren außerdem den Homocystein-Spiegel im Blut.

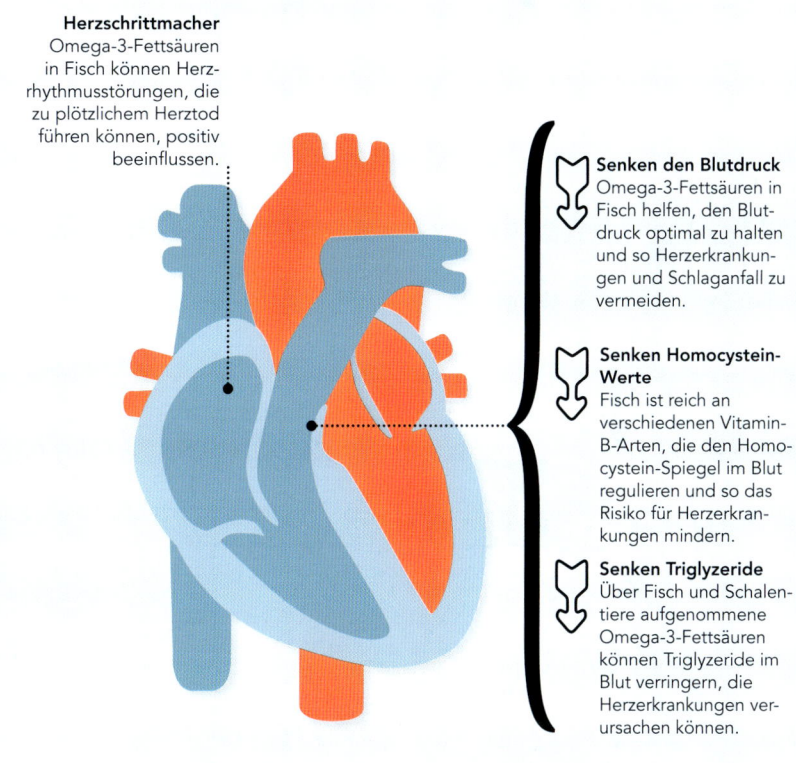

Herzschrittmacher
Omega-3-Fettsäuren in Fisch können Herzrhythmusstörungen, die zu plötzlichem Herztod führen können, positiv beeinflussen.

Senken den Blutdruck
Omega-3-Fettsäuren in Fisch helfen, den Blutdruck optimal zu halten und so Herzerkrankungen und Schlaganfall zu vermeiden.

Senken Homocystein-Werte
Fisch ist reich an verschiedenen Vitamin-B-Arten, die den Homocystein-Spiegel im Blut regulieren und so das Risiko für Herzerkrankungen mindern.

Senken Triglyzeride
Über Fisch und Schalentiere aufgenommene Omega-3-Fettsäuren können Triglyzeride im Blut verringern, die Herzerkrankungen verursachen können.

Halten Augen gesund

Die Omega-3-Fettsäure Docosahexaensäure (DHA) ist für die Funktion der Augen wichtig. Studien haben gezeigt, dass man sich mit ausreichendem Verzehr von Schalentieren und fettreichem Fisch vor altersbedingter Makuladegeneration schützen kann.

Lindern Arthritis

Fisch und Schalentiere sind reich an Omega-3-Fettsäuren, die offenbar entzündungshemmend wirken und das Anschwellen und das Schmerzen der Gelenke bei Arthritis vermindern können, insbesondere bei rheumatischer Arthritis.

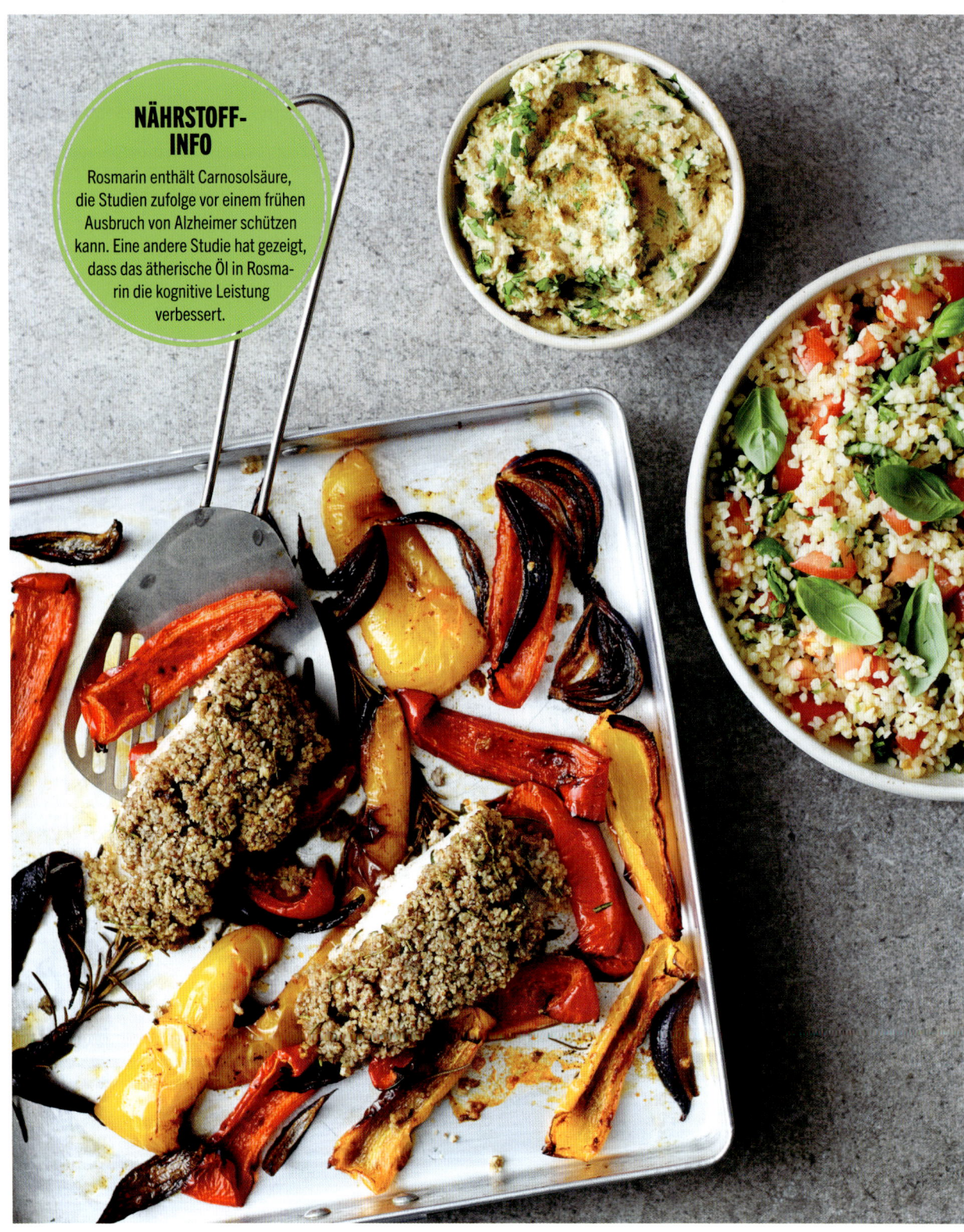

GEBACKENER SCHELLFISCH MIT KRÄUTERKRUSTE

Dieses Abendessen ist gut fürs Gehirn. Es enthält dank Paprikaschoten und Orange viel Vitamin C und andere Antioxidanzien wie Lykopin.

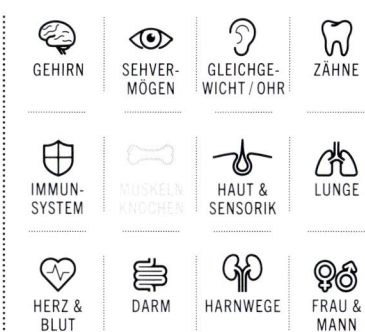

GEHIRN   SEHVER-MÖGEN   GLEICHGE-WICHT / OHR   ZÄHNE

IMMUN-SYSTEM   MUSKELN KNOCHEN   HAUT & SENSORIK   LUNGE

HERZ & BLUT   DARM   HARNWEGE   FRAU & MANN

ZUTATEN FÜR **2** PERSONEN

100 g Bulgur

1 kleine rote Zwiebel, in Spalten geschnitten

1 rote Paprikaschote, entkernt und in Streifen geschnitten

1 gelbe Paprikaschote, entkernt und in Streifen geschnitten

2 EL Olivenöl

1 TL Paprikapulver

4 Zweige Rosmarin

30 g Pekannüsse

1 Knoblauchzehe

2 Schellfischfilets (nicht geräuchert, insgesamt etwa 180 g)

Hummus (s. S. 96) zum Servieren

Für das Dressing

4 mittelgroße reife Tomaten, gehackt

1 Handvoll Basilikumblätter, gehackt, plus etwas zum Garnieren

1 Handvoll Minzeblätter, gehackt

Saft und Schale von 1 Bio-Orange

frisch gemahlener schwarzer Pfeffer

Gesunde Alternativen

- Nehmen Sie **Paranüsse** statt Pekannüsse, um einen anderen Mikronährstoffmix zu erhalten. Paranüsse enthalten Kalium, Kalzium, Magnesium, Phosphor, Eisen, Vitamin E und Selen.
- Ersetzen Sie den Schellfisch beispielsweise durch frische **Makrelenfilets**, die besonders reich an Omega-3-Fettsäuren, Eisen und Vitamin D sind.

1 Den Backofen auf 200 °C vorheizen. Den Bulgur mit 250 ml Wasser in einem Topf zum Kochen bringen, dann bei schwacher Hitze 20 Minuten köcheln lassen, bis er weich ist.

2 Zwiebel und Paprikaschoten auf ein Backblech geben, mit Öl beträufeln, mit Paprikapulver würzen und gut vermischen. Zwischen das Gemüse 2 Rosmarinzweige legen und alles 20 Minuten im Backofen garen.

3 In der Zwischenzeit Nüsse, Knoblauch und die Nadeln von den restlichen beiden Rosmarinzweigen in einem Mixer etwa 1 Minute grob zerkleinern. Die Fischfilets mit der Nuss-Kräuter-Mischung bestreichen, dabei die Mischung gut andrücken.

4 Das Backblech aus dem Ofen nehmen und die Fischfilets behutsam auf das Gemüse legen. Das Blech wieder in den Backofen schieben und den Fisch 8–10 Minuten garen (das Fleisch sollte nicht mehr glasig sein).

5 Für das Dressing alle Zutaten verrühren und mit reichlich schwarzem Pfeffer würzen.

6 Wenn der Bulgur gar ist, eventuell überschüssiges Kochwasser abtropfen lassen und den Bulgur wieder in den Topf geben. Das Dressing hinzugeben und gut verrühren; mit Basilikum garnieren. Fisch, Paprikagemüse (Rosmarinzweige entfernen) und Bulgur mit selbst gemachtem Hummus anrichten und servieren.

NÄHRWERTE PRO PORTION Kalorien **577** Fett gesamt **27,4 g** Gesättigte Fettsäuren **3,3 g** Kohlenhydrate **59,7 g** Ballaststoffe **11,9 g** Zucker **17,5 g** Eiweiß **27,2 g** Salz **0,2 g**

STEAK MIT KARTOFFEL-WEDGES

....

Steak mit Pommes – auf gesunde Art!

ZUTATEN FÜR 2 PERSONEN

2 große Kartoffeln (500 g; mit Schale), in Spalten geschnitten

2 EL Olivenöl

2 magere Rinderfilets (à 140 g)

2 große Tomaten, halbiert

2 Riesenchampignons (Portobello)

2 Maiskolben

frisch gemahlener schwarzer Pfeffer

1 Den Backofen auf 220 °C vorheizen. Die Kartoffelspalten waschen und trocken tupfen. In einer Backform mit 1 EL Öl vermischen, dann 25 Minuten im Ofen backen, dabei die Backform gelegentlich rütteln. Herausnehmen und beiseitestellen.

2 Den Backofengrill mit einem Backblech auf höchste Stufe vorheizen. Steaks und Gemüse mit 1 EL Öl einpinseln und mit Pfeffer würzen. Die Maiskolben auf das Backblech legen und 8 Minuten grillen. Blech herausnehmen, Maiskolben wenden, Steaks, Tomaten und Pilze dazugeben und das Blech wieder unter den Grill schieben.

3 Wenn die Steaks fertig sind (medium: 5 Minuten auf jeder Seite), herausnehmen und ruhen lassen. Kartoffelspalten zum Gemüse in den Ofen geben und erwärmen. Steaks, Gemüse und Kartoffelspalten zusammen servieren.

NÄHRWERTE PRO PORTION Kalorien **588** Fett gesamt **22,1 g** Gesättigte Fettsäuren **5,9 g** Kohlenhydrate **61,4 g** Ballaststoffe **9,6 g** Zucker **7,8 g** Eiweiß **39,5 g** Salz **0,2 g**

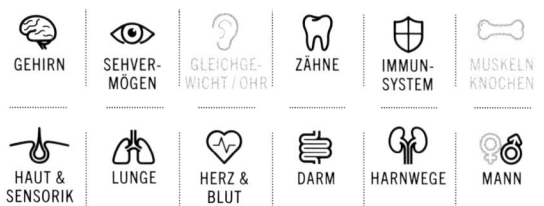

NUDELN MIT ZITRONENHÄHNCHEN

....

Dieses Abendessen mit Eiweiß und Ballaststoffen lässt nächtlichen Hungerattacken keine Chance.

ZUTATEN FÜR 2 PERSONEN

2 Hähnchenbrüste, ohne Haut (à 125 g)

frisch gemahlener schwarzer Pfeffer

2 EL mit Knoblauch aromatisiertes Olivenöl (am besten selbst gemacht)

200 g Vollkornnudeln

160 g Sprossenbrokkoli (oder Brokkoli), in Röschen zerteilt, Stiele klein geschnitten

160 g grüne Bohnen, in Drittel geschnitten

Schale von 1 Bio-Zitrone und Saft von ½ Zitrone

1 Die Hähnchenbrüste flach klopfen, bis sie gleichmäßig dick sind, und mit Pfeffer würzen. In einer Pfanne 1 EL Öl erhitzen und das Hähnchen darin von jeder Seite 3 Minuten anbraten. Abdecken und bei schwacher Hitze weitere 3 Minuten garen, dann ruhen lassen.

2 Die Nudeln nach Packungsanweisung garen. In den letzten 3 Minuten Garzeit Brokkoli und grüne Bohnen im Dämpfeinsatz über dem Nudelwasser dämpfen. Abgießen, Nudeln und Gemüse miteinander vermischen und beiseitestellen.

3 Das Hähnchen mit zwei Gabeln in Stücke zerteilen und mit dem ausgetretenen Fleischsaft unter Nudeln und Gemüse mischen. Zitronenschale und -saft, restliches Öl (1 EL) und Pfeffer hinzugeben, umrühren und servieren.

NÄHRWERTE PRO PORTION Kalorien **608** Fett gesamt **15,3 g** Gesättigte Fettsäuren **2,5 g** Kohlenhydrate **73 g** Ballaststoffe **17,4 g** Zucker **7,3 g** Eiweiß **47,3 g** Salz **0,2 g**

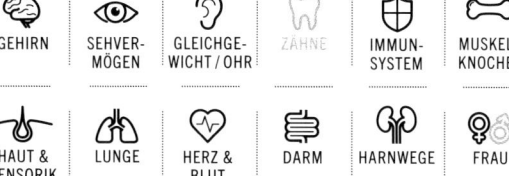

GEBACKENE SCHWEINE-LENDE MIT GEMÜSE

....

Eine gesunde und nährstoffreiche Variante des klassischen Schweinebratens … und so lecker!

ZUTATEN FÜR **2** PERSONEN

4 Kartoffeln (insgesamt 320 g), ungeschält, mit einer Gabel eingestochen

½ kleiner Blumenkohl, in Röschen zerteilt

1 EL Rapsöl, plus etwas für das Fleisch

2 magere Schweinelenden-Steaks (à 170 g), mit Öl eingerieben und frisch gemahlenem schwarzem Pfeffer gewürzt

2 mürbe Äpfel, geschält, klein geschnitten

2 Karotten, gewürfelt

160 g Grünkohl, gehackt

1 EL salzreduziertes Bratensauce-Granulat

1 Den Backofen auf 180 °C vorheizen. Kartoffeln und Blumenkohl jeweils mit etwas Öl mischen und im Ofen garen (Kartoffeln 50 Minuten, Blumenkohl 35 Minuten).

2 In einer Pfanne die Steaks im Öl auf jeder Seite 2 Minuten braten. Im Backofen weitere 15 Minuten garen, dann 5 Minuten ruhen lassen.

3 Die Apfelstücke 3–4 Minuten in der Mikrowelle garen, dann mit der Gabel zerdrücken und beiseitestellen.

4 Die Karotten 10 Minuten und den Grünkohl 3 Minuten dämpfen. Das Saucen-Granulat in 100 ml kochendem Wasser auflösen. Die Steaks mit dem Ofengemüse, dem dampfgegarten Gemüse und dem Apfelmus servieren.

NÄHRWERTE PRO PORTION Kalorien **592** Fett gesamt **18,8 g** Gesättigte Fettsäuren **4 g** Kohlenhydrate **61,6 g** Ballaststoffe **14,9 g** Zucker **26,5 g** Eiweiß **47,8 g** Salz **1 g**

  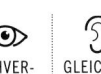 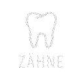

GEHIRN · SEHVERMÖGEN · GLEICHGEWICHT / OHR · ZÄHNE · IMMUNSYSTEM · MUSKELN KNOCHEN

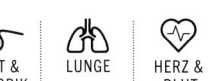

HAUT & SENSORIK · LUNGE · HERZ & BLUT · DARM · HARNWEGE · FRAU

PILZRAGOUT MIT REIS

ZUTATEN FÜR **2** PERSONEN

140 g Naturreis

2 EL Olivenöl

300 g gemischte Pilze

1 Zwiebel, in dünne Scheiben geschnitten

1 Lauchstange, in dicke Scheiben geschnitten

1–2 Knoblauchzehen, fein gehackt

1 EL Tomatenmark

1 EL Mehl

160 ml selbst gemachte Gemüsebrühe (s. S. 120)

1 Dose gehackte Tomaten mit Kräutern (400 g)

frisch gemahlener schwarzer Pfeffer

etwas gehackter Estragon

2 EL griechischer Joghurt (0,2 % Fett) zum Servieren

1 Den Reis nach Packungsanweisung kochen. In einer Pfanne 1 EL Öl erhitzen und die Pilze darin 8 Minuten braten, dann beiseitestellen.

2 Das restliche Öl (1 EL) in die Pfanne geben und darin Zwiebel, Lauch und Knoblauch bei schwacher Hitze 10 Minuten dünsten. Tomatenmark und Mehl hinzufügen und mit dem Gemüse vermischen. Brühe und gehackte Tomaten angießen, umrühren und 5 Minuten köcheln lassen.

3 Pilze und Pfeffer in die Pfanne geben und weitere 15 Minuten leise köcheln lassen. Dann den Estragon einrühren und mit dem Joghurt servieren.

NÄHRWERTE PRO PORTION Kalorien **498** Fett gesamt **13,3 g** Gesättigte Fettsäuren **2 g** Kohlenhydrate **82,4 g** Ballaststoffe **9,6 g** Zucker **18 g** Eiweiß **17,4 g** Salz **0,2 g**

GEHIRN · SEHVERMÖGEN · GLEICHGEWICHT / OHR · ZÄHNE · IMMUNSYSTEM · MUSKELN KNOCHEN

HAUT & SENSORIK · LUNGE · HERZ & BLUT · DARM · HARNWEGE · MANN

- WUNDERWAFFEN -

PILZE

Seit Menschengedenken hat man Pilze eingesetzt, um Krankheiten zu heilen. Heute ist die Forschung in der Lage, die vielen gesunden Eigenschaften von Pilzen nachzuweisen. Sie stärken z. B. unsere Abwehrkräfte, senken den Blutdruck und wirken entzündungshemmend.

WELCHE PILZE?

Die Phytochemikalien in diesen beliebten Pilzen machen sie so gesund.

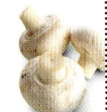

Champignons
• sind fettarm und reich an Antioxidanzien.

Riesenchampignons
• enthalten viel zellschützendes Selen.

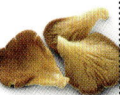

Austernpilze
• liefern Vitamin B, das den Stoffwechsel unterstützt.

Steinpilze
• enthalten viel Zink; gut fürs Immunsystem.

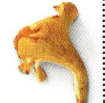

Pfifferlinge
• sind reich an Kalium, das blutdrucksenkend wirkt.

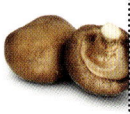

Shiitake
• liefern Vitamin B_6 – zu wenig davon kann zu Depressionen führen.

GESUNDES MASS

Zwei bis drei Portionen pro Woche. 1 Portion entspricht etwa 10 Champignons oder 4 Riesenchampignons.

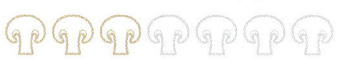

EINKAUF

Besser als Pilze aus der Dose sind feste, frische oder getrocknete Pilze. Wildpilze enthalten mehr Vitamin D_2.

KONSERVE   FRISCH   GETROCKNET

AUFBEWAHRUNG

Frische Pilze in einer Tüte aus Papier (nicht aus Plastik) lagern, getrocknete oder Pilze in Dosen im Vorratsschrank.

ZUBEREITUNG

Pilze kann man roh essen. Wenn Sie sie garen möchten: am besten grillen oder scharf anbraten.

GEKOCHT   ROH

Sind gut gegen Krebs

Viele Laborstudien haben gezeigt, dass die in Pilzen enthaltenen Phytochemikalien dazu beitragen können, Krebs zu verhindern, sein Wachstum zu hemmen oder ihn sogar zu heilen. Hierbei gilt das Augenmerk vor allem der Substanz Lentinan, die in Shiitake vorkommt. Eine Studie hat ergeben, dass der Verzehr von 10 g Pilzen täglich das Brustkrebsrisiko um bis zu 64 % senken kann.

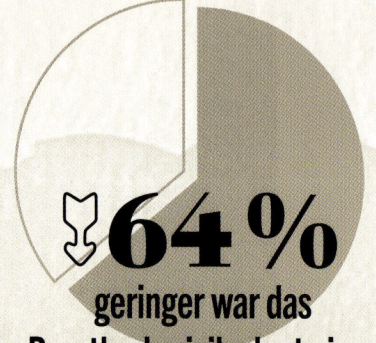

64 %
geringer war das Brustkrebsrisiko laut einer Studie bei Chinesinnen, die täglich 10 g frische Pilze aßen (statt gar keine).

Stärken Abwehrkräfte

In Laborstudien wurde festgestellt, dass alle Pilze Substanzen enthalten, die die Abwehrkräfte stärken. Einer Studie zufolge hatten Erwachsene ein stärkeres Immunsystem, nachdem sie vier Wochen lang täglich 5 g Shiitake zu sich genommen hatten.

Sind sättigend

In Studien wurde Fleisch durch Champignons ersetzt. Erwachsene nahmen dadurch 420 Kalorien weniger zu sich und aßen im Verlauf des Tages nur zusätzliche 50 Kalorien. Die so eingesparten 370 Kalorien bedeuten einen Gewichtsverlust von 2,25 kg, wenn dieser Tausch ein Jahr lang einmal wöchentlich praktiziert wird. Pilze haben wenig Kalorien, sind aber sehr sättigend – das ist das Geheimnis der Schlankmacher.

Bekämpfen Viren

Pilze enthalten Phytochemikalien, die Bakterien und Viren bekämpfen und entzündungshemmend wirken – eine hochwillkommene Eigenschaft, da chronische Entzündungen den Grundstein zu vielen Leiden wie Herzerkrankungen und Typ-2-Diabetes legen. Zudem sind Pilze relativ reich an Kupfer, ein Antioxidans, das vor Schäden durch freie Radikale schützt.

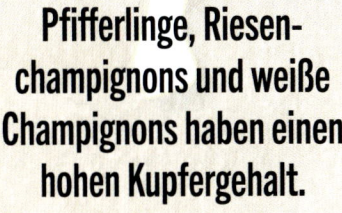

Pfifferlinge, Riesenchampignons und weiße Champignons haben einen hohen Kupfergehalt.

Stärken die Knochen

UV-Licht verwandelt Ergosterin aus den Pilzen in Vitamin D_2. Sonnenlicht trägt zur Bildung von Vitamin D bei, reine UVB-Strahlen erzeugen allerdings deutlich mehr (s. u.).

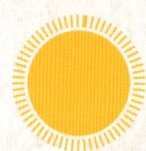

Zufuhr von Sonnenlicht
Pilze können Vitamin D erzeugen. Vor Verwendung aufschneiden und 30 Minuten in die Sonne legen.

Beschriftung beachten
Einige Züchter setzen Pilze vor dem Verpacken UV-Strahlen aus, um den Vitamin-D-Gehalt zu steigern.

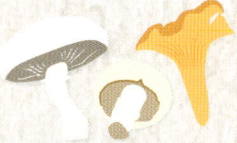

Wildpilze essen
Wildpilze sind während ihres Wachstums UV-Strahlen ausgesetzt und enthalten daher Vitamin D_2.

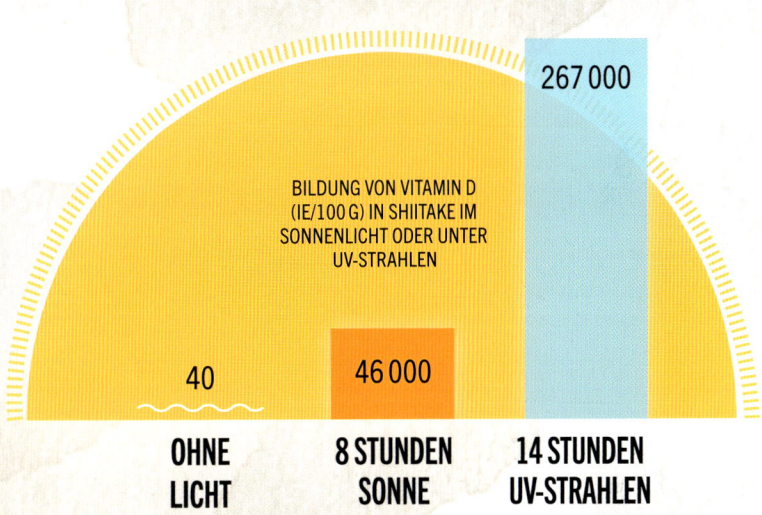

BILDUNG VON VITAMIN D (IE/100 G) IN SHIITAKE IM SONNENLICHT ODER UNTER UV-STRAHLEN

267 000

40

46 000

OHNE LICHT

8 STUNDEN SONNE

14 STUNDEN UV-STRAHLEN

Schützen das Herz

Pilze enthalten sowohl entzündungshemmende Substanzen als auch viele Antioxidanzien, die die Blutgefäße schützen. Studien haben außerdem gezeigt, dass Pilze das Gesamtcholesterin und vor allem das »schlechte« LDL-Cholesterin senken.

Normalisieren den Blutdruck

Shiitake sind reich an Eritadenin, einem Stoff, der offenbar Enzyme hemmt, die für Ablagerungen in den Gefäßen verantwortlich sind. Dadurch kann das Blut besser durch die Adern fließen, was den Blutdruck positiv beeinflusst.

GERSTENRISOTTO MIT OFENKÜRBIS

Risotto einmal ganz anders: Hier wird Reis durch Vollkorngerste ersetzt, die viele Ballaststoffe liefert und so vor Insulinresistenz und Typ-2-Diabetes schützt.

GEHIRN · SEHVERMÖGEN · GLEICHGEWICHT / OHR · ZÄHNE

IMMUNSYSTEM · MUSKELN KNOCHEN · HAUT & SENSORIK · LUNGE

HERZ & BLUT · DARM · HARNWEGE · FRAU

ZUTATEN FÜR **2** PERSONEN

Für Gemüsebrühe ohne Salz (etwa 900 ml)

2 Karotten, halbiert

2 Lauchstangen, in Drittel geschnitten

3 Schalotten, halbiert

4 Stangen Staudensellerie, in Drittel geschnitten

2 EL Olivenöl

Bouquet garni:
2–3 Zweige Thymian,
3 Lorbeerblätter,
1 kleines Bund glatte Petersilie

frisch gemahlener schwarzer Pfeffer

Für den Risotto

3 EL Olivenöl

1 rote Zwiebel, gehackt

1 Stange Staudensellerie, in Scheiben geschnitten

2 Knoblauchzehen, zerdrückt

125 g geschälte Vollkorngerste

½ Kürbis (etwa 350 g), gewaschen und entkernt

100 g Babyspinat

1 EL zerkleinerte Salbeiblätter plus etwas zum Garnieren (nach Belieben)

1 EL Oreganoblättchen

Balsamico-Essig zum Servieren

Gesunde Alternativen

- Ersetzen Sie den Babyspinat durch **Grünkohl** und Sie erhalten eine Extradosis der Vitamine A, C und E.
- **Rote Paprikaschoten** statt Kürbis sorgen für mehr Folsäure – gut fürs Gehirn.

1 Den Backofen auf 190 °C vorheizen. Für die Brühe das Gemüse mit dem Öl vermischen, auf einem Backblech verteilen und etwa 20 Minuten im Ofen garen. Dann in einen großen Topf geben, mit 900 ml Wasser bedecken und das Bouquet garni sowie viel Pfeffer hinzufügen. Einmal aufkochen und 15 Minuten köcheln lassen. Die Brühe abgießen (das Gemüse für ein anderes Gericht aufheben) und beiseitestellen.

2 Für den Risotto 2 EL Öl in einem Topf erhitzen und die Zwiebel darin 3–4 Minuten glasig dünsten. Den Staudensellerie und 1 Knoblauchzehe hinzufügen und weitere 2 Minuten dünsten. Nun die Gerste sorgfältig unterrühren, dann 600 ml Brühe angießen. Unter gelegentlichem Rühren aufkochen lassen, dann die Temperatur reduzieren und 45–60 Minuten sanft köcheln lassen, bis die Gerste gar ist. Bei Bedarf ab und zu Brühe nachgießen.

3 In der Zwischenzeit für den Kürbis den Backofen auf 200 °C vorheizen. Den Kürbis mit dem verbliebenen Knoblauch einreiben, mit 1 EL Öl beträufeln und mit schwarzem Pfeffer würzen. Im Backofen 25–30 Minuten sehr weich backen. Aus dem Ofen nehmen und etwas abkühlen lassen.

4 Wenn die Gerste weich ist, Spinat, Salbei und Oregano unterheben. Mit einem Löffel mundgerechte Stücke aus dem Kürbis lösen und ebenfalls unter die Gerste heben. Den fertigen Risotto auf Teller verteilen und mit etwas Balsamico-Essig beträufelt servieren.

NÄHRWERTE PRO PORTION Kalorien **503** Fett gesamt **20,2 g** Gesättigte Fettsäuren **2,9 g** Kohlenhydrate **75,8 g** Ballaststoffe **6,4 g** Zucker **14,6 g** Eiweiß **9,4 g** Salz **0,1 g**

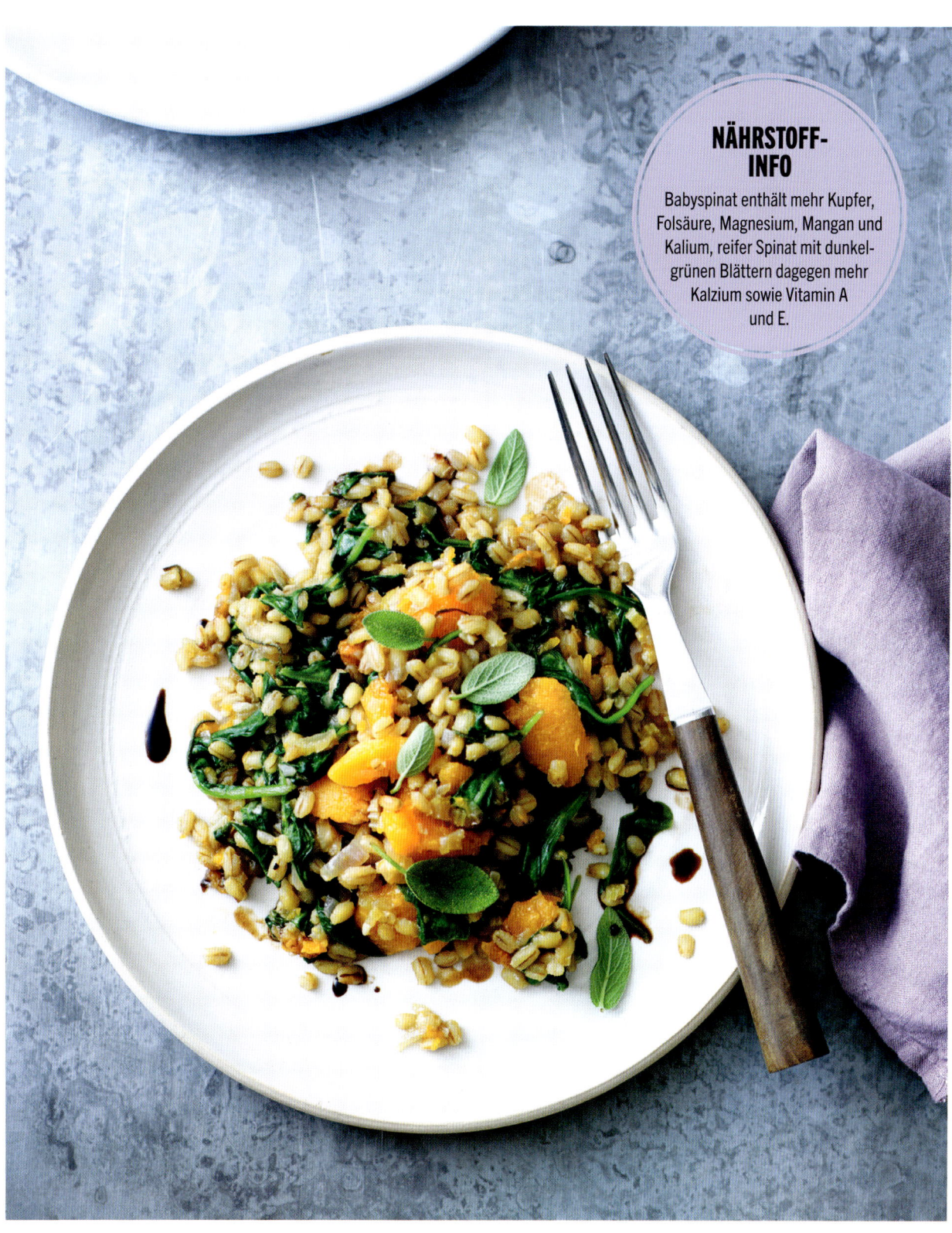

-WUNDERWAFFEN-

ZWIEBELN, LAUCH, KNOBLAUCH

Die Laucharten bereichern jedes Essen mit ihrem Geschmack. Außerdem enthalten sie natürliche Phytochemikalien, die vor Herzerkrankungen, zu hohem Blutzucker und Krebs schützen können.

WELCHE LAUCHART?

Diese überall erhältlichen Arten haben viele gesunde Eigenschaften.

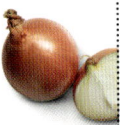

Zwiebeln
• enthalten Schwefelverbindungen, die gesundheitsfördernd wirken.

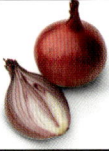

Rote Zwiebeln
• sind besonders reich an Quercetin, das das Herz schützt und krebshemmend wirkt.

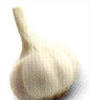

Knoblauch
• senkt Blutdruck und Cholesterin und schützt so das Herz.

Lauch
• hat einen hohen Gehalt an dem Flavonoid Kaempferol, ein Antioxidans.

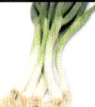

Frühlingszwiebeln
• enthalten 62-mal mehr hautfreundliches Vitamin A als normale Zwiebeln.

GESUNDES MASS

Mindestens eine Portion pro Tag.

EINKAUF

Frische, feste und trockene Ware wählen.

FRISCH

AUFBEWAHRUNG

Lauch und Frühlingszwiebeln im Kühlschrank, Zwiebeln an einem kühlen, trockenen und dunklen Ort lagern.

ZUBEREITUNG

Die meisten Laucharten können Sie roh oder gekocht essen. Knoblauch immer zerdrücken oder klein schneiden, damit sich die Schwefelverbindungen entfalten.

GEKOCHT   ROH

Hemmen Entzündungen

Man vermutet, dass Entzündungen die Ursache vieler chronischer Leiden wie Herzerkrankungen, Typ-2-Diabetes, Alzheimer, rheumatoide Arthritis und entzündliche Darmerkrankungen sind. Das Flavonoid Quercetin, das hauptsächlich in Zwiebeln enthalten ist, hat sich in Laborstudien als entzündungsmindernd erwiesen: Insbesondere ist es wohl in der Lage, Enzyme zu hemmen, die Stoffe wie Prostaglandine bilden, die wiederum Entzündungen und Schmerzen verursachen.

Mildern Allergien

Zwiebeln sind reich an Quercetin, das viele gute Eigenschaften hat. Unter anderem hindert es Zellen daran, Histamin freizusetzen, sodass es dazu beiträgt, vor Allergien wie Heuschnupfen zu schützen. Das ist besonders für ältere Menschen wichtig, die zunehmend von Allergien geplagt werden – vermutlich weil die Abwehrkräfte nachlassen und die Zellen altern.

Quercetin wirkt wie ein natürliches Antihistamin und kann Heuschnupfen und andere Allergien mildern.

Sind gut fürs Herz

Die Forschung zeigt, dass der regelmäßige Verzehr von Lauchgemüse das Risiko von Herz-Kreislauf-Erkrankungen senkt. Einer Studie zufolge reduziert jemand, der viel Lauch zu sich nimmt, im Verlauf von sechs Jahren das Risiko um 64 %. Nach einer anderen Studie hatten Personen, die mindestens einmal pro Woche Zwiebeln aßen, eine um 22 % geringere Wahrscheinlichkeit, einen Herzinfarkt zu erleiden, als Personen, die keine aßen. Alle Mitglieder der Lauchfamilie enthalten Schwefelverbindungen und Flavonoide wie Kaempferol und Quercetin, die als Antioxidanzien wirken.

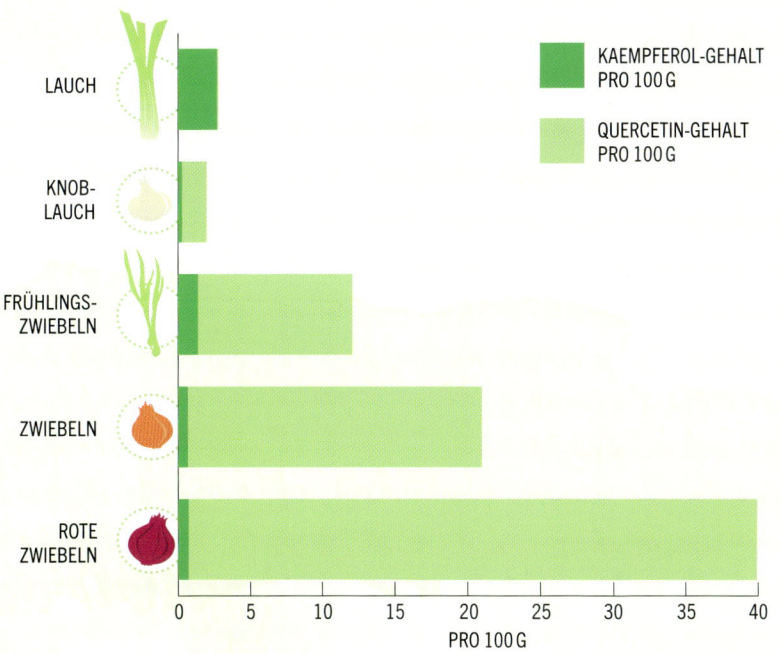

KAEMPFEROL-GEHALT PRO 100 G

QUERCETIN-GEHALT PRO 100 G

LAUCH

KNOB-LAUCH

FRÜHLINGS-ZWIEBELN

ZWIEBELN

ROTE ZWIEBELN

0 5 10 15 20 25 30 35 40
PRO 100 G

Schützen vor Krebs

Laucharten enthalten viele Schwefelverbindungen. Diese sorgen für den charakteristischen Geschmack und Geruch, aber auch für die gesunden Eigenschaften. Dazu gehört auch der Schutz vor Krebs, insbesondere im Verdauungstrakt (z. B. Magen und Darm). 21 Studien haben gezeigt, dass sich das Risiko eines Magenkarzinoms durch den Verzehr von Lauch um 46 % senken lässt.

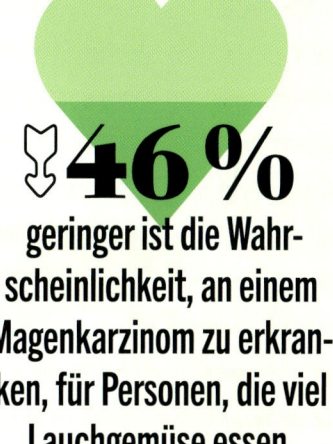

46 %

geringer ist die Wahrscheinlichkeit, an einem Magenkarzinom zu erkranken, für Personen, die viel Lauchgemüse essen.

Halten den Darm gesund

Zwiebeln, Knoblauch und Lauch sind präbiotisch, d. h., sie enthalten unverdauliche Stoffe, die als Nahrungsgrundlage für »darmfreundliche« Bakterien dienen. So können diese sich im Dickdarm vermehren und schädliche Bakterien verdrängen.

Sind gut fürs Gedächtnis

Laucharten helfen dem Gedächtnis auf die Sprünge – Frühlingszwiebeln z. B. mit viel Folsäure und Lutein. Gut zu wissen: Lauch enthält fünfmal mehr Folsäure als Zwiebeln, und eine ausreichende Zufuhr an Folsäure kann uns vor Alzheimer schützen.

Senken den Blutzuckerspiegel

Knoblauch und Zwiebeln tragen dazu bei, den Blutzuckerspiegel zu senken, und sind daher besonders gesund für Menschen mit Insulinresistenz und Diabetes. In einer Studie konnten Diabetespatienten mit 100 g roten Zwiebeln ihren Blutzucker erheblich senken.

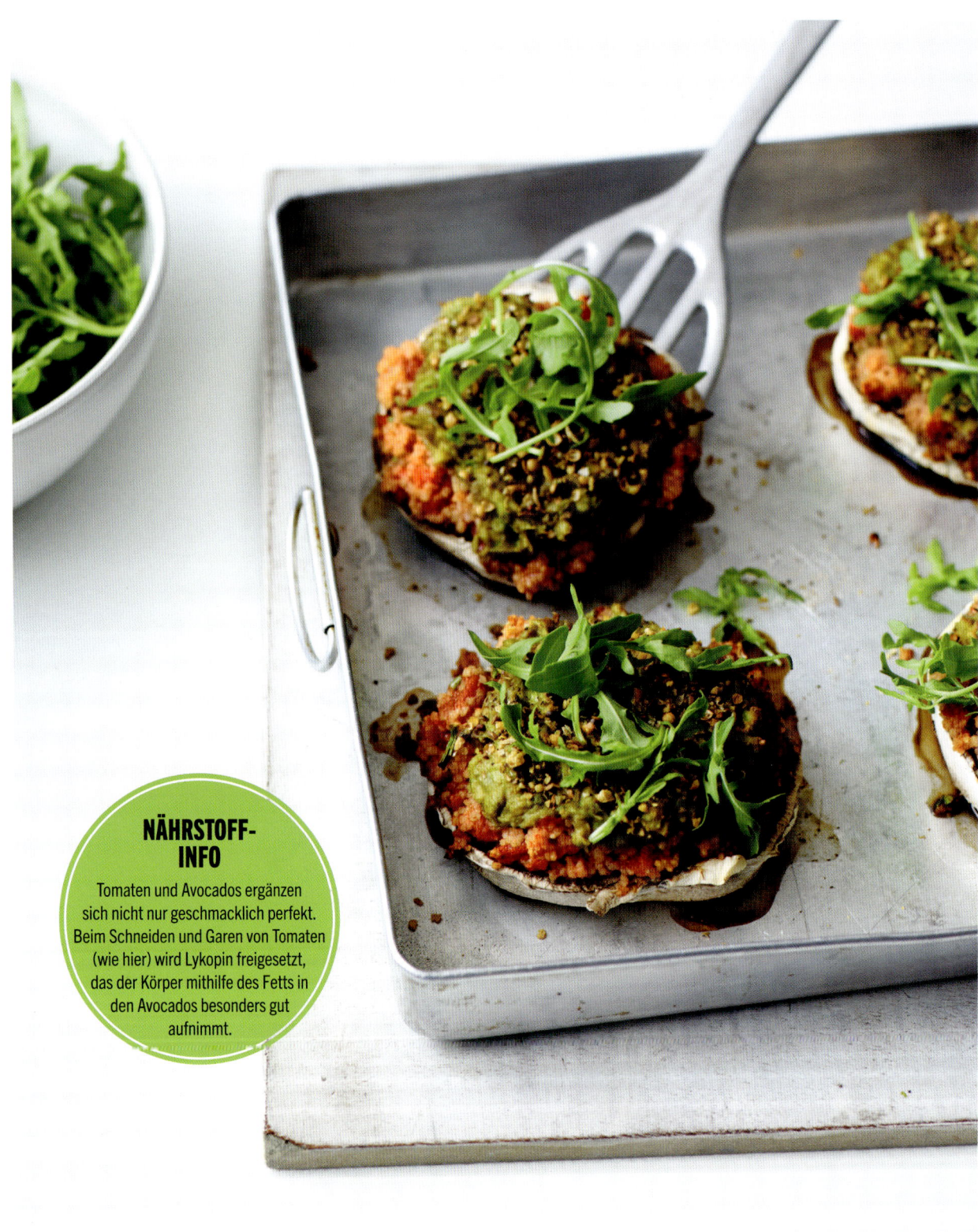

NÄHRSTOFF-INFO

Tomaten und Avocados ergänzen sich nicht nur geschmacklich perfekt. Beim Schneiden und Garen von Tomaten (wie hier) wird Lykopin freigesetzt, das der Körper mithilfe des Fetts in den Avocados besonders gut aufnimmt.

CHAMPIGNONS MIT TOMATEN-COUSCOUS

Hier wird Couscous zur Abwechslung einmal in Tomaten gegart. Das Ergebnis ist ein köstliches Abendessen, das nicht nur gut fürs Herz ist, sondern auch viele Ballaststoffe und krebshemmendes Lykopin enthält.

GEHIRN	SEHVER-MÖGEN	GLEICHGE-WICHT / OHR	ZÄHNE
IMMUN-SYSTEM	MUSKELN KNOCHEN	HAUT & SENSORIK	LUNGE
HERZ & BLUT	DARM	HARNWEGE	MANN

ZUTATEN FÜR **2** PERSONEN

75 g Couscous

1 Dose gehackte Tomaten (230 g)

3 EL natives Olivenöl extra

1 Handvoll fein gehackter Schnittlauch

frisch gemahlener schwarzer Pfeffer

1 reife Avocado

Schale und Saft von 1 Bio-Zitrone

4 große Wiesenchampignons

30 g Dukkah-Würzmischung

30 g Rucola zum Servieren

1 Couscous, gehackte Tomaten und Öl in eine mittelgroße Schüssel geben und verrühren. Schnittlauch und reichlich schwarzen Pfeffer hinzufügen. Noch einmal gut umrühren und 10–15 Minuten durchziehen lassen.

2 Den Backofen auf 180 °C vorheizen. In der Zwischenzeit die Avocado halbieren und entsteinen. Das Fruchtfleisch mit einem Löffel auslösen und mit Zitronensaft und -schale in einer Schüssel zu einer cremigen Paste verarbeiten.

3 Die Champignonstiele entfernen und die Pilze mit der Unterseite nach oben auf ein leicht gefettetes Backblech legen.

4 Den gegarten Couscous auf die Champignons verteilen und mit einem Löffel andrücken. Die Avocadocreme daraufgeben und mit so viel Dukkah bestreuen, dass die Pilze gut bedeckt sind.

5 Das Backblech für 15–20 Minuten in den Backofen schieben, bis die Champignons gar, aber noch bissfest sind. Mit Rucola servieren.

NÄHRWERTE PRO PORTION Kalorien **511** Fett gesamt **34,4 g** Gesättigte Fettsäuren **5,8 g** Kohlenhydrate **36,3 g** Ballaststoffe **12 g** Zucker **7,4 g** Eiweiß **12,8 g** Salz **0,3 g**

Gesunde Alternativen

- Ersetzen Sie die Champignons durch halbierte und ausgehöhlte **orangefarbene Paprikaschoten** oder **Fleischtomaten**, die Sie mit der Couscousmischung füllen. So erhalten Sie eine Extraportion Vitamin C, das die Kollagenbildung verstärkt und für glatte, faltenfreie Haut sorgt.

- Wenn es etwas mehr Eiweiß sein darf, verwenden Sie **Quinoa** statt Couscous. Nach Packungsanweisung garen, dann mit gehackten Tomaten, Olivenöl, Schnittlauch und Pfeffer mischen.

-WUNDERWAFFEN-

TOMATEN

Tomaten sind aus der Mittelmeerküche nicht wegzudenken. Sie sind reich an gesundem Vitamin A und C. Außerdem steckt in ihnen ein wirkungsvolles Antioxidans namens Lykopin, das vor Herz- erkrankungen und einer Reihe von Krebsarten schützen kann. So richtig entfaltet Lykopin seine positive Wirkung erst beim Kochen, vor allem in Verbindung mit etwas Fett, wie etwa Olivenöl.

WELCHE TOMATEN?

In allen Tomaten stecken jede Menge gesunder Vitamine. Folgende Tomaten und Tomatenprodukte enthalten besonders viel Lykopin, ein starkes Antioxidans.

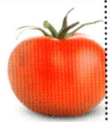

Normale Tomaten
- haben einen hohen Vitamin-C-Gehalt, der die Abwehrkräfte stärkt.

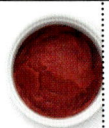

Tomatenmark
- ist reich an Betakarotin, mit dem unser Körper Vitamin A bildet.

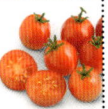

Kirschtomaten
- enthalten viel Beta- karotin, gut für Augen und Immunsystem.

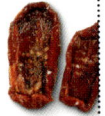

Getrocknete Tomaten
- sind sehr reich an Nähr- stoffen: Vitamine und Mineralien konzentrieren sich durch das Trocknen.

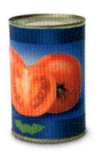

Gehackte oder ganze Tomaten aus der Dose
- enthalten besonders viel Lykopin, weil sie bei der Verarbeitung erhitzt werden.

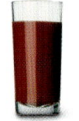

Tomatensaft
- enthält besonders viel Lykopin, das krebshem- mend wirkt und gut für Herz und Kreislauf ist.

AUFBEWAHRUNG

Tomaten bei Raumtemperatur reifen lassen. Reife Tomaten aus der Sonne nehmen, aber nicht in den Kühlschrank legen – die niedrigen Temperaturen schädigen die Zellen und nehmen ihnen ihren guten Geschmack.

ZUBEREITUNG

Tomaten kann man roh oder gegart essen. Das Kochen und Verarbeiten von Tomaten steigert deren Lykopin-Gehalt.

GEKOCHT

ROH

GESUNDES MASS

Ideal ist eine Portion Tomaten oder Tomatenprodukte pro Tag. Aber auch mehrmals pro Woche Tomaten zu essen, fördert bereits die Gesundheit.

1 Portion entspricht:
- 1 Tomate
- 6 Kirschtomaten
- 200 g gehackte Tomaten aus der Dose
- 2 ganze Tomaten aus der Dose
- 4 sonnengetrocknete Tomaten
- 1 kleines Glas Tomatensaft
- 2 gestrichene EL Tomatenmark

EINKAUF

Frische Tomaten sollten reif sein, da sie so am meisten Lykopin enthalten. Auch aus der Dose, sonnengetrocknet oder püriert sind Tomaten wegen ihres hohen Lykopin-Gehalts sehr gesund, aber achten Sie auf zugesetztes Salz.

KONSERVE

FRISCH

GETROCKNET

SAFT

Sind gut im Team

Tomaten entwickeln ihre besten Eigenschaften in Kombination mit anderen Lebensmitteln. Fett hilft dem Körper, Lykopin besser aufzunehmen: So steigert Avocado in einer Tomatensalsa die Lykopin-Aufnahme um das Vierfache. Eine andere gesunde Verbindung: Tomaten und Brokkoli sind gemeinsam stark gegen Krebs.

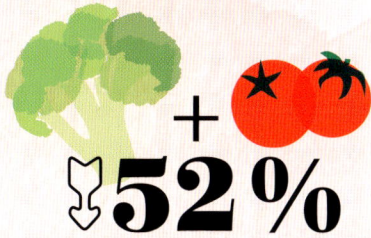

+52 %

Labortests haben ergeben, dass Prostatakarzinome bei kombinierter Tomaten-Brokkoli-Diät um 52 % schrumpften.

Wirken gegen Krebs

Lykopin kann viele Teile des Körpers vor Krebs schützen, so z. B. Lunge, Bauchspeicheldrüse, Magen, Mund, Darm und Brust. Die aussagekräftigsten Forschungsergebnisse gibt es zu Prostatakrebs, der zweithäufigsten Krebsart bei Männern: Insgesamt 26 Studien haben bestätigt, dass hohe Lykopin-Zufuhr das Risiko mindert, daran zu erkranken.

Senken Cholesterin und Schlaganfallrisiko

Viele Studien weisen darauf hin, dass Tomaten – vor allem wegen ihres Lykopin-Gehalts – gesund für das Herz sind. Sie zeigen, dass Personen durch den Verzehr größerer Mengen an Tomaten und Tomatenprodukten das »schlechte« LDL-Cholesterin senken, das »gute« HDL-Cholesterin erhöhen und bessere Blutdruckwerte haben. Eine Studie fand heraus, dass Lykopin das Schlaganfallrisiko um 19 % senkt. Hier ein Überblick über den Lykopin-Gehalt in verschiedenen Tomaten und Tomatenprodukten.

Portion	Lykopin-Gehalt (µg)
4 SONNENGETROCKNETE TOMATEN	14 688
1 KLEINES GLAS TOMATENSAFT	13 556
½ DOSE GEHACKTE TOMATEN	10 212
2 GESTRICHENE LÖFFEL TOMATENMARK	6526
½ DOSE GANZE TOMATEN	5490
6 KIRSCHTOMATEN	2316
1 TOMATE	2187

LYKOPIN-GEHALT IN µg PRO PORTION

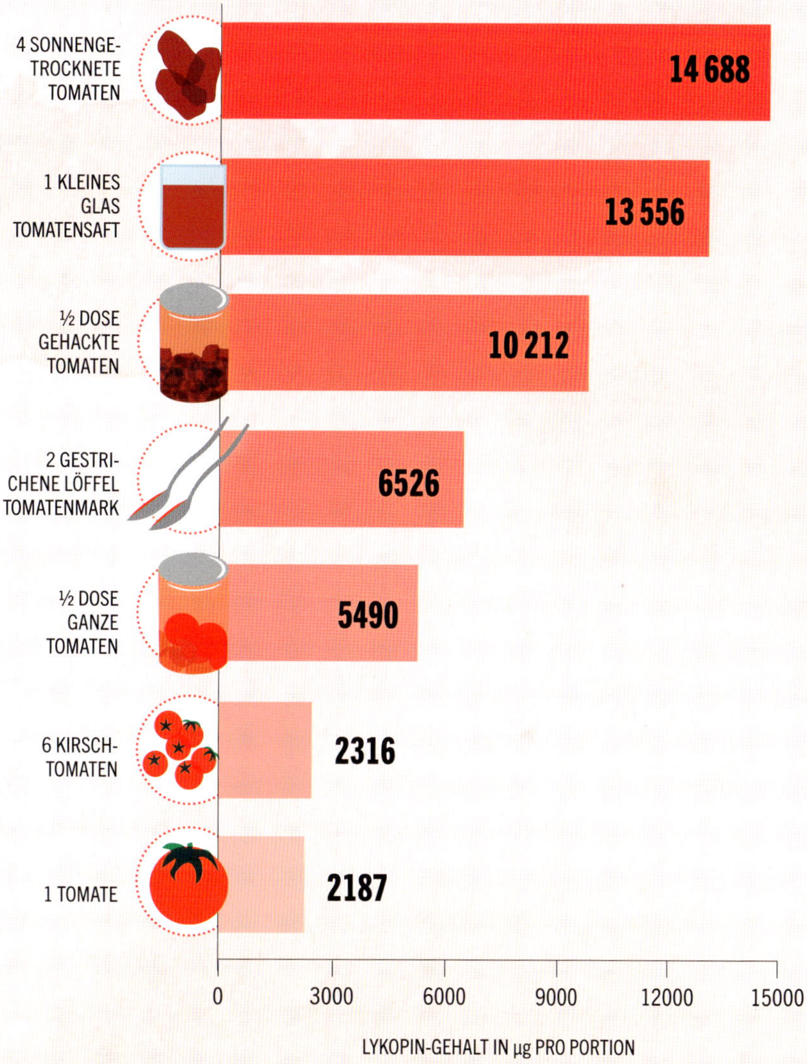

KABELJAU MIT SÜSSKARTOFFEL-WEDGES

Mit Olivenöl nehmen wir Betakarotin besser auf.

ZUTATEN FÜR **2** PERSONEN

2 große Süßkartoffeln (à 250 g), mit Schale, in Spalten geschnitten

2 EL Olivenöl

1 TL Paprikapulver

160 g Blumenkohl, in kleine Röschen zerteilt

160 g grüne Bohnen, in Drittel geschnitten

160 g Grünkohl, gehackt

2 Kabeljau-Loins (à 170 g)

frisch gemahlener schwarzer Pfeffer

1 Den Backofen auf 220 °C vorheizen. Die Süßkartoffelspalten mit 1½ EL Öl und Paprikapulver vermischen, auf ein Backblech geben und im Ofen 30 Minuten garen.

2 In einem Topf Wasser zum Kochen bringen. Das Gemüse über dem kochenden Wasser dampfgaren, dabei in 2-Minuten-Abständen vorgehen: Erst den Blumenkohl, dann die Bohnen und zuletzt den Grünkohl hinzugeben.

3 Währenddessen den Kabeljau trocken tupfen, mit dem restlichen Öl (½ EL) bestreichen und mit schwarzem Pfeffer würzen. 5–6 Minuten unter Wenden in einer Grillpfanne oder auf dem Grill garen. Kabeljau, Süßkartoffeln und das gedämpfte Gemüse auf vorgewärmten Tellern anrichten und servieren.

NÄHRWERTE PRO PORTION Kalorien **513** Fett gesamt **14,9 g** Gesättigte Fettsäuren **2,4 g** Kohlenhydrate **60,4 g** Ballaststoffe **16 g** Zucker **19,5 g** Eiweiß **39,4 g** Salz **0,7 g**

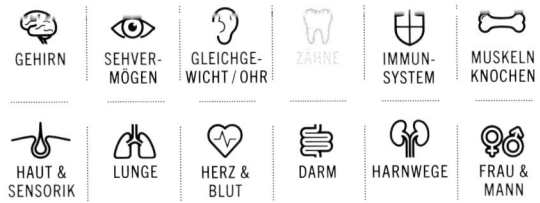

RATATOUILLE

Ein wahrer Festschmaus für alle, die Gemüse lieben – außerdem ruckzuck gemacht!

ZUTATEN FÜR **2** PERSONEN

2 EL Olivenöl

1 kleine Zwiebel, in dicke Scheiben geschnitten

2 Knoblauchzehen, fein gehackt

je 1 rote und gelbe Paprikaschote, entkernt und gewürfelt

1 kleine Aubergine, in Scheiben geschnitten

1 Zucchini, in Scheiben geschnitten

200 g Kirschtomaten

1 Dose gehackte Tomaten (400 g)

1 EL Tomatenmark

1 EL Balsamico-Essig

1 TL getrocknete gemischte Kräuter

frisch gemahlener schwarzer Pfeffer

150 g Naturreis

1 Handvoll Basilikumblätter, klein gezupft, zum Garnieren

1 Das Öl in einer großen Pfanne erhitzen und Zwiebel und Knoblauch bei schwacher Hitze darin glasig dünsten. Paprikaschoten, Aubergine und Zucchini hinzufügen und weitere 5 Minuten dünsten. Dann alle Tomaten, Tomatenmark, Balsamico-Essig und getrocknete Kräuter einrühren. Mit schwarzem Pfeffer würzen, aufkochen lassen, dann den Deckel auflegen und 30 Minuten köcheln lassen.

2 Den Reis nach Packungsanweisung garen. Alles anrichten, mit Basilikum garnieren und servieren.

NÄHRWERTE PRO PORTION Kalorien **511** Fett gesamt **14,3 g** Gesättigte Fettsäuren **2,2 g** Kohlenhydrate **86,9 g** Ballaststoffe **14,3 g** Zucker **27,6 g** Eiweiß **14,4 g** Salz **0,1 g**

PASTA MIT THUNFISCH UND OFENGEMÜSE

....

Buntes Gemüse voller Antioxidanzien, gepaart mit gesunden Omega-3-Fettsäuren.

ZUTATEN FÜR **2** PERSONEN

250 g Butternusskürbis, in Stücke geschnitten

180 g Kirschtomaten

1 Zucchini, in dicke Scheiben geschnitten

1 rote Zwiebel, in Spalten geschnitten

1 gelbe Paprikaschote, entkernt und in Stücke geschnitten

1 EL Olivenöl

125 g Vollkornnudeln

2 Thunfischsteaks (à 120 g), mit frisch gemahlenem schwarzen Pfeffer gewürzt

1 Handvoll fein gehackter Schnittlauch

½ Zitrone, in Spalten geschnitten, zum Servieren

1 Den Backofen auf 200 °C vorheizen. Das Gemüse mit dem Öl vermischen, auf einem Backblech verteilen und im Ofen 30–40 Minuten garen. Die Pasta nach Packungsanweisung kochen, abgießen und beiseitestellen.

2 Eine Pfanne erhitzen und den Thunfisch scharf anbraten. Den Garpunkt dabei nach Belieben wählen.

3 Pasta, Ofengemüse und Schnittlauch vermischen und auf zwei Teller verteilen. Den Thunfisch darauf anrichten und mit Zitronenspalten servieren.

NÄHRWERTE PRO PORTION Kalorien **512** Fett gesamt **9,1 g** Gesättigte Fettsäuren **1,5 g** Kohlenhydrate **67,9 g** Ballaststoffe **15,9 g** Zucker **21,3 g** Eiweiß **43,8 g** Salz **0,2 g**

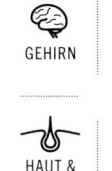 GEHIRN SEHVERMÖGEN GLEICHGEWICHT / OHR ZÄHNE IMMUNSYSTEM MUSKELN KNOCHEN

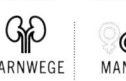 HAUT & SENSORIK LUNGE HERZ & BLUT DARM HARNWEGE MANN

ROSMARINLAMM

....

Dank der Carnosolsäure im Rosmarin bekämpfen Sie mit diesem Gericht freie Radikale im Gehirn.

ZUTATEN FÜR **2** PERSONEN

2 magere Lammsteaks (à 120 g)

1½ EL Olivenöl

frisch gemahlener schwarzer Pfeffer

2 Süßkartoffeln (à 225 g), mit Schale, in Stücke geschnitten

1 Rosmarinzweig

160 g Brokkoli

160 g Maiskölbchen

1 Den Backofen auf 220 °C vorheizen. Die Lammsteaks trocken tupfen, mit ½ EL Öl einreiben und mit frisch gemahlenem schwarzen Pfeffer würzen.

2 Die Kartoffeln mit dem restlichen Öl (1 EL) und dem Rosmarin vermischen und 25 Minuten im Ofen garen.

3 Eine große Pfanne stark erhitzen und die Lammsteaks je 2 Minuten auf beiden Seiten anbraten, dann auf einem vorgewärmten Teller ruhen lassen.

4 Brokkoli und Maiskölbchen 5 Minuten dampfgaren, dann mit Süßkartoffeln und Lammfleisch anrichten, mit dem ausgetretenen Fleischsaft übergießen und servieren.

NÄHRWERTE PRO PORTION Kalorien **500** Fett gesamt **19,3 g** Gesättigte Fettsäuren **5,7 g** Kohlenhydrate **52,6 g** Ballaststoffe **13,2 g** Zucker **15,9 g** Eiweiß **32,4 g** Salz **0,5 g**

 GEHIRN SEHVERMÖGEN GLEICHGEWICHT / OHR ZÄHNE  IMMUNSYSTEM MUSKELN KNOCHEN

 HAUT & SENSORIK LUNGE HERZ & BLUT DARM HARNWEGE FRAU

- WUNDERWAFFEN -

OLIVENÖL

Olivenöl ist uns aus der mediterranen Küche vertraut. Es besitzt viele gesunde Eigenschaften: Olivenöl senkt Cholesterinwerte und Blutdruck, schützt vor altersbedingten Beschwerden und unterstützt unsere kognitiven Leistungen. Olivenöl kann aber noch mehr: Es trägt auch dazu bei, bestimmte Krebsarten zu verhindern.

WELCHES OLIVENÖL?

Jedes Olivenöl enthält reichlich einfach ungesättigte Fettsäuren und Vitamin E. Natives Olivenöl extra ist die reinste Form und sollte nicht erhitzt werden, während natives und einfaches Olivenöl sich wegen ihres höheren Rauchpunkts gut zum Kochen eignen.

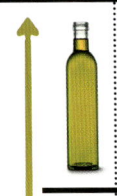

Natives Olivenöl extra
- kommt aus der ersten Pressung der Oliven.
- enthält sehr viele Polyphenole und Antioxidanzien.

Natives Olivenöl
- wird ebenfalls bei der ersten Pressung gewonnen, allerdings aus reiferen Oliven.
- enthält nur mässig viele Antioxidanzien.

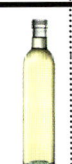

Olivenöl
- ist meist aus nativem und raffiniertem Olivenöl gemischt.
- ist verarbeitet und enthält daher weniger Polyphenole.

GEHALT AN ANTIOXIDANZIEN

GESUNDES MASS

Ein Esslöffel pro Tag. Beachten Sie, dass Olivenöl sehr kalorienreich ist – ein Esslöffel hat 100 Kalorien.

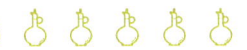

EINKAUF

Natives Olivenöl extra enthält die meisten gesunden Inhaltsstoffe.

IN DER FLASCHE

AUFBEWAHRUNG

Damit es nicht ranzig wird, sollte Olivenöl in dunklen Flaschen gekauft und dann kühl und dunkel gelagert werden.

ZUBEREITUNG

Natives und einfaches Olivenöl sind gut zum Kochen, »Nativ extra« für den Salat.

GEKOCHT   UNGEKOCHT

Schützt vor Krebs

Eine Analyse von Studien hat bestätigt, dass ein sehr hoher Konsum von Olivenöl im Vergleich zu sehr geringem Konsum zu einer um 34 % geringeren Wahrscheinlichkeit führt, an Krebs allgemein zu erkranken, vor allem an Brustkrebs. Es ist noch nicht erforscht, woran das liegt, doch Laborstudien zeigen, dass es wohl die Polyphenole sind, die das Auftreten und Wachsen von Krebs durch ihre antioxidative Wirkung hemmen.

37%

geringeres Brustkrebsrisiko für Personen, die sehr viel Olivenöl zu sich nehmen (im Vergleich zu Personen, die sehr wenig Olivenöl verwenden)

Stärkt das Gedächtnis

Eine Studie fand heraus, dass ältere Menschen, die regelmäßig Olivenöl verwenden, mit geringerer Wahrscheinlichkeit geistig abbauen. Vor allem ihre visuelle Gedächtnisleistung, also die Fähigkeit, sich Dinge zu merken, die sie gesehen haben, blieb länger erhalten.

Schützt die Zellen

Jedes Olivenöl enthält viel Vitamin E, ein starkes Antioxidans. Natives Olivenöl extra ist außerdem besonders reich an Polyphenolen, von denen viele zellschützend und entzündungshemmend wirken– eine ideale Kombination: Die Antioxidanzien halten die zellschädigenden freien Radikale in Schach, während die Polyphenole Entzündungen verhindern.

Beugt einem Schlaganfall vor

Vieles weist darauf hin, dass Olivenöl dazu beiträgt, den Bluthochdruck zu senken, was wiederum vor Schlaganfällen schützt. Dies ist vor allem auf Ölsäure, die wichtigste ungesättigte Fettsäure, zurückzuführen.

Wer Olivenöl zum Kochen und als Dressing verwendet, hat ein um **41 %** geringeres Schlaganfallrisiko, als jemand, der es nie einsetzt.

Senkt das Cholesterin

Wer gesättigte durch einfach ungesättigte Fettsäuren ersetzt, also z. B. statt Butter Olivenöl verwendet, kann Studien zufolge die Werte des »schlechten« LDL-Cholesterins und den Gesamtcholesterinwert um 6–10 % senken.

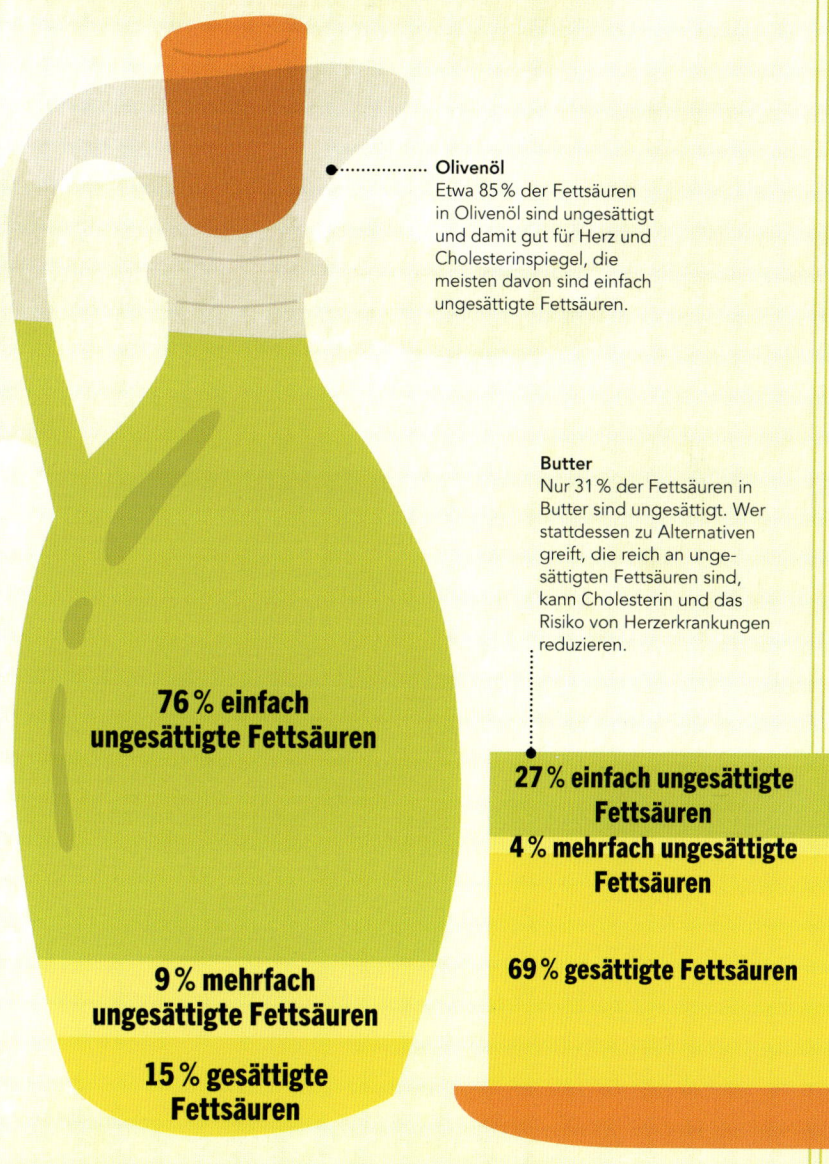

Olivenöl
Etwa 85 % der Fettsäuren in Olivenöl sind ungesättigt und damit gut für Herz und Cholesterinspiegel, die meisten davon sind einfach ungesättigte Fettsäuren.

Butter
Nur 31 % der Fettsäuren in Butter sind ungesättigt. Wer stattdessen zu Alternativen greift, die reich an ungesättigten Fettsäuren sind, kann Cholesterin und das Risiko von Herzerkrankungen reduzieren.

76 % einfach ungesättigte Fettsäuren

9 % mehrfach ungesättigte Fettsäuren

15 % gesättigte Fettsäuren

27 % einfach ungesättigte Fettsäuren

4 % mehrfach ungesättigte Fettsäuren

69 % gesättigte Fettsäuren

SCHOLLE MIT SÜSS-KARTOFFELNUDELN

Tun Sie Ihren Augen mal wieder etwas Gutes – dieses Rezept steckt voller Nährstoffe, die die Augen schützen: Pak Choi und Zucchini liefern Lutein und Zeaxanthin, während die Süßkartoffeln reich an Betakarotin sind.

GEHIRN	SEHVER-MÖGEN	GLEICHGE-WICHT / OHR	ZÄHNE
IMMUN-SYSTEM	MUSKELN KNOCHEN	HAUT & SENSORIK	LUNGE
HERZ & BLUT	DARM	HARNWEGE	FRAU & MANN

ZUTATEN FÜR 2 PERSONEN

2 Süßkartoffeln (à 150 g; mit Schale)

4 EL Olivenöl

2 Schollenfilets

frisch gemahlener schwarzer Pfeffer

Saft von 1 Zitrone plus Zitronenspalten zum Servieren

1 EL eingelegte Kapern, abgetropft und grob gehackt

1 mittelgroße Zucchini

1 Pak Choi

2 Knoblauchzehen, zerdrückt

glatte Petersilie, gehackt, zum Garnieren

1 Die Süßkartoffeln mit Julienneschneider, Mandoline, Spiralschneider oder einem scharfen Küchenmesser in nudelartige Spiralen oder schmale Streifen schneiden. Mit 2 EL Olivenöl in einer Schüssel gut vermischen, sodass die Süßkartoffelnudeln überall mit Olivenöl überzogen sind.

2 Den Backofen auf 180 °C vorheizen. Die Fischfilets mit der Hautseite nach unten auf ein leicht mit Öl bestrichenes Backblech legen, trocken tupfen und mit schwarzem Pfeffer und einem Spritzer Zitronensaft würzen. Im Ofen 10–15 Minuten garen, bis der Fisch nicht mehr glasig ist.

3 In der Zwischenzeit 1 EL Öl in einer Pfanne erhitzen. Die Süßkartoffelnudeln darin 4–5 Minuten unter ständigem Rühren anbraten. Dann in eine Schüssel geben und mit den Kapern und dem Saft von ½ Zitrone gründlich mischen. Bis zum Servieren warm halten.

4 Die Zucchini mit einem Gemüseschäler in lange, dünne Streifen schneiden. Die Pak-Choi-Blätter trennen und längs halbieren, sodass sie lang und nicht zu dünn sind. Das restliche Öl (1 EL) in der Pfanne erhitzen und Zucchini, Knoblauch und Pak Choi darin 2 Minuten anbraten.

5 Die Süßkartoffelnudeln auf zwei Teller oder Schalen aufteilen, das Knoblauchgemüse daraufgeben und die Fischfilets obenauf legen. Mit gehackter Petersilie bestreut und mit Zitronenspalten servieren.

Gesunde Alternativen

- Ersetzen Sie die Scholle durch **Kabeljau**. Er enthält besonders viel Vitamin B$_{12}$, Jod und Selen, die eine wichtige Rolle für die Schilddrüsenfunktion spielen.
- Für eine etwas sättigendere Variante tauschen Sie die Süßkartoffelnudeln gegen **Naturreis**, der außerdem Selen für die Immunkräfte liefert.

NÄHRWERTE PRO PORTION Kalorien **488** Fett gesamt **25 g** Gesättigte Fettsäuren **3,8 g** Kohlenhydrate **35,5 g** Ballaststoffe **7,5 g** Zucker **11,4 g** Eiweiß **32,7 g** Salz **1,3 g**

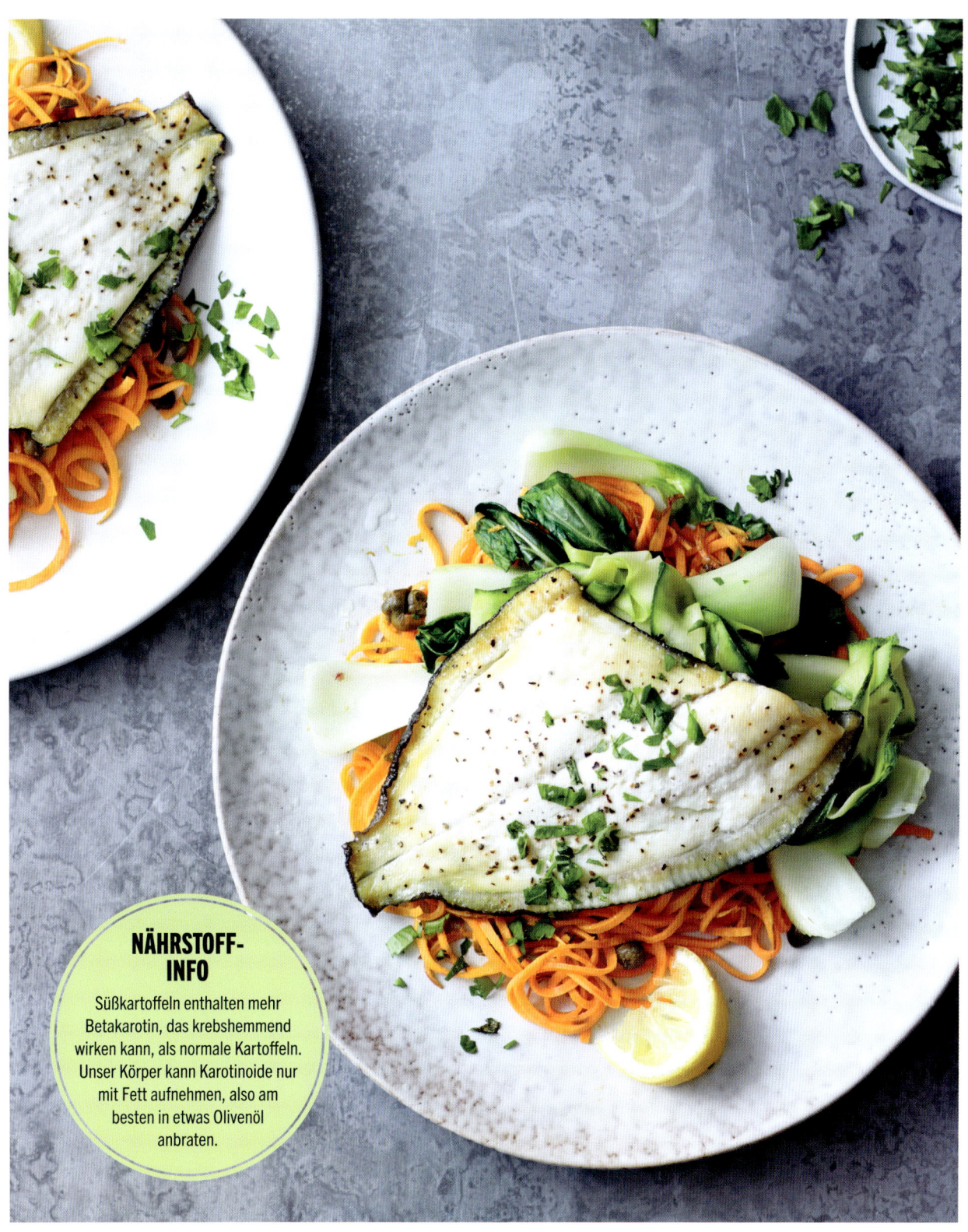

NÄHRSTOFF-INFO

Süßkartoffeln enthalten mehr Betakarotin, das krebshemmend wirken kann, als normale Kartoffeln. Unser Körper kann Karotinoide nur mit Fett aufnehmen, also am besten in etwas Olivenöl anbraten.

-WUNDERWAFFEN-

ZITRUSFRÜCHTE

Sie sind bekannt für ihr Vitamin C, das die Abwehrkräfte unterstützt, aber Zitrusfrüchte können sehr viel mehr, als nur Infekte abzuwehren: Sie bewahren uns vor Herzerkrankungen, schützen vor Krebs und können Grauen Star aufhalten.

WELCHE ZITRUSFRÜCHTE?

Diese Zitrusfrüchte enthalten viel Vitamin C, ein wirkungsvolles Antioxidans.

Orangen, Mandarinen und Satsumas

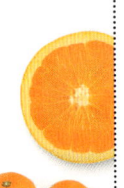

- enthalten über 170 Phytochemikalien, die vor Entzündungen und Tumoren schützen und antioxidative Wirkung haben.
- sind reich an Hesperidin, das den Cholesterinspiegel senken kann.
- liefern Beta-Cryptoxanthin, das gut für die Lunge ist.

Grapefruits

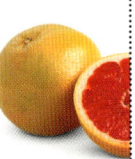

- senken den Cholesterinspiegel.
- gibt es in Rosa, Rot und Gelb. Rosa und rote Sorten enthalten viel Lykopin, ein starkes Antioxidans.

Zitronen und Limetten

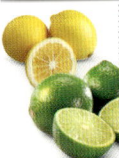

- schützen das Herz, denn sie geben Speisen Würze, sodass man auf Salz verzichten kann.

GESUNDES MASS

Versuchen Sie, täglich eine Portion Zitrusfrüchte zu essen.

EINKAUF

Wählen Sie ungewachste Bio-Früchte.

IN FLASCHEN   FRISCH ALS FRUCHT   FRISCH GEPRESST

AUFBEWAHRUNG

Zitrusfrüchte geben mehr Saft ab, wenn sie Raumtemperatur haben.

ZUBEREITUNG

Am besten roh und als ganze Frucht essen (statt ein Glas Saft zu trinken). Verwenden Sie Orangen- und Zitronenschale, um Speisen zusätzliches Aroma zu geben, da die Schale mehr Antioxidanzien als das Fruchtfleisch enthält.

GEKOCHT   ROH

Schützen vor Grauem Star

Studien haben festgestellt, dass Vitamin-C-reiche Früchte den Grauen Star verhindern können: Eine höhere Menge dieses Antioxidans in der Tränenflüssigkeit beugt der Linsentrübung vor. 2016 hat eine Studie gezeigt, dass Vitamin-C-reiche Ernährung das Risiko für Grauen Star um ein Fünftel, im Verlauf von 10 Jahren sogar um ein Drittel senkt.

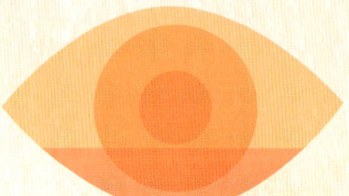

33%

weniger Erkrankungen an Grauem Star bei Vitamin-C-reicher Ernährung

Tragen zur Bildung von Kollagen bei

Vitamin C wird zur Bildung von Kollagen benötigt, das Bänder, Sehnen und Blutgefäße elastisch hält, Knochen stärkt und für Wundheilung sorgt. Es trägt auch zu glatterer, strafferer Haut bei: In einer Studie mit Amerikanerinnen reduzierte eine hohe Vitamin-C-Aufnahme Falten um 11%.

Schützen das Herz

Mehrere Studien haben festgestellt, dass Vitamin C zusammen mit den Phytochemikalien in Obst das Risiko für Herzerkrankungen reduziert. Eine große Studie ergab, dass die Personen, die die meisten Zitrusfrüchte aßen (im Vergleich zu denen, die am wenigsten aßen), ein um 28 % geringeres Schlaganfallrisiko hatten. Wer die größte Menge an Zitrussäften zu sich nahm, hatte sogar ein um 35 % geringeres Risiko.

Senken Cholesterin

Studien zeigen, dass Bestandteile von Zitrusfrüchten Cholesterinwerte senken können. Wer regelmäßig Zitrussäfte trinkt, hat niedrigere Cholesterinwerte im Blut. Noch gesünder als der Saft ist aber die ganze Frucht, da Hesperidin, das cholesterinsenkend wirken soll, in der Schale und der weißen Haut enthalten ist.

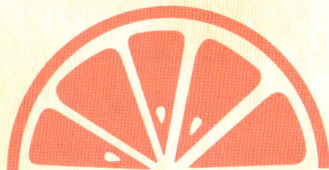

Laut einer Studie senken rote Grapefruits Gesamtcholesterin und »schlechtes« LDL-Cholesterin doppelt so stark wie gelbe.

Sind gesunde Allroundtalente

Wer viele Zitrusfrüchte isst, schützt sich vor einer ganzen Anzahl an Krankheiten wie Krebs, Arthritis, Herzerkrankungen, Grauer Star und Diabetes, das belegen zahlreiche Untersuchungen. Vieles deutet darauf hin, dass Zitrusfrüchte das Risiko von Krebs an Speiseröhre, Mund, Kehlkopf, Rachen und Magen um 40–50 % verringern können. Die gesunden Inhaltsstoffe der Zitrusfrüchte – Ballaststoffe, Vitamin C, Kalium, Folsäure und Flavonoide – sind über die ganze Frucht verteilt.

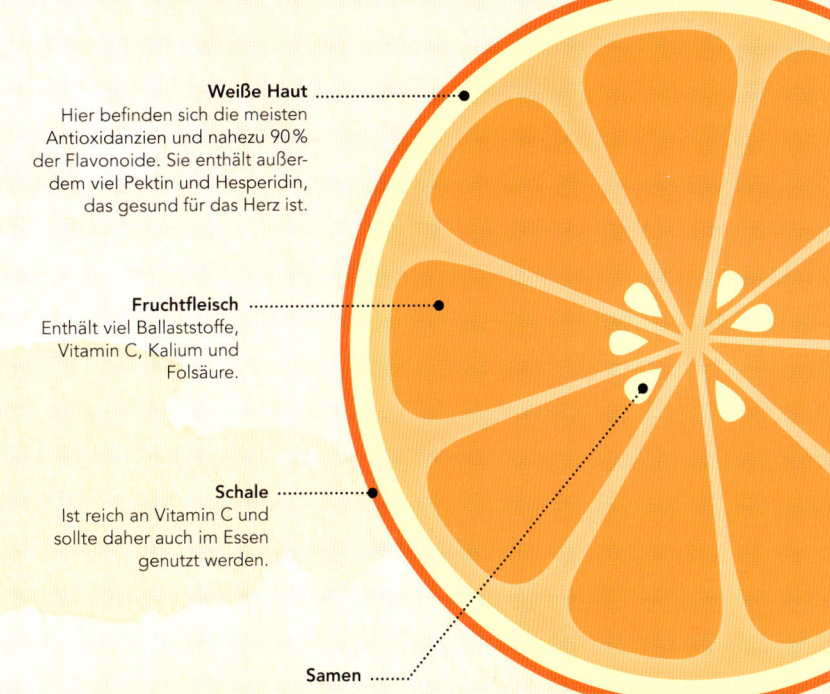

Weiße Haut
Hier befinden sich die meisten Antioxidanzien und nahezu 90 % der Flavonoide. Sie enthält außerdem viel Pektin und Hesperidin, das gesund für das Herz ist.

Fruchtfleisch
Enthält viel Ballaststoffe, Vitamin C, Kalium und Folsäure.

Schale
Ist reich an Vitamin C und sollte daher auch im Essen genutzt werden.

Samen

Schützen vor Demenz

In einer über sechs Jahre angelegten Studie fand man 2017 heraus, dass bei Personen, die fast täglich Zitrusfrüchte aßen, das Demenzrisiko um 23 % niedriger war. Zitrusfrüchte enthalten Vitamin C und Phytochemikalien, die für gesunde Gehirnzellen sorgen.

Wehren Infekte ab

Zitrusfrüchte enthalten viel Vitamin C und stärken so unser Immunsystem. Vitamin C stimuliert unsere weißen Blutkörperchen, die Leukozyten, und schützt als Antioxidans die Immunzellen vor den schädlichen Einflüssen von freien Radikalen.

SCHARFE KNOBLAUCH-PASTA MIT GARNELEN

Im Duft des Knoblauchs zeigen sich seine Phytochemikalien. Sie senken unsere Cholesterinwerte.

ZUTATEN FÜR **2** PERSONEN

160 g Vollkornspaghetti

160 g Erbsen

2 EL Olivenöl

1–2 Knoblauchzehen, fein gehackt

1 rote Chilischote, entkernt und fein gehackt

150 g geschälte rohe Riesengarnelen, trocken getupft

200 g Kirschtomaten, halbiert

1 Handvoll Petersilie, gehackt

Saft und Schale von 1 Bio-Zitrone

frisch gemahlener schwarzer Pfeffer

1 Die Spaghetti nach Packungsanweisung garen und in der letzten Minute die Erbsen mitkochen. Alles abgießen und beiseitestellen. In der Zwischenzeit das Öl in eine große Pfanne geben. Knoblauch und Chilischote darin 2 Minuten andünsten.

2 Die Garnelen hinzufügen und 3–4 Minuten dünsten, bis sie rosa und durchgegart sind. Die Tomaten dazugeben und einige Minuten weich werden lassen. Dann die Spaghetti mit den Erbsen, Petersilie, Zitronensaft und -schale in die Pfanne geben. Alles gut vermischen, mit schwarzem Pfeffer würzen und servieren.

NÄHRWERTE PRO PORTION Kalorien **501** Fett gesamt **14,7 g** Gesättigte Fettsäuren **2,2 g** Kohlenhydrate **67,4 g** Ballaststoffe **15,3 g** Zucker **11,7 g** Eiweiß **29 g** Salz **0,4 g**

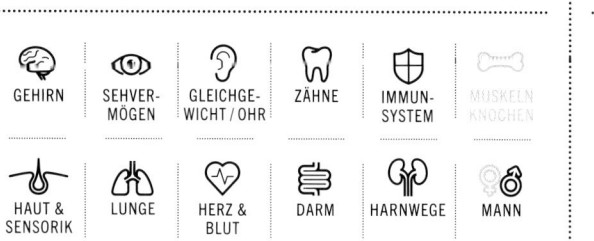

TOFUSPIESSE

Marinierter Tofu verleiht diesem Gericht mit Anti-Aging-Wirkung extra viel Geschmack.

ZUTATEN FÜR **2** PERSONEN

250 g Tofu, in Würfel geschnitten

1 EL Olivenöl

1 große Knoblauchzehe, fein gerieben

1 rote Chilischote, entkernt und fein gehackt

150 g Naturreis

1 grüne und 1 rote Paprikaschote, entkernt und in Stücke geschnitten

200 g Kirschtomaten

frisch gemahlener schwarzer Pfeffer

125 g Sojajoghurt

100 g Gurke, geraspelt, überschüssige Flüssigkeit ausgedrückt

Saft von ½ Zitrone

2 EL gehackte Minzeblätter

1 Die Tofuwürfel in einer Schüssel (nicht aus Metall) mit Öl, Knoblauch und Chili vermischen und 30 Minuten marinieren.

2 Den Reis nach Packungsanweisung zubereiten. Den Grill auf mittlere Hitze vorheizen. Tofuwürfel, Paprikastücke und Kirschtomaten auf sechs metallene Spieße stecken. Mit schwarzem Pfeffer würzen und 15 Minuten grillen.

3 Joghurt, Gurke, Zitronensaft und Minze verrühren und mit den Tofu-Kebabs und dem Reis servieren.

NÄHRWERTE PRO PORTION Kalorien **485** Fett gesamt **13,7 g** Gesättigte Fettsäuren **2,5 g** Kohlenhydrate **72,3 g** Ballaststoffe **8,8 g** Zucker **12,6 g** Eiweiß **22,1 g** Salz **0,1 g**

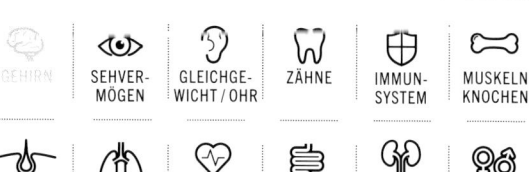
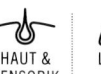

GEMÜSECHILI

ZUTATEN FÜR **2** PERSONEN

1 EL Rapsöl

1 Zwiebel, gewürfelt

je 1 Prise Cayennepfeffer, Kreuzkümmelsamen und geräuchertes Paprikapulver

1–2 Knoblauchzehen, fein gehackt

1 rote und 1 grüne Paprikaschote, entkernt und in Stücke geschnitten

1 Zucchini, in Würfel geschnitten

100 g weiße Champignons

1 Dose gehackte Tomaten (400 g)

1 EL Tomatenmark

frisch gemahlener schwarzer Pfeffer

1 Dose Kidneybohnen (400 g), abgespült und abgetropft

2 Vollkornwraps, in kleine Dreiecke geschnitten

4 EL Sojajoghurt

1 Das Öl in einem Topf sanft erhitzen und Zwiebel, Gewürze und Knoblauch darin 3–4 Minuten andünsten. Paprikaschoten und Zucchini hinzufügen und weitere 5 Minuten dünsten. Die Champignons dazugeben und 2–3 Minuten mitgaren. Dann die gehackten Tomaten und das Tomatenmark in den Topf geben. Mit schwarzem Pfeffer würzen, aufkochen und 15 Minuten köcheln lassen, bis die Sauce dickflüssig wird. Zum Schluss die Kidneybohnen hinzufügen und erwärmen.

2 Währenddessen die Wrapdreiecke knusprig toasten und zu dem mit Joghurt garnierten Chili servieren.

NÄHRWERTE PRO PORTION Kalorien **487** Fett gesamt **13,4 g** Gesättigte Fettsäuren **2,8 g** Kohlenhydrate **69,4 g** Ballaststoffe **24,3 g** Zucker **24,3 g** Eiweiß **24,2 g** Salz **0,8 g**

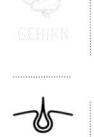

GEHIRN SEHVER-MÖGEN GLEICHGE-WICHT / OHR ZÄHNE IMMUN-SYSTEM MUSKELN KNOCHEN

HAUT & SENSORIK LUNGE HERZ & BLUT DARM HARNWEGE FRAU & MANN

FISH AND CHIPS MIT ERBSEN

Der Anti-Aging-Effekt in diesem Gericht steckt in den Süßkartoffelchips, die viel Betakarotin und Ballaststoffe enthalten – gesünder geht es nicht!

ZUTATEN FÜR **2** PERSONEN

450 g Süßkartoffeln (mit Schale), in mittelgroße Stifte geschnitten

2 EL Rapsöl

1½ EL Mehl

frisch gemahlener schwarzer Pfeffer

2 Kabeljaufilets (à 170 g), halbiert

160 g TK-Erbsen

½ Zitrone, in Spalten geschnitten, zum Servieren

1 Den Backofen auf 220 °C vorheizen. Die Süßkartoffelstifte in 1 EL Öl wenden und auf einem Backblech 25–30 Minuten im Ofen backen.

2 In der Zwischenzeit Mehl und schwarzen Pfeffer in einer großen, flachen Schale mischen. Den Kabeljau trocken tupfen und im Mehl wenden. Überschüssiges Mehl abklopfen. Den Fisch im restlichen Öl (1 EL) in einer großen Pfanne auf jeder Seite 3 Minuten braten. Den Herd ausschalten, die Pfanne abdecken und den Fisch noch 1 Minute ruhen lassen.

3 Die Erbsen 2 Minuten in heißem Wasser garen, dann abgießen und mit dem Kabeljau, den Süßkartoffelpommes und Zitronenspalten servieren.

NÄHRWERTE PRO PORTION Kalorien **508** Fett gesamt **13,4 g** Gesättigte Fettsäuren **1,4 g** Kohlenhydrate **63,8 g** Ballaststoffe **12,5 g** Zucker **17,4 g** Eiweiß **37,5 g** Salz **0,6 g**

   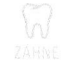

GEHIRN SEHVER-MÖGEN GLEICHGE-WICHT / OHR ZÄHNE IMMUN-SYSTEM MUSKELN KNOCHEN

HAUT & SENSORIK LUNGE HERZ & BLUT DARM HARNWEGE MANN

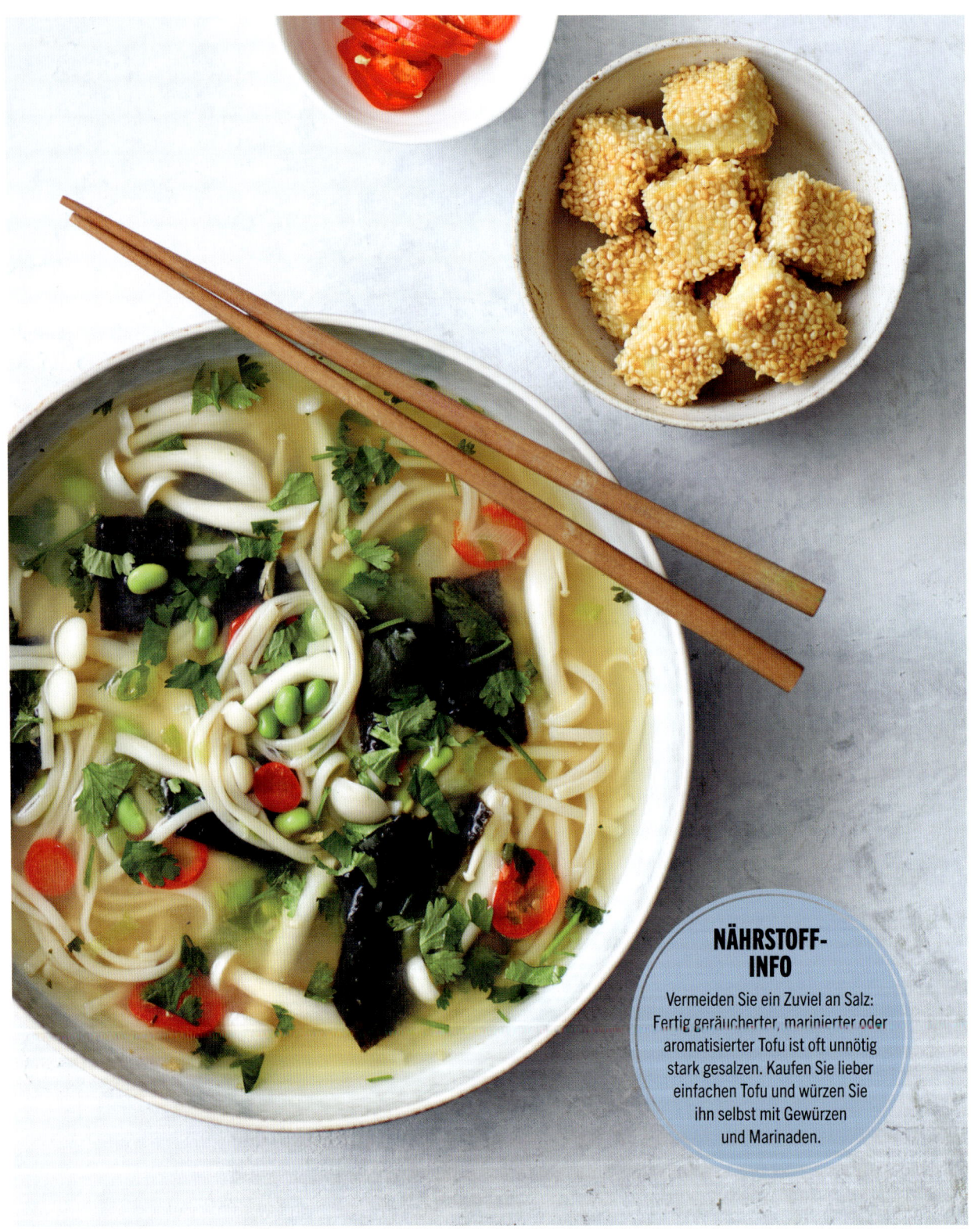

NÄHRSTOFF-INFO

Vermeiden Sie ein Zuviel an Salz: Fertig geräucherter, marinierter oder aromatisierter Tofu ist oft unnötig stark gesalzen. Kaufen Sie lieber einfachen Tofu und würzen Sie ihn selbst mit Gewürzen und Marinaden.

JAPANISCHE NUDELSUPPE

Bei diesem Gericht dreht sich alles um Soja: Miso, Tofu und Edamame. Genießen Sie diese sättigende Suppe und sorgen Sie ganz nebenbei für starke Knochen und einen niedrigen Cholesterinspiegel.

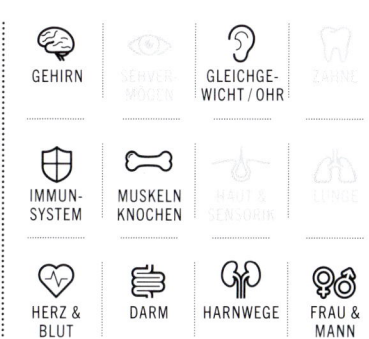

GEHIRN · SEHVERMÖGEN · GLEICHGE-WICHT / OHR · ZÄHNE

IMMUN-SYSTEM · MUSKELN KNOCHEN · HAUT & SENSORIK · LUNGE

HERZ & BLUT · DARM · HARNWEGE · FRAU & MANN

ZUTATEN FÜR **2** PERSONEN

2 TL Misopaste

2 Knoblauchzehen, gerieben

4 Frühlingszwiebeln, gehackt

½ rote Chilischote, entkernt und in Ringe geschnitten

2 TL frisch geriebener Ingwer

50 g Sobanudeln

60 g Edamame

100 g Enokipilze (oder eine andere asiatische Pilzart), in kleine Stücke geteilt

150 g Tofu, abgetropft

1 Ei, verquirlt

30 g Sesamsamen

1 EL Pflanzenöl

2 Blatt Nori-Meeresalgen

1 Handvoll Koriandergrün

Saft von ½ Limette

2 TL Sesamöl

Gesunde Alternativen

- Wenn Sie auf Ihr Gewicht achten, ersetzen Sie die Edamame durch **dicke Bohnen**. Dicke Bohnen haben weniger Kalorien, dafür mehr Ballaststoffe, die länger sättigen.

- Wenn es nicht unbedingt vegetarisch sein muss, nehmen Sie **Riesengarnelen** statt Tofu, und wenden Sie sie genauso in Sesamsamen. Diese Variante liefert doppelt so viel Protein, Kalium und Vitamin E.

1 Misopaste und 900 ml Wasser in einem Topf zum Kochen bringen. Rühren, bis die Paste aufgelöst ist.

2 Knoblauch, Frühlingszwiebeln, Chilischote und 1 TL Ingwer dazugeben. Aufwallen lassen und Nudeln, Edamame und Pilze hinzufügen. Nun die Temperatur reduzieren und die Suppe 5 Minuten unter gelegentlichem Umrühren köcheln lassen, bis die Nudeln gar sind. Vom Herd nehmen.

3 Währenddessen den Tofu in 2 cm große Würfel schneiden und mit Küchenpapier trocken tupfen. Ei und Sesamsamen in zwei Schalen geben. Die Tofuwürfel erst in Ei, dann im Sesam wenden, sodass sie rundum überzogen sind.

4 Das Öl in einer Pfanne erhitzen und die Tofuwürfel darin von einer Seite 1–2 Minuten anbraten, bis sie goldbraun sind, dann wenden und weitere 1–2 Minuten braten. Die anderen Seiten sollten auch ohne Wenden goldbraun werden. Die gebräunten, knusprigen Würfel kurz auf einen mit Küchenpapier ausgelegten Teller geben, damit überschüssiges Fett aufgesogen wird.

5 Die Noriblätter in Streifen brechen oder schneiden und über die Suppe streuen, damit sie weich werden. Den restlichen Ingwer (1 TL), Koriandergrün und Limettensaft unterrühren.

6 Die Suppe auf zwei Teller aufteilen und jede Portion mit 1 TL Sesamöl würzen. Die Tofuwürfel dazu servieren.

NÄHRWERTE PRO PORTION Kalorien **396** Fett gesamt **24,8 g** Gesättigte Fettsäuren **3,9 g** Kohlenhydrate **21,7 g** Ballaststoffe **7,6 g** Zucker **2 g** Eiweiß **21,1 g** Salz **0,7 g**

-WUNDERWAFFEN-

NÜSSE & KERNE

Nüsse sind ein kleines Wunder. Sie sind prallvoll mit Mineralien, Phytochemikalien und essenziellen Fettsäuren, die gesund für unser Herz sind und dazu beitragen, uns vor Darmkrebs, Gallensteinen und Typ-2-Diabetes zu schützen. Nüsse helfen bei der Gewichts-regulierung und runden unsere Ernährung ab. Und neueste Studien zeigen: Sie können auch den Alterungsprozess bremsen.

WELCHE NÜSSE?

Der Gehalt an Vitaminen, Mineralien und Phytochemikalien schwankt je nach Nussart. Für eine optimale Nährstoffkombination sollten Sie deshalb immer eine bunte Mischung essen. Hier zeigen wir gängige Sorten, die für ein langes Leben besonders gut sind.

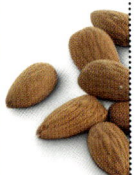

Mandeln
- haben deutlich mehr Kalzium als andere Nüsse und Kerne und schützen so vor Osteoporose.
- sind reich an Vitamin E, daher gut für die Augen.

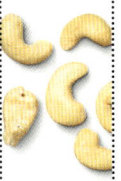

Cashewkerne
- liefern besonders viel Kupfer, das die Abwehrkräfte stärkt – etwa doppelt so viel wie Mandeln, Erdnüsse und Pistazien.

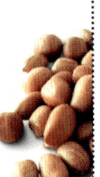

Erdnüsse
- haben weniger Kalorien, weniger Fett, dafür mehr Vitamin B als andere Nüsse und Kerne.
- liefern viel Folsäure, etwa doppelt so viel wie Mandeln und Pistazien und viermal so viel wie Paranüsse.

Paranüsse
- sind außergewöhnlich reich an Selen, das für ein gesundes Immun-system unverzichtbar ist. Selen schützt außerdem vor zellschädigenden freien Radikalen.

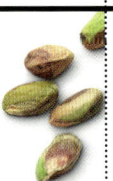

Pistazien
- enthalten als einzige große Mengen Lutein und Zeaxanthin, die unsere Augen schützen.

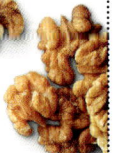

Walnusskerne
- haben einen hohen Gehalt an Alpha-Linolen-säure, eine mehrfach ungesättigte Fettsäure, aus der unser Körper Omega-3-Fettsäuren bildet (EPA und DHA).

GESUNDES MASS

Optimal ist eine Portion (28 g) pro Tag.

AUFBEWAHRUNG

In einem luftdichten Behälter kühl und dunkel aufbewahren.

EINKAUF

Nur ungewürzte und ungesalzene Nüsse kaufen, denn gewürzte enthalten Salz, Honig und/oder Zucker.

FRISCH

ZUBEREITUNG

Nüsse und Kerne am besten roh essen oder bei niedriger Hitze rösten.

GERÖSTET/GEBACKEN   ROH

Lassen uns langsamer altern

Schon sehr früh haben Studien bewiesen, dass der Verzehr von Nüssen das Verkürzen der Telomere (s. S. 11) verzögert. Bei der Untersuchung der DNA von 5000 Personen haben Wissenschaftler festgestellt, dass deren Zellen 18 Monate weniger gealtert waren, wenn Nüsse und Samen 5 % der Ernährung ausmachten.

Beugen Darmkrebs vor

Eine Studie mit 24 000 Erwachsenen hat gezeigt, dass der Verzehr von Erdnüssen zweimal wöchentlich das Darmkrebsrisiko bei Frauen um 58 %, bei Männern um 27 % senkte. Offenbar können Phytinsäure, Phytosterine und Resveratrol vor Krebs schützen.

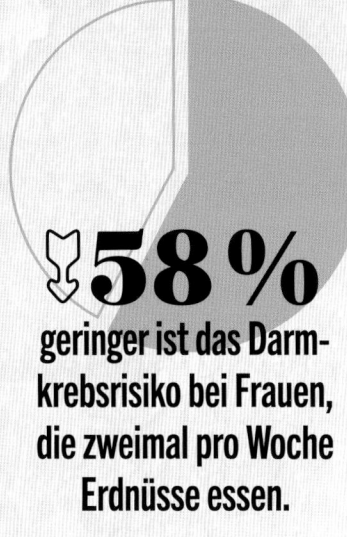

58 % geringer ist das Darmkrebsrisiko bei Frauen, die zweimal pro Woche Erdnüsse essen.

Schützen vor vielen Krankheiten

Eine Studie mit 120 000 Amerikanern über 26–30 Jahre hat ergeben: Wer täglich Nüsse aß, hatte ein um etwa 20 % geringeres verfrühtes Sterberisiko. Einer Analyse von 29 Studien zufolge kann der tägliche Verzehr von 28 g Nüssen das Krebsrisiko um 15 % und die Wahrscheinlichkeit einer Herz-Kreislauf-Erkrankung um 21 % senken. Dieselbe Analyse kam zu dem Schluss, dass 28 g Nüsse täglich das Risiko verringern, an einer Reihe anderer Krankheiten zu sterben:

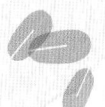

WIE WIR VON 28 G NÜSSEN PROFITIEREN:

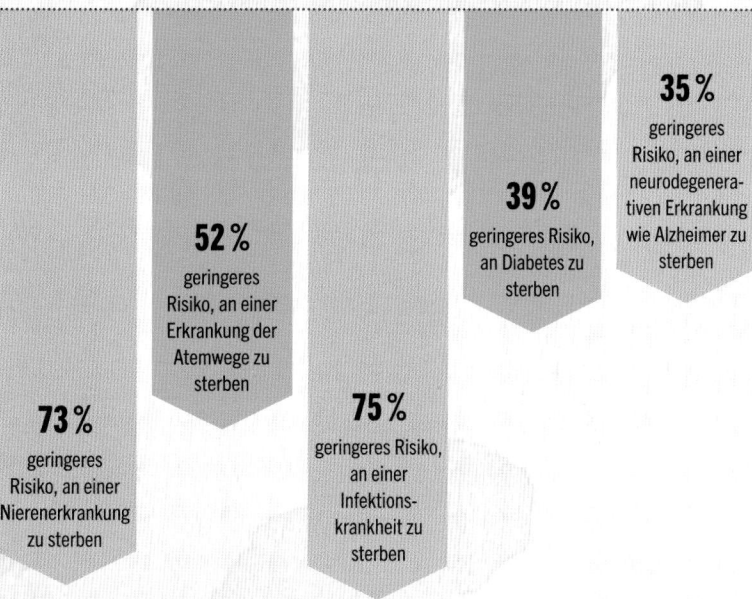

73 % geringeres Risiko, an einer Nierenerkrankung zu sterben

52 % geringeres Risiko, an einer Erkrankung der Atemwege zu sterben

75 % geringeres Risiko, an einer Infektionskrankheit zu sterben

39 % geringeres Risiko, an Diabetes zu sterben

35 % geringeres Risiko, an einer neurodegenerativen Erkrankung wie Alzheimer zu sterben

Helfen, das Gewicht zu halten

Nüsse machen nicht dick – im Gegenteil: In einer Studie haben 51 000 Frauen, die mindestens zweimal pro Woche Nüsse aßen, im Verlauf von acht Jahren weniger zugenommen als Frauen, die keine oder wenig Nüsse aßen.

Verhindern Gallensteine

Frauen, die mindestens fünfmal pro Woche 28 g Nüsse zu sich nehmen, haben ein um 25 % geringeres Risiko, Gallensteine zu entwickeln. Männer senken ihr Risiko, Gallensteine zu bilden, sogar um 30 %.

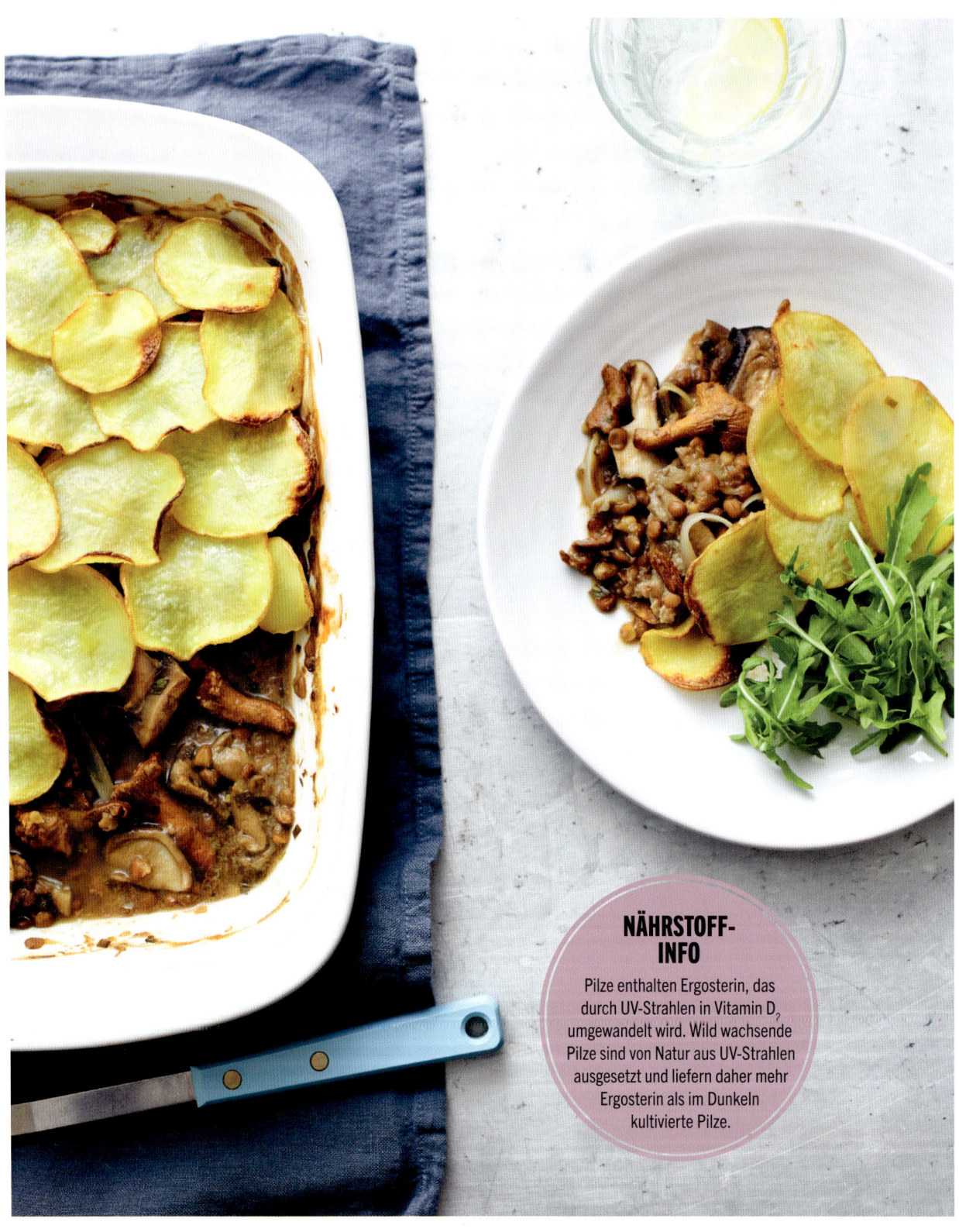

NÄHRSTOFF-INFO

Pilze enthalten Ergosterin, das durch UV-Strahlen in Vitamin D_2 umgewandelt wird. Wild wachsende Pilze sind von Natur aus UV-Strahlen ausgesetzt und liefern daher mehr Ergosterin als im Dunkeln kultivierte Pilze.

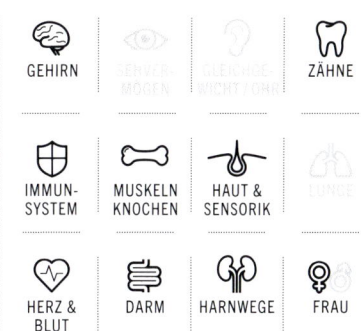

WILDPILZAUFLAUF

Dieser Auflauf wärmt die Seele, stärkt dank der Pilze darin Ihr Immunsystem und schützt vor Entzündungen, die den Alterungsprozess beschleunigen.

ZUTATEN FÜR **2** PERSONEN

20 g getrocknete Steinpilze

3 EL Olivenöl

2 Bananenschalotten, in Spalten geschnitten

2 Knoblauchzehen, in Scheiben geschnitten

300 g gemischte Pilze (braune Champignons, Shiitake oder Austernpilze)

1 Dose grüne Linsen (400 g), abgespült und abgetropft

2 EL gehackte Estragonblätter

1 TL gemahlener Szechuanpfeffer

100 g griechischer Joghurt (0,2 % Fett)

1 mittelgroße Kartoffel (mit Schale)

50 g Rucola

Gesunde Alternativen

- Wenn Sie **Kidneybohnen** statt Linsen verwenden, enthält das Gericht 39 % mehr Ballaststoffe (für ein gesundes Herz) und dreimal mehr knochenstärkendes Kalzium.

- Mögen Sie es gern schärfer und wollen Gewicht verlieren? Dann ersetzen Sie Estragon durch gewürfelte rote **Chilischote**. Capsaicin, der Stoff, der Chilis ihre Schärfe verleiht, unterstützt uns beim Kalorienverbrennen.

1 Die Steinpilze mit 150 ml heißem Wasser übergießen und 15–20 Minuten quellen lassen. Den Backofen auf 200 °C vorheizen.

2 Währenddessen 2 EL Öl in einer Pfanne erhitzen und die Schalotten bei mittlerer Hitze darin 4–5 Minuten andünsten, dann den Knoblauch hinzufügen und 1 Minute andünsten.

3 Die Steinpilze aus dem Wasser nehmen und das Einweichwasser beiseitestellen. Steinpilze und die übrigen Pilze in dicke Scheiben schneiden und zu Schalotten und Knoblauch in die Pfanne geben. Die Hitze reduzieren und die Pilze unter gelegentlichem Rühren dünsten.

4 Das Einweichwasser durch ein Sieb gießen und mit Linsen, Estragon und Szechuanpfeffer in die Pfanne geben. Umrühren und weitere 2–3 Minuten garen, dann vom Herd nehmen und den Joghurt einrühren. Die Pilzmischung in eine ofenfeste Form füllen.

5 Die Kartoffel in Scheiben von etwa 3 mm Dicke schneiden und so auf der Pilzmischung verteilen, dass die Scheiben einander überlappen. Keine Lücken lassen, damit die Pilze nicht trocken werden.

6 Die Kartoffelscheiben mit dem restlichen Öl (1 EL) bepinseln. Den Auflauf 20–25 Minuten im Ofen backen, bis die Kartoffeln gar sind und knusprig werden. Mit Rucola servieren.

NÄHRWERTE PRO PORTION Kalorien **438** Fett gesamt **18,6 g** Gesättigte Fettsäuren **2,9 g** Kohlenhydrate **51,2 g** Ballaststoffe **10,3 g** Zucker **6,7 g** Eiweiß **19,5 g** Salz **0,3 g**

OFENHÄHNCHEN MIT GEMÜSE

Ein fettarmes Gericht mit vielen Proteinen.

ZUTATEN FÜR 2 PERSONEN

2 Hähnchenbrüste ohne Haut (à 150 g)

frisch gemahlener schwarzer Pfeffer

1½ EL Rapsöl

400 g Süßkartoffeln (mit Schale), in Stücke geschnitten

160 g Blumenkohl, in Röschen zerteilt

160 g Weißkohl, gehobelt

160 g Zuckerschoten

1 EL salzreduziertes Bratensauce-Granulat (nach Belieben)

1 Den Backofen auf 200 °C vorheizen. Die Hähnchenbrüste in eine ofenfeste Form geben und mit Pfeffer würzen. Ein Stück Backpapier mit Öl bepinseln, mit der Ölseite nach unten auf die Hähnchenbrüste legen und rundum feststecken.

2 Die Kartoffelstücke mit dem restlichen Öl vermischen und in eine zweite ofenfeste Form geben. Hähnchen und Kartoffeln 25–30 Minuten im Backofen garen.

3 Blumenkohl und Weißkohl 5 Minuten dampfgaren, in den letzten 2 Minuten die Zuckerschoten hinzufügen. Nach Belieben eine Bratensauce zubereiten: Dazu das Granulat in 100 ml Fleischsaft und kochendem Wasser auflösen. Das Hähnchen mit Gemüse und Sauce servieren.

NÄHRWERTE PRO PORTION Kalorien **499** Fett gesamt **11,9 g** Gesättigte Fettsäuren **1,9 g** Kohlenhydrate **56 g** Ballaststoffe **14,2 g** Zucker **20,6 g** Eiweiß **45,3 g** Salz **1 g**

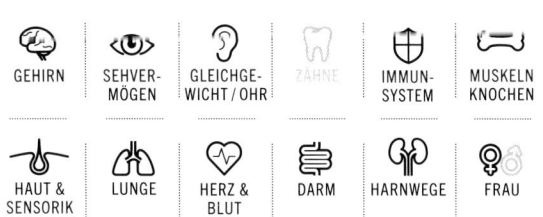

GRIECHISCHES OFENGEMÜSE MIT FETA

Dieses bunte Gemüse enthält eine geballte Mischung an gesunden Antioxidanzien.

ZUTATEN FÜR 2 PERSONEN

1 kleine rote Zwiebel, in Spalten geschnitten

1 rote und 1 grüne Paprikaschote, entkernt und in Stücke geschnitten

1 kleine Aubergine, in dicke Scheiben geschnitten

1 Zucchini, in dicke Scheiben geschnitten

1 EL Olivenöl

1 EL Balsamico-Essig

Oregano (nach Belieben)

frisch gemahlener schwarzer Pfeffer

½ Dose weiße Bohnen (200 g), abgespült und abgetropft

40 g fettarmer Feta

2 Vollkornpitas, geröstet

4 EL griechischer Joghurt (0,2 % Fett)

1 Den Backofen auf 200 °C vorheizen. Das Gemüse auf ein Backblech geben, mit Öl, Balsamico-Essig und Oregano vermischen und mit schwarzem Pfeffer würzen. Im Ofen 30–40 Minuten garen, bis das Gemüse Farbe annimmt. Die weißen Bohnen für die letzten 5 Minuten Garzeit hinzufügen.

2 Das Gemüse auf zwei Teller verteilen und den Feta darüberkrümeln. Mit Pita und Joghurt servieren.

NÄHRWERTE PRO PORTION Kalorien **414** Fett gesamt **10,3 g** Gesättigte Fettsäuren **3,4 g** Kohlenhydrate **56 g** Ballaststoffe **16,7 g** Zucker **18,9 g** Eiweiß **25,9 g** Salz **1,5 g**

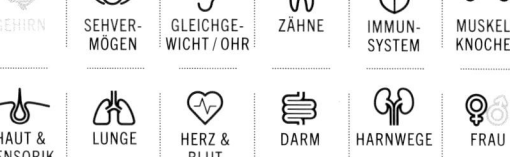

KNUSPRIGER LACHS MIT MEERRETTICH

....

Leichte Schärfe für die Geschmacksknospen und ganz viele Omega-3-Fettsäuren für den Kopf!

ZUTATEN FÜR **2** PERSONEN

250 g neue Kartoffeln

160 g Karotten, in Stifte geschnitten

160 g Weißkohl, fein gehobelt

6 EL fein geriebene Brösel aus 1 Scheibe Vollkornbrot

1 EL Meerrettichsauce

½ Bio-Zitrone, Schale abgerieben, Frucht in Spalten geschnitten

2 Lachsfilets ohne Haut (à 120 g), trocken getupft

frisch gemahlener schwarzer Pfeffer

1 Den Backofen auf 200 °C vorheizen. Die Kartoffeln in einen großen Topf geben, in den noch ein Dämpfeinsatz passt, mit Wasser bedecken, aufkochen und 10 Minuten köcheln lassen. Dann die Karotten in einen Dämpfeinsatz geben und über den Kartoffeln weitere 10 Minuten im Dampf garen lassen, in den letzten 2 Minuten Garzeit den Weißkohl hinzufügen.

2 In der Zwischenzeit die Brotbrösel mit Meerrettichsauce und Zitronenschale verrühren. Die Lachsfilets in einen kleinen Bräter legen, die Meerrettichpaste darauf verteilen und leicht andrücken. Mit etwas schwarzem Pfeffer würzen und im Backofen 10–12 Minuten garen. Den Lachs mit Kartoffeln, Gemüse und Zitronenspalten servieren.

NÄHRWERTE PRO PORTION Kalorien **403** Fett gesamt **13,9 g** Gesättigte Fettsäuren **2,9 g** Kohlenhydrate **37,8 g** Ballaststoffe **10,2 g** Zucker **12,1 g** Eiweiß **33,2 g** Salz **0,6 g**

GEHIRN   SEHVER-MÖGEN   GLEICHGE-WICHT / OHR   ZÄHNE   IMMUN-SYSTEM   MUSKELN KNOCHEN

       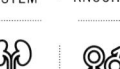

HAUT & SENSORIK   LUNGE   HERZ & BLUT   DARM   HARNWEGE   FRAU & MANN

PFANNENGEMÜSE MIT TOFU

....

Die pflanzliche Proteinbombe Tofu nimmt hervorragend Aromen auf. Er ist gut fürs Herz und die Knochen und schützt zusätzlich vor Krebs.

ZUTATEN FÜR **2** PERSONEN

120 g Soba-Nudeln

1 EL Sonnenblumenöl

1–2 Knoblauchzehen, fein gehackt

10 cm frischer Ingwer, geschält, fein gehackt

200 g Tofu, in mundgerechte Stücke geschnitten

5-Gewürze-Pulver (nach Belieben)

400 g TK-Pfannengemüse

1 Die Nudeln nach Packungsanweisung kochen, abgießen und beiseitestellen.

2 Das Öl in einer Pfanne oder einem Wok erhitzen und Knoblauch und Ingwer darin bei schwacher Hitze andünsten.

3 Tofu und 5-Gewürze-Pulver hinzufügen und leicht anbräunen. Dann das Gemüse dazugeben und 3–4 Minuten garen, bis es weich, aber noch bissfest ist. Die Nudeln hinzufügen, alles gründlich vermischen und servieren.

NÄHRWERTE PRO PORTION Kalorien **398** Fett gesamt **12,5 g** Gesättigte Fettsäuren **2,9 g** Kohlenhydrate **50,9 g** Ballaststoffe **8,5 g** Zucker **8 g** Eiweiß **21,2 g** Salz **0,3 g**

GEHIRN   SEHVER-MÖGEN   GLEICHGE-WICHT / OHR   ZÄHNE   IMMUN-SYSTEM   MUSKELN KNOCHEN

HAUT & SENSORIK   LUNGE   HERZ & BLUT   DARM   HARNWEGE   FRAU & MANN

- WUNDERWAFFEN -

GEWÜRZE

Die medizinische und lebensverlängernde Wirkung von Gewürzen ist seit jeher bekannt. Heute ist die Wissenschaft in der Lage, Beweise für deren gesunde Eigenschaften zu liefern, zu denen der Schutz vor Krebs und die Verbesserung des Gedächtnisses gehören. Außerdem verleihen Sie unseren Speisen viel Geschmack.

WELCHE GEWÜRZE?

Alle Gewürze wirken als Antioxidanzien, und jedes hat gute Eigenschaften.

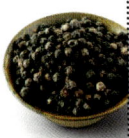

Schwarzer Pfeffer
- hilft uns, weniger Salz zu verwenden.
- regt durch Piperin die Verdauung an.

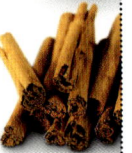

Zimt
- kann den Blutzucker senken, ist daher gut für Diabetiker und unterstützt die Gewichtsabnahme.

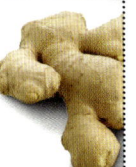

Ingwer
- enthält Gingerol, das entzündungshemmend wirkt und gegen Schmerzen bei Arthrose hilft.
- hilft gegen Übelkeit.

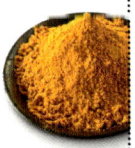

Kurkuma
- ist reich an Curcumin, das chronische Entzündungen lindert.
- schützt und unterstützt generell die Gehirnfunktionen.

GESUNDES MASS

Verwenden Sie Gewürze nach Herzenslust und reduzieren Sie so Salz.

EINKAUF

Frisch, getrocknet oder tiefgekühlt. In getrockneten Gewürzen sind Antioxidanzien hoch konzentriert. Auch in TK-Ware bleibt die antioxidative Wirkung erhalten.

FRISCH   TK-WARE   GETROCKNET

AUFBEWAHRUNG

Getrocknet in luftdicht schließenden Behältern an einem kühlen, dunklen Ort lagern, frisch im Kühlschrank.

ZUBEREITUNG

Gewürze entfalten sowohl roh als auch gekocht ihre gesunden Eigenschaften.

GEKOCHT   ROH

Stillen Schmerzen

Eine Analyse von fünf Studien ergab, dass Ingwer bei Arthrose-Patienten die Schmerzen um knapp ein Drittel verringern und die Beweglichkeit um 22 % erhöhen konnte. Eine andere Studie fand heraus, dass Ingwer sich bei Schmerzschüben als genauso wirkungsvoll erwies wie entzündungshemmende Schmerzmedikamente.

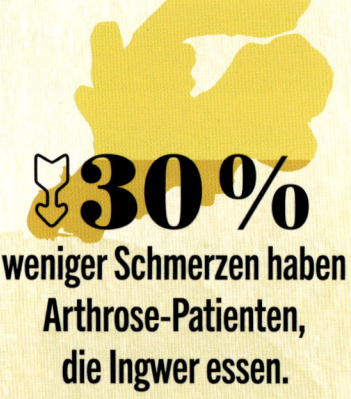

30 %
weniger Schmerzen haben Arthrose-Patienten, die Ingwer essen.

Hemmen Entzündungen

Laboruntersuchungen zeigen, dass viele Gewürze entzündungshemmend wirken. Kurkuma und Ingwer stehen dabei jedoch ganz an der Spitze. In mehreren Studien verringerten sich bei Versuchspersonen, die Kapseln mit diesen Gewürzen eingenommen hatten, die Anzeichen von Entzündungen.

Schützen vor Krebs

Mehrere Gewürze, darunter Ingwer und schwarzer Pfeffer, können nachweislich krebshemmend wirken. Die deutlichsten Hinweise darauf finden sich aber bisher für Kurkuma. Einige Laborstudien zeigen, dass Curcumin in der Lage ist, Krebszellen (vor allem von Brust-, Darm-, Magen- und Hautkrebs) abzutöten und weiteres Wachstum von Krebszellen zu verhindern.

Geben Hoffnung bei Alzheimer

Schon sehr früh wiesen Laborstudien darauf hin, dass Curcumin Beta-Amyloid-Plaques (die typisch für Alzheimer sind) verhindern und womöglich sogar abbauen kann. Weiterführende Forschung wird zeigen, ob dies auch bei Versuchen mit Menschen gelingt.

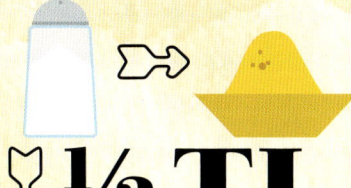

½ TL

weniger Salz pro Tag nehmen Erwachsene zu sich, die gelernt haben, Gewürze statt Salz beim Kochen zu verwenden.

Helfen, Salz zu reduzieren

Wer beim Kochen viele Gewürze verwendet, benötigt weniger Salz. Die Vorteile für die Gesundheit sind beträchtlich (s. u.), denn Salz kann den Blutdruck ansteigen lassen, was zu Herzerkrankungen, aber auch Erblindung, Nierenversagen und kognitiven Störungen führen kann.

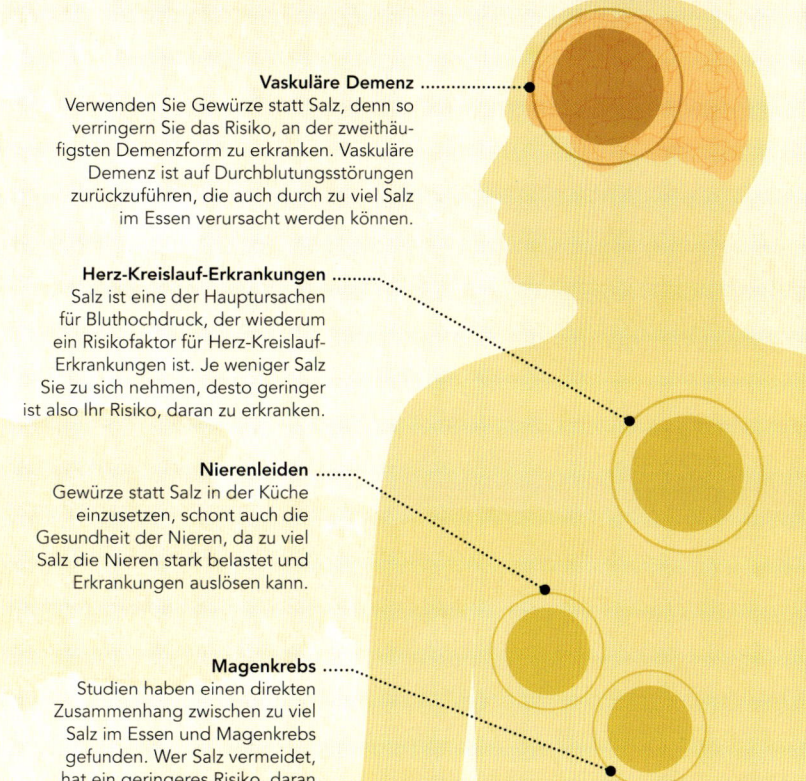

Vaskuläre Demenz
Verwenden Sie Gewürze statt Salz, denn so verringern Sie das Risiko, an der zweithäufigsten Demenzform zu erkranken. Vaskuläre Demenz ist auf Durchblutungsstörungen zurückzuführen, die auch durch zu viel Salz im Essen verursacht werden können.

Herz-Kreislauf-Erkrankungen
Salz ist eine der Hauptursachen für Bluthochdruck, der wiederum ein Risikofaktor für Herz-Kreislauf-Erkrankungen ist. Je weniger Salz Sie zu sich nehmen, desto geringer ist also Ihr Risiko, daran zu erkranken.

Nierenleiden
Gewürze statt Salz in der Küche einzusetzen, schont auch die Gesundheit der Nieren, da zu viel Salz die Nieren stark belastet und Erkrankungen auslösen kann.

Magenkrebs
Studien haben einen direkten Zusammenhang zwischen zu viel Salz im Essen und Magenkrebs gefunden. Wer Salz vermeidet, hat ein geringeres Risiko, daran zu erkranken.

Bekämpfen Radikale

Gewürze stecken voller Antioxidanzien, die lebensverlängernd wirken können. Denn sie bekämpfen überschüssige freie Radikale (s. S. 11), Moleküle, die mit vielen altersbedingten Krankheiten wie Krebs und Demenz in Verbindung gebracht werden.

Helfen gegen Diabetes

Vielen Studien zufolge kann Zimt die Insulinempfindlichkeit verbessern und bei der Regulierung des Blutzuckerspiegels helfen. Eine Analyse von Studien fand heraus, dass Zimt den Nüchternblutzuckerwert bei Typ-2-Diabetes deutlich verbessern konnte.

PUTENSCHNITZEL MIT KÜRBIS UND GRÜNKOHL

Eines der seltenen Abendgerichte mit Fleisch: Das Putenschnitzel liefert dem Körper genau so viel Fett, wie er benötigt, um das Betakarotin aus dem Kürbis und das Lutein und Zeaxanthin aus dem Grünkohl aufzunehmen.

GEHIRN · SEHVERMÖGEN · GLEICHGEWICHT / OHR · ZÄHNE

IMMUNSYSTEM · MUSKELN KNOCHEN · HAUT & SENSORIK · LUNGE

HERZ & BLUT · DARM · HARNWEGE · FRAU

ZUTATEN FÜR 2 PERSONEN

1 kleiner Butternusskürbis (etwa 500 g)

2 ½ EL Olivenöl

5 Knoblauchzehen, ungeschält

2 Minuten-Steaks von der Pute (insgesamt etwa 250 g)

frisch gemahlener schwarzer Pfeffer (nach Belieben)

4 EL Rotweinessig

1 EL grober Senf

1 kleine rote Zwiebel, fein gehackt

200 g Grünkohl, gehackt

1 Den Backofen auf 200 °C vorheizen. Den Kürbis schälen, entkernen und in 5 mm dünne Scheiben schneiden. Die Scheiben mit 1 EL Öl und 4 ungeschälten Knoblauchzehen vermengen, dann auf einem oder zwei Backblechen nebeneinander ausbreiten und 20 Minuten im Ofen garen.

2 Die Putensteaks mit ½ EL Öl und der verbliebenen, halbierten Knoblauchzehe einreiben. Mit schwarzem Pfeffer würzen und beiseitestellen.

3 Die Knoblauchzehen aus dem Ofen nehmen, schälen, in einer Schüssel zerdrücken und mit Rotweinessig, grobem Senf und 600 ml Wasser zu einem Dressing verrühren.

4 Das restliche Öl (1 EL) in einer Pfanne erhitzen und die Zwiebel darin 1–2 Minuten andünsten. Den gehackten Grünkohl hinzufügen und 1 Minute unter Rühren garen. Das Senfdressing dazugeben und einmal kurz aufkochen lassen, dann den Deckel auflegen und alles bei schwacher Hitze 2–3 Minuten dünsten.

5 Eine Grillpfanne erhitzen. Die Putensteaks darin von jeder Seite 2½ Minuten braten. Auf einen vorgewärmten Teller geben und 1 Minute ruhen lassen.

6 Die Kürbisscheiben zum Servieren auf Teller verteilen und den Grünkohl darauf anrichten. Die Putensteaks schräg in Streifen schneiden und obenauf platzieren.

Gesunde Alternativen

* Wenn Sie bei **Pute** Fleisch aus der Keule bevorzugen, erhöht sich der Fettgehalt, doch das Fleisch enthält auch doppelt so viel Vitamin B$_{12}$ und dreimal so viel Eisen und Zink – alles wichtig für ein stabiles Immunsystem.

* Ersetzen Sie das Putenfleisch durch **Thunfischsteaks** und sichern sich das Dreifache an Jod, das Neunfache an Selen und das Zehnfache an Vitamin D – Nährstoffe, an denen viele Menschen Mangel leiden.

NÄHRWERTE PRO PORTION Kalorien **409** Fett gesamt **17,4 g** Gesättigte Fettsäuren **2,6 g** Kohlenhydrate **25,7 g** Ballaststoffe **10,8 g** Zucker **14,9 g** Eiweiß **38 g** Salz **0,6 g**

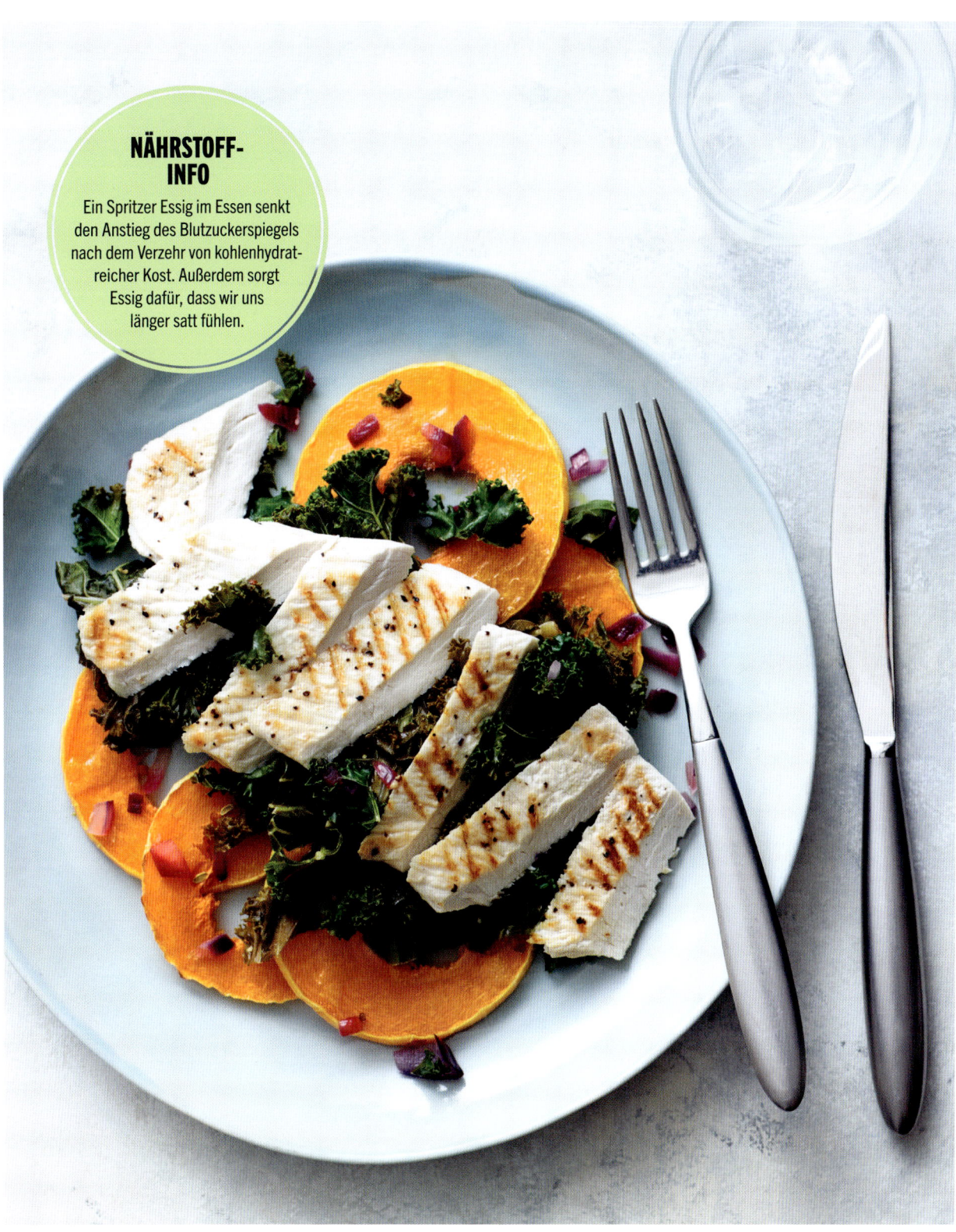

NÄHRSTOFF-INFO

Ein Spritzer Essig im Essen senkt den Anstieg des Blutzuckerspiegels nach dem Verzehr von kohlenhydratreicher Kost. Außerdem sorgt Essig dafür, dass wir uns länger satt fühlen.

- WUNDERWAFFEN -

KÜRBISSE

Diese farbenfrohe Gemüsesorte hat einen besonders hohen Gehalt an Karotinoiden, die die Augen gesund erhalten sowie vor Herzerkrankungen und einigen Krebsarten schützen. Menge und Art der Karotinoide variieren je nach Farbe des Kürbisses. Alle Kürbissorten enthalten außerdem Vitamin C und Ballaststoffe.

WELCHE KÜRBISART?

Mit diesen Kürbissen kann man das ganze Jahr über gesund bleiben. Jede Farbe (orange/Winter und grün/Sommer) signalisiert andere Inhaltsstoffe.

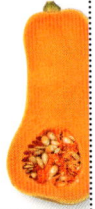

Butternusskürbis

- ist die beste pflanzliche Quelle für Beta-Cryptoxanthin, das Krebs hemmt.
- gehört zu den Kürbissorten mit besonders viel Vitamin C.

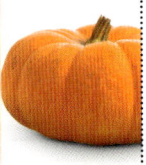

Riesenkürbis

- enthält viel Betakarotin, ein Antioxidans, das der Körper zu Vitamin A umwandelt.
- Seine Samen enthalten Tryptophan, das stimmungsaufhellend wirkt.

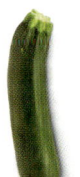

Zucchini

- enthalten besonders viel Zeaxanthin und Lutein – gut für die Augen.
- stärken die Abwehrkräfte durch viel Vitamin C.

GESUNDES MASS

Ideal: dreimal pro Woche Kürbis essen.

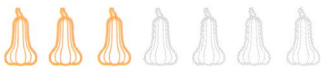

EINKAUF

Achten Sie auf die Oberfläche: glatt und glänzend im Sommer, stumpf im Winter.

FRISCH

AUFBEWAHRUNG

Winterkürbisse an einem kühlen Ort, Sommerkürbisse im Kühlschrank lagern.

ZUBEREITUNG

Winterkürbis immer garen, die Schale mitessen, dünn abschälen oder den Kürbis backen und den Inhalt ausschaben. Von Sommerkürbissen kann alles roh oder gegart gegessen werden.

GEKOCHT   ROH

Sind gut fürs Herz

Kürbisgewächse sind reich an Karotinoiden. Butternusskürbis enthält z. B. besonders viel Beta-Cryptoxanthin. Die Aufnahme von Karotinoiden steht nachweislich in Zusammenhang mit einem gesunden Herzen, also weniger Herz-Kreislauf-Erkrankungen und Infarkten. Diesen positiven Effekt haben sie vermutlich wegen ihrer antioxidativen Wirkung.

33%

Wer viel Beta-Cryptoxanthin im Blut hat, hat ein um 33 % geringeres Risiko für einen akuten Herzinfarkt als Personen mit niedrigen Werten.

Halten die Atemwege gesund

In Kürbissen und Co. stecken viele Antioxidanzien wie Vitamin C und Karotinoide, Riesenkürbisse und Butternuss enthalten außerdem Vitamin E. Diese zellschützenden Nährstoffe bewahren uns vor Schäden durch Oxidation, der unsere Atemwege durch Luftverschmutzung und Reizstoffe ausgesetzt sind.

Stärken Abwehrkräfte

Das Betakarotin aus Kürbisgewächsen wandelt unser Körper in Vitamin A um, das essenziell für ein starkes Immunsystem ist. Es schützt uns an vielen Fronten: in Haut, Augen, Atemwegen, im Verdauungssystem und Urogenitalsystem.

Schützen vor Krebs

Wer über die Ernährung viel Betakarotin und Beta-Cryptoxanthin aufnimmt, senkt erwiesenermaßen das Risiko einer Reihe von Krebsarten, z. B. von Tumoren in Lunge, Mund, Speiseröhre und Kehlkopf. Eine Analyse zeigt, dass Personen, die sehr viel Karotinoide aufnehmen, im Vergleich zu Personen mit sehr geringen Karotinoid-Werten ein um 21 % geringeres Risiko haben, an Lungenkrebs zu erkranken.

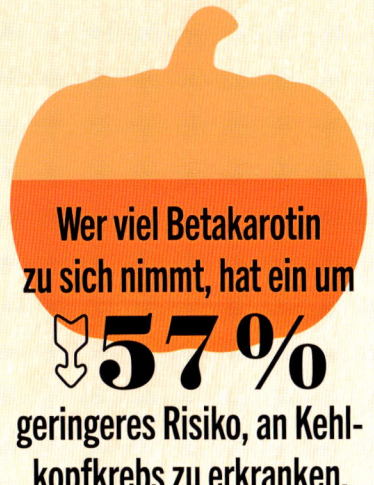

Wer viel Betakarotin zu sich nimmt, hat ein um **57 %** geringeres Risiko, an Kehlkopfkrebs zu erkranken.

Halten die Augen gesund

Unsere Augen – seien es Netzhaut, Hornhaut oder die Linsen – profitieren von Kürbisgewächsen (s. u. und S. 162–165). Kürbis mit orangefarbener Schale und Fleisch steckt voller Alpha- und Betakarotin und Beta-Cryptoxanthin, die der Körper zunächst in augenfreundliches Vitamin A und dann in das Sehpigment Rhodopsin umwandelt. Kürbisgewächse mit grüner Schale (wie Zucchini) sind reich an Lutein und Zeaxanthin, die vor altersbedingter Makuladegeneration und Grauem Star schützen.

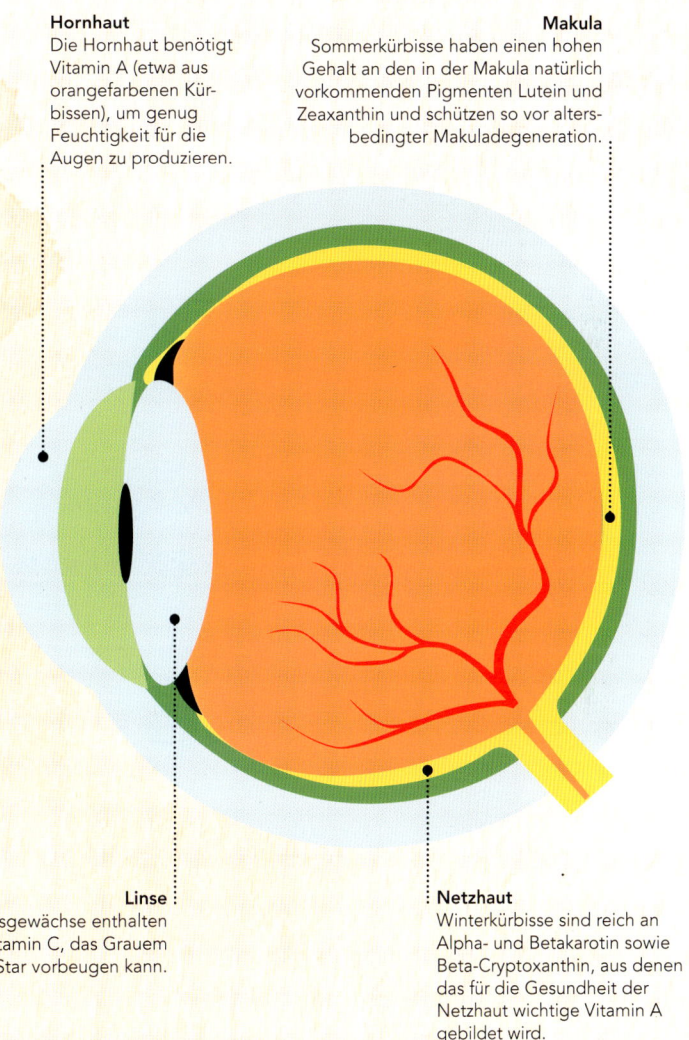

Hornhaut
Die Hornhaut benötigt Vitamin A (etwa aus orangefarbenen Kürbissen), um genug Feuchtigkeit für die Augen zu produzieren.

Makula
Sommerkürbisse haben einen hohen Gehalt an den in der Makula natürlich vorkommenden Pigmenten Lutein und Zeaxanthin und schützen so vor altersbedingter Makuladegeneration.

Linse
Kürbisgewächse enthalten viel Vitamin C, das Grauem Star vorbeugen kann.

Netzhaut
Winterkürbisse sind reich an Alpha- und Betakarotin sowie Beta-Cryptoxanthin, aus denen das für die Gesundheit der Netzhaut wichtige Vitamin A gebildet wird.

Gesund leben nach dem Plan

28 Tage lang haben Sie nach unserem Plan gegessen. Sie haben – im wörtlichen Sinn – am eigenen Leibe erfahren, wie Ernährung Ihre Gesundheit verbessert. Und nun? Ganz einfach: Machen Sie weiter! Wir geben Ihnen hier noch einige Tipps mit auf den Weg zu einem glücklichen, gesunden und langen Leben.

6 SCHRITTE ZU GESUNDER ERNÄHRUNG – EIN LEBEN LANG

1 } SAMMELN SIE GUTE REZEPTE

Während der vergangenen 28 Tage haben Sie viel über gute Ernährung erfahren. Nutzen Sie Ihr neu erworbenes Wissen auf der Suche nach gesunden Gerichten. Wenn Sie das Gefühl haben, zu weit vom Weg abzukommen, wiederholen Sie einfach unseren Plan.

2 } FRÜHSTÜCKEN SIE JEDEN TAG

Verzichten Sie niemals, wirklich niemals, auf das Frühstück. Sich für diese erste Mahlzeit Zeit zu nehmen, ist die Grundlage für richtige Ernährung. Wenn Sie Mahlzeiten weglassen, kommen Sie außerdem kaum auf Ihre notwendige tägliche Nährstoffdosis.

3 } VARIIEREN SIE DIE GERICHTE

Nutzen Sie alle Rezepte in diesem Buch, auch die aus der ersten und zweiten Woche, und wandeln Sie sie leicht ab. Erweitern Sie die Frühstücksrezepte der ersten beiden Wochen, indem Sie mehr Obst und mehr Vollkornprodukte hinzufügen, und reduzieren Sie die abendlichen Portionen etwas.

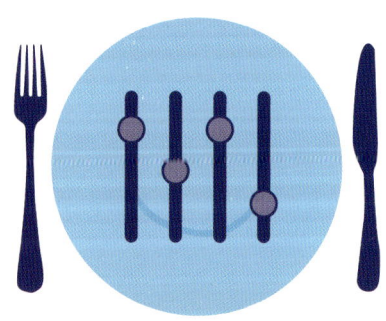

4 } GUTE ORGANISA-TION IST ALLES

Bereiten Sie Ihre Lieblingsrezepte in größeren Mengen zu und frieren Sie sie ein – auf diese Weise haben Sie immer gesundes »Fertigessen« griffbereit, wenn Sie einmal müde sind oder es eilig haben.

5 } ALTE REZEPTE – NEUE ZUTATEN

Experimentieren Sie mit unseren Rezepten. Scheuen Sie sich nicht, sie nach Belieben abzuwandeln –so wird Ihre Ernährung abwechslungsreich und Sie können die Lebensmittel verwenden, die die jeweilige Jahreszeit bietet. Greifen Sie zu Buchweizennudeln statt zu Pasta, Couscous statt Reis, Lachs statt Thunfisch, Venus- statt Miesmuscheln oder Brombeeren statt Kirschen.

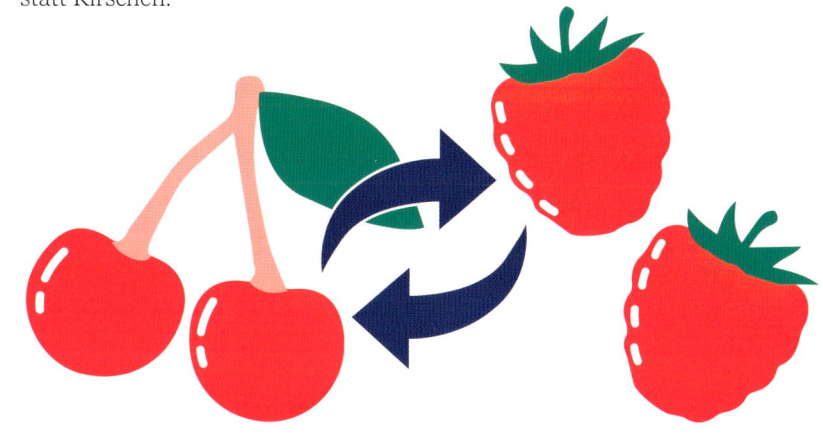

6 } STELLEN SIE EINEN WOCHENPLAN AUF

Stellen Sie sich Ihren Speiseplan und eine Einkaufsliste für jede Woche im Voraus zusammen – so haben Sie immer alle Zutaten zur Hand. Sollten Supermarktbesuche zu oft in Spontankäufe ausarten *(Wie kommt der Schokopudding in meinen Einkaufswagen?)*, ist Online-Shoppen vielleicht eine Alternative.

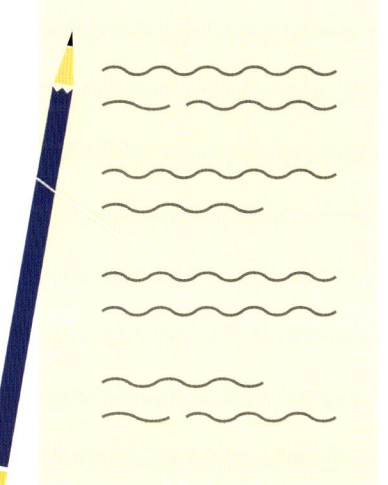

Vorräte für ein langes Leben

Während des 28-Tage-Plans haben Sie sicher einige neue Zutaten gekauft. Füllen Sie Ihre Vorräte mit weiteren gesunden Nahrungsmitteln auf und sorgen Sie jede Woche für Abwechslung (ein anderes Vollkornprodukt oder ein Beutel gefrorene Edamame), sodass Sie immer etwas Gesundes griffbereit haben, wenn es mal schnell gehen muss.

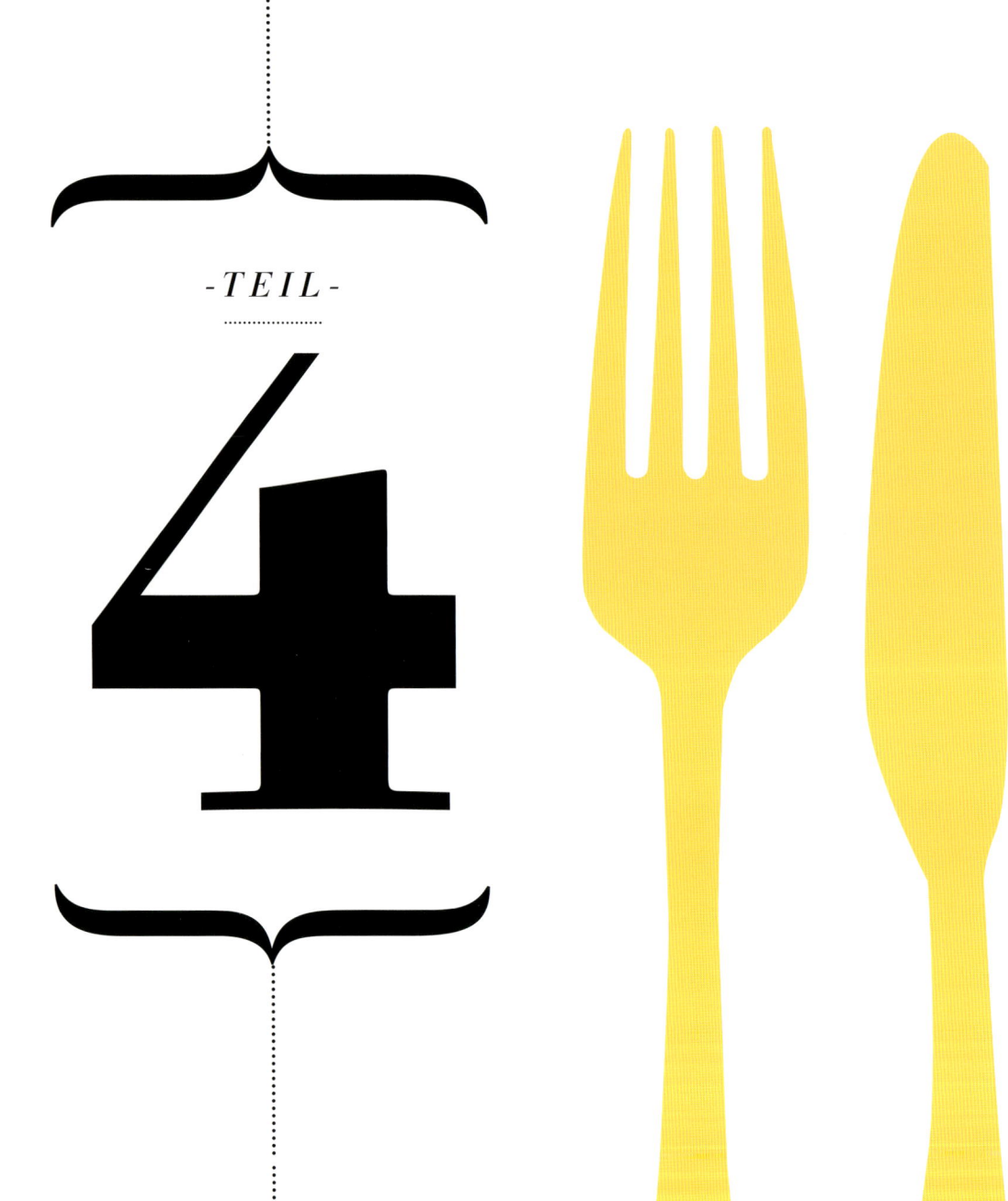

-TEIL-

4

Wie sich unser Körper verändert

Wie können wir durch Ernährung die altersbedingten Veränderungen des Körpers auffangen? Welche Nahrungsmittel halten uns gesund und schützen vor Krankheiten?

GEHIRN

Wir können nicht alle altersbedingten Veränderungen im Gehirn vermeiden. Doch durch unsere Ernährung können wir den geistigen Abbau aufhalten, unsere Stimmung aufhellen, unser Gedächtnis verbessern und uns vor Demenz und Schlaganfall schützen.

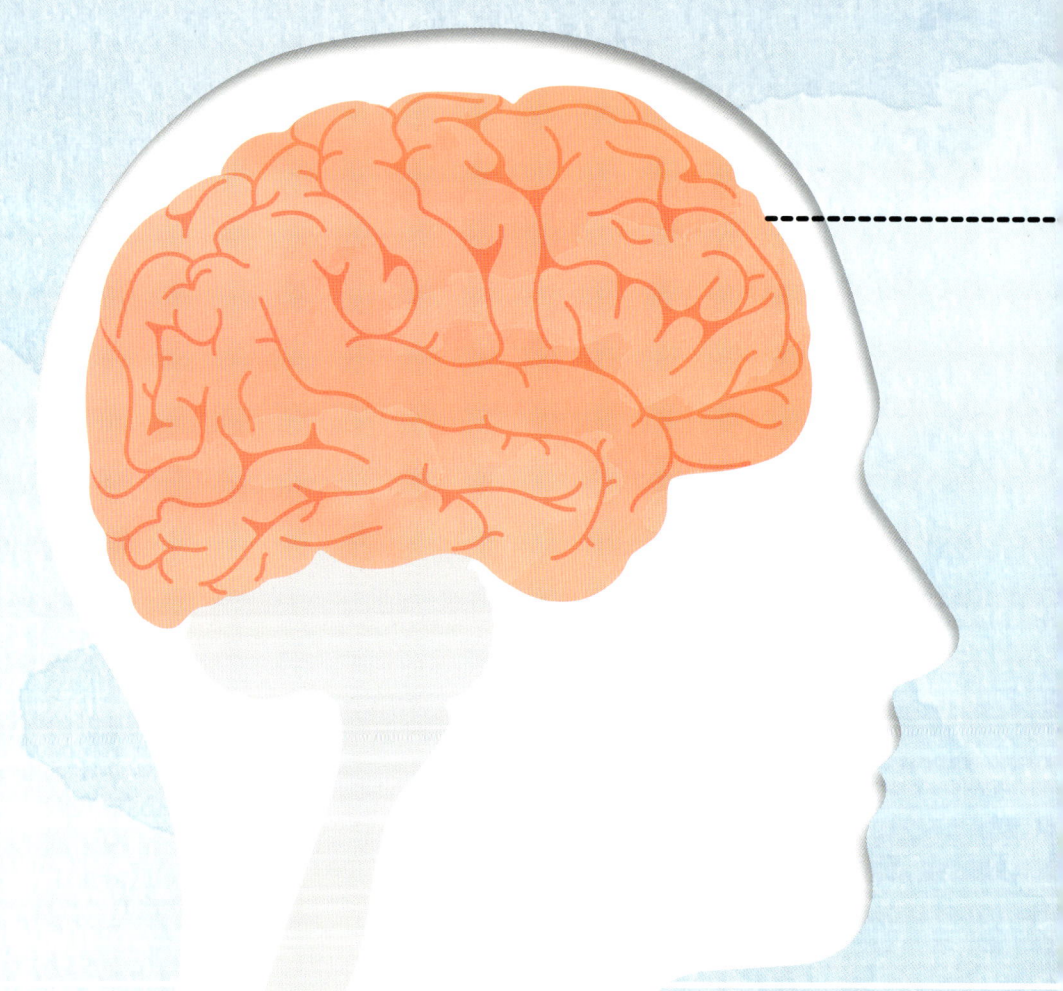

MIT DEN JAHREN …

… prägen unsere Erfahrungen und eine Reihe physischer und chemischer Vorgänge das Gehirn. Hier erfahren Sie, wie Sie altersbedingte Veränderungen mit der richtigen Ernährung ausgleichen können.

Neue Zellen entstehen

Das Gehirn eines Erwachsenen besteht aus etwa 100 Milliarden Nervenzellen, den Neuronen. Doch schon ab etwa 20 Jahren nimmt ihre Zahl kontinuierlich ab. Gleichzeitig entstehen ständig neue Neuronen in bestimmten Regionen unseres Gehirns, z. B. im Hippocampus, der für Lernen und Gedächtnis zuständig ist. Wenn wir 50 sind, sind alle Neuronen im Hippocampus, mit denen wir geboren wurden, bereits erneuert. Diesen Vorgang der Erneuerung können wir durch unseren Lebensstil beeinflussen, etwa durch körperliche Betätigung und die richtige Stressbewältigung, aber auch durch unsere Ernährung.

Das Gehirn schrumpft

Das Gehirn ist ein gut organisiertes System: Die Nervenzellkörper stecken in der grauen Substanz, während die weiße Substanz aus den Verbindungsbahnen zwischen den Neuronen besteht. Schon wenn wir junge Erwachsene sind, beginnt die weiße Substanz abzunehmen – im Verlauf des Lebens um etwa 15 %. Die weiße Masse bestimmt unsere Stimmung, unser Gehen und Gleichgewicht. Informationsverarbeitung,

Denken und Gedächtnis hingegen sind Sache der »grauen Zellen«. Auch ihr Volumen schrumpft mit den Jahren, doch zu geistigem Abbau und Demenz kommt es erst bei massiven Einbußen. Ernährung kann diesen altersbedingten Einschränkungen unserer kognitiven Leistungen entgegenwirken (s. S. 158–159).

Schlafmuster ändern sich

Die zentrale Uhr in unserem Körper sitzt im Hypothalamus und regelt die Bildung verschiedener Hormone. Dazu gehören auch Melatonin und Serotonin, die den Schlaf steuern. Die wechselnde Konzentration dieser Hormone bestimmt unseren Schlaf-Wach-Rhythmus. Es heißt oft, dass man im Alter weniger Schlaf braucht, doch das stimmt nicht: Auch Erwachsene benötigen 7–9 Stunden Schlaf. Gesunde ältere Menschen klagen selten über Schlafstörungen, aber manche bemerken eine Verschiebung ihres Schlafrhythmus, der sie in den frühen Morgenstunden wach werden lässt. Sollte Ihr Schlafrhythmus sich ebenfalls ändern, können Sie nachlesen, wie Sie ihn über Ihre Ernährung beeinflussen können (s. S. 161).

> **Altersbedingtes Schrumpfen des Gehirns muss nicht geistigen Abbau bedeuten.**

FORTSETZUNG →

RICHTIG ESSEN FÜRS GEHIRN

Das Gehirn erhält über das Blut alles, was es braucht. Hier erfahren Sie, welche Lebensmittel wichtige Nährstoffe für ein gesundes Gehirn enthalten, welche Gerichte unser Gehirn fit halten und worauf Sie verzichten sollten, wenn Sie Erkrankungen vermeiden wollen.

EIER

Eier enthalten viel Cholin (s. S. 70), das ein wichtiger Bestandteil des Neurotransmitters Acetylcholin ist. Eine Studie hat gezeigt, dass Proteine, die denen im Ei ähnlich sind, die Gehirnzellen stimulieren, sodass wir wacher und aufmerksamer sind.

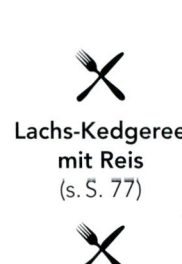

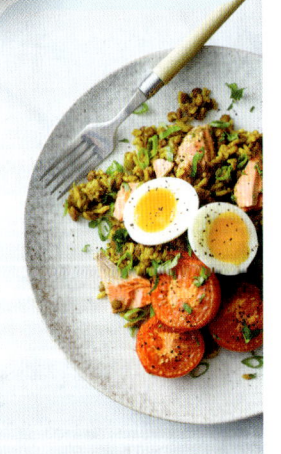

Lachs-Kedgeree mit Reis
(s. S. 77)

BEEREN

2017 hat eine Analyse verschiedener Studien ergeben, dass der Verzehr von Nahrungsmitteln, die reich an Anthocyanen sind, verbales Lernen und das Gedächtnis verbessert. Laut älteren Untersuchungen können zwei Portionen Beeren pro Woche den altersbedingten geistigen Abbau verlangsamen. Alle roten und blauen Beeren enthalten Anthocyane – sie verdanken ihnen ihre Farbe (s. auch S. 38 und 60).

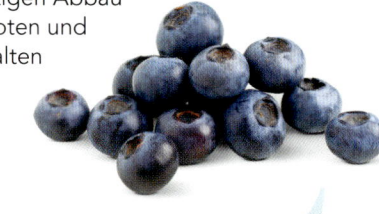

Zimttoast mit Heidelbeerkompott
(s. S. 63)

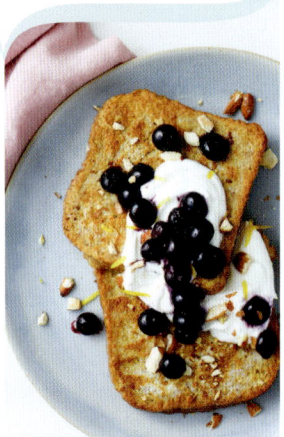

TEE UND KAFFEE

Offenbar gibt es einen Zusammenhang zwischen höherer Koffeinzufuhr und geringerem Demenzrisiko: Eine Studie zeigte, dass Frauen mit hohem Kaffeekonsum über einen Zeitraum von vier Jahren geistig weniger abbauten als Frauen, die kaum Kaffee tranken.

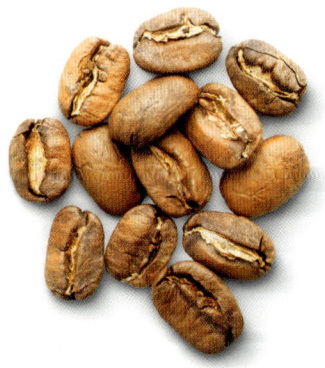

GRÜNES BLATTGEMÜSE

Laut einer Studie können Folsäurepräparate das Schrumpfen des Gehirns bei demenzgefährdeten Erwachsenen verringern. Spinat, Rosenkohl und Grünkohl haben den höchsten Folsäuregehalt.

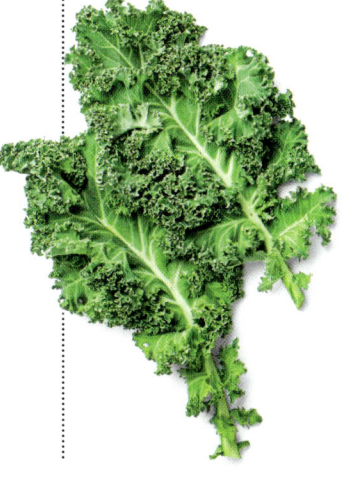

CURRYPULVER

Kurkuma wird oft hervorgehoben, weil es möglicherweise durch Curcumin gegen Demenz wirkt. Doch Currypulver (das auch Chili, Ingwer, Koriander, Kreuzkümmel und Pfeffer enthält) ist eventuell sogar noch gesünder für unser Gehirn.

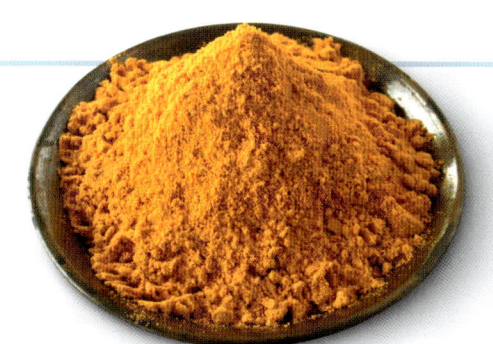

60- bis 93-Jährige, die mindestens einmal monatlich Curry aßen, erzielten bei kognitiven Tests die besten Ergebnisse.

FISCH

Fische und Schalentiere enthalten DHA, eine Omega-3-Fettsäure von großer Bedeutung für die Gehirnfunktion (s. auch S. 112). In höchster Konzentration findet sich DHA in fettreichem Fisch – Spitzenreiter ist die Makrele.

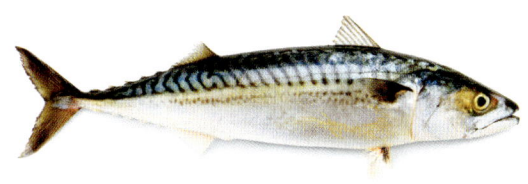

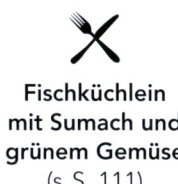

Fischküchlein mit Sumach und grünem Gemüse (s. S. 111)

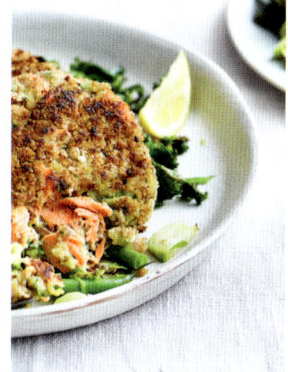

Bitte meiden

Die Risikofaktoren für Alzheimer und Demenz sind offenbar denen für Herzerkrankungen sehr ähnlich (s. S. 192). Eine Ernährung, die auf Salz, gesättigte Fettsäuren und trans-Fettsäuren weitgehend verzichtet (s. S. 34), ist also gut für Herz und Hirn.

- **Salz** – Zu viel Salz kann zu erhöhtem Blutdruck führen, der wiederum für ein höheres Schlaganfallrisiko sorgt. Salzen Sie beim Kochen möglichst sparsam, meiden Sie verarbeitete Nahrungsmittel und entscheiden Sie sich immer für die salzärmere Variante.

- **»Böse« Fette** – Einige, wenn auch nicht alle Studien verweisen auf einen Zusammenhang zwischen gesättigten Fettsäuren, trans-Fettsäuren und kognitiven Problemen. Eine Studie zeigte, dass die Aufnahme von 26 g gesättigten Fettsäuren pro Tag das Alzheimerrisiko gegenüber Personen, die 13 g davon zu sich nahmen, verdoppelte.

26% geringer ist das Demenzrisiko bei täglich zwei großen Tassen Kaffee oder drei großen Tassen Tee.

FORTSETZUNG →

ERKRANKUNGEN

Unser Gehirn reagiert sehr sensibel auf den Einfluss chemischer Stoffe, seien es Medikamente oder Nahrungsmittel. Hier erfahren Sie, wie sich unsere Ernährung auf typische altersbedingte Veränderungen und Erkrankungen auswirken kann.

DEMENZ

Demenz ist ein Sammelbegriff für verschiedene Symptome wie Gedächtnisverlust, Verwirrtheit und Veränderungen der Persönlichkeit. Wenn Ihnen gerade ein bestimmter Name partout nicht einfallen will oder Sie nicht wissen, wo Sie Ihre To-do-Liste gelassen haben, ist das noch lange kein Grund, bei sich Demenz zu diagnostizieren. Die Gehirnfunktionen – insbesondere die das Gedächtnis bildenden Bereiche – lassen mit den Jahren zwar nach, doch wer geistig aktiv bleibt, kann diese Einbußen ausgleichen.

Die häufigste Ursache für Demenz ist Alzheimer (40–70%), gefolgt von der vaskulären Demenz (15–30%) und verschiedenen anderen Arten.

Zwar sind viele Personen mit Demenz älter als 65 Jahre, doch ist Demenz nicht zwangsläufig Teil des Alterungsprozesses. Die Wahrscheinlichkeit, Demenz zu entwickeln, steigt aber mit zunehmendem Alter. Symptome von Dehydrierung können leicht für Demenz gehalten werden, und Dehydrierung selbst kann Demenz auslösen oder verstärken. Achten Sie also stets darauf, genug zu trinken (s. S. 40).

> **Fettreicher Fisch kombiniert mit grünem Blattgemüse steigert die kognitive Leistung (Studie 2016).**

Einige Studien vermuten, dass »oxidativer Stress« (s. S. 11) eine Rolle bei der Entstehung von Alzheimer spielt. Wenn freie Radikale Gehirnzellen schädigen, sind die Folgen den Symptomen von Alzheimer sehr ähnlich. Da Antioxidanzien freie Radikale bekämpfen, empfehlen Wissenschaftler an Antioxidanzien reiche Nahrungsmittel, um das Alzheimerrisiko zu senken. Eine Ernährung mit viel frischem Obst und Gemüse reduziert außerdem die freien Radikale in der Blutversorgung des Gehirns und verringert so auch das Schlaganfallrisiko (s. u.).

+ VIEL ...
frisches Obst und Gemüse (vor allem Beeren, rote Paprikaschoten, grünes Blattgemüse), Fisch und Schalentiere, Olivenöl, Gewürze

– WENIG ...
verarbeitete Nahrungsmittel, Salz, gesättigte Fettsäuren

SCHLAGANFALL

Ein Schlaganfall ist ein Infarkt des Gehirns: Wie bei einer Herzattacke wird die Blutzufuhr plötzlich unterbrochen. Die Folgen eines Schlaganfalls oder Mini-Schlaganfalls (transitorische ischämische Attacke, TIA) hängen davon ab, an welcher Stelle der Infarkt sich ereignet und wie lange das Gehirn von Sauerstoff und Nährstoffen abgeschnitten ist.

Wenn Sie Ihr Gehirn vor einem Schlaganfall schützen wollen, sollten Sie also darauf achten, dass Ihr Herz gesund ist (s. auch S. 192). Essen Sie viele Nahrungsmittel, die reich an Antioxidanzien sind, und meiden Sie zusätzlich Salz und Fertigprodukte, um das Schlaganfallrisiko zu minimieren.

+ VIEL ...
frisches Obst und Gemüse (vor allem Beeren, Rote Bete, Knoblauch, Tomaten), Fisch und Schalentiere, Olivenöl

− WENIG ...
verarbeitete Nahrungsmittel, Salz

SCHLAFSTÖRUNGEN

Probleme beim Ein- oder Durchschlafen können viele Ursachen haben – mit schweren Folgen für Herz und Gehirn. Unsere Ernährung wirkt sich unmittelbar darauf aus, wie wir schlafen, das haben Studien bewiesen. Wenn wichtige Mineralien wie Kalzium oder Magnesium fehlen, kann das zu Schlafstörungen führen. Sorgen Sie für ausreichende Aufnahme von Kalzium durch fettarme Milchprodukte und entspannen Sie Ihre Muskeln mit Magnesium aus Vollkornprodukten, grünem Blattgemüse, Nüssen und Samen. Lebensmittel wie Fisch, Eier und Bohnen sind reich an Tryptophan, das die Serotoninwerte im Blut ankurbelt. Und Serotonin wiederum wandelt der Körper in schlafförderndes Melatonin um. Vermeiden Sie aber auch zu große Mahlzeiten am Abend, denn Verdauungsprobleme mindern die Schlafqualität.

+ VIEL ...
Joghurt, Eier, Vollkornprodukte, Hülsenfrüchte, Blattgemüse, Fisch, Nüsse, Samen

− WENIG ...
koffeinhaltige Getränke ab mittags

DEPRESSIONEN

Wir alle haben schlechte Tage – das ist normal. Doch wer morgens nicht aufstehen will, sich mutlos fühlt oder wochenlang traurig ist, könnte an Depressionen leiden. Die Ursachen für Depressionen sind vielfältig und komplex: Chemische Dysbalance, genetische Veranlagung, Medikamente und mangelnde Emotionsregulation spielen eine Rolle.

Glücklicherweise kann die Ernährung dabei helfen, uns vor Depressionen zu schützen. Wichtig ist, regelmäßige Mahlzeiten zu sich zu nehmen und stärkehaltige, ballaststoffreiche Nahrung zu essen: Ein zu niedriger Blutzuckerspiegel macht schnell reizbar und unglücklich. Essen Sie Lebensmittel, die reich an Tryptophan sind, aus dem das stimmungsaufhellende Serotonin gebildet wird. Auch Vitamin-D-Mangel wird mit Depressionen in Verbindung gebracht, sodass Sie auch auf ausreichende Zufuhr von Vitamin D achten sollten (s. S. 36). Einige Studien haben einen Zusammenhang zwischen Fisch bzw. Meeresfrüchten und guter Laune hergestellt, was an deren Gehalt an Omega-3-Fettsäuren liegen könnte. Eine Analyse von 26 Studien fand heraus, dass Erwachsene, die viel Fisch aßen, ein um 17 % geringeres Risiko für Depressionen hatten, als jene, die kaum Fisch aßen.

2017 gingen in einer Studie Symptome von Depressionen durch mediterrane Ernährung um 32,3 % zurück.

+ VIEL ...
Bananen, Eier, Vollkorn, Linsen, Rote Bete, grünes Blattgemüse, Fisch, Nüsse, Samen

− WENIG ...
Alkohol, Koffein, verarbeitete Nahrungsmittel

AUGEN

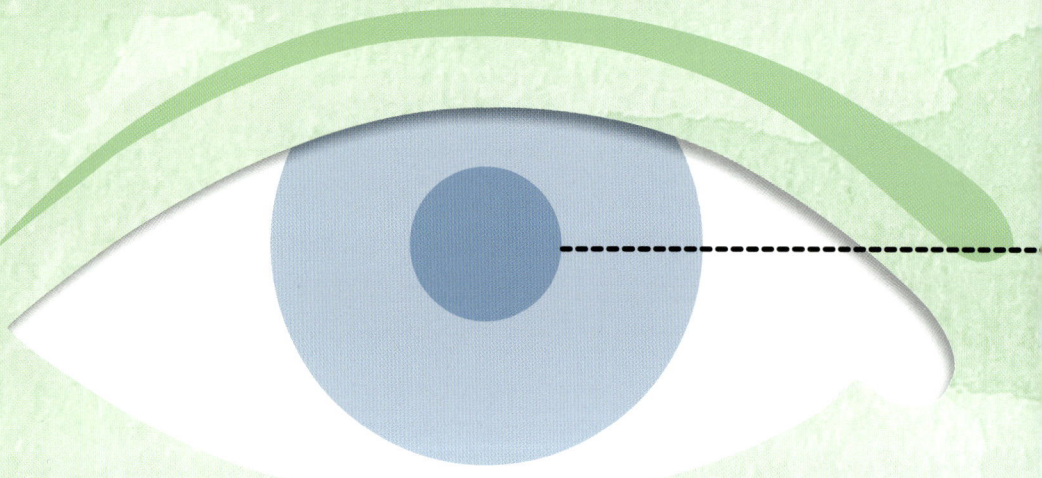

Die meisten Menschen werden mit den Jahren weitsichtig. Doch obwohl Veränderungen des Sehvermögens unvermeidlich sind, können wir uns vor Erkrankungen wie altersbedingter Makuladegeneration und Grauem Star schützen – mithilfe bestimmter Lebensmittel, die für die Augen wichtige Nährstoffe enthalten.

MIT DEN JAHREN …

… brauchen wir eine Lesebrille. Doch mit unseren Augen vollziehen sich noch viele andere Veränderungen. Hier lesen Sie, welche – und wie Sie mit der richtigen Ernährung gegensteuern können.

Wir werden weitsichtig

Mithilfe des Ziliarmuskels verändert die Linse ihre Form, sodass wir Dinge in der Ferne und in der Nähe übergangslos scharf sehen können. Im Laufe der Zeit wird die Linse dicker und härter und verliert ihre Dehnbarkeit – eine normale und unabänderliche Folge des Älterwerdens, Weitsichtigkeit genannt. Daher fällt es uns ab Mitte 40 schwer, bei wenig Licht zu lesen oder Texte zu entziffern, die zu nah sind. Nahrungsmittel, die reich an Antioxidanzien sind, können einen entscheidenden Beitrag für die Gesundheit der Linsen leisten (s. S. 164).

Die Augen werden trockener

Wenn wir blinzeln, legt sich ein Film aus Tränenflüssigkeit über unsere Augen, der sie schützt und mit Feuchtigkeit versorgt. Zwischen 50 und 60 Jahren lässt die Produktion der Tränenflüssigkeit allmählich nach, sodass die Augen nicht mehr gleichmäßig oder ausreichend befeuchtet werden und brennen oder schnell ermüden. Omega-3-Fettsäuren (s. S. 164) kurbeln die Mikrozirkulation in den winzigen Äderchen um die Augen an, sodass unsere Augen besser mit Feuchtigkeit versorgt werden und es zu weniger Reizungen kommt.

Unser Gesichtsfeld schrumpft

Im Alter wird auch unser Gesichtsfeld kleiner: Wenn wir 80 sind, hat sich unser peripheres Sehen um 30 % verringert. Die Fähigkeit, Dinge außerhalb unseres zentralen Gesichtsfelds wahrzunehmen, verdanken wir den Stäbchen, hochempfindlichen Zellen in der Netzhaut, die auf Licht und Bewegung reagieren. Lebensmittel liefern Lutein, Zeaxanthin, Zink und Selen, Nährstoffe, aus denen sich lichtempfindliche Pigmente bilden (s. S. 164).

Mit 60 Jahren benötigen unsere Augen dreimal so viel Licht wie mit 20.

Wir reagieren langsamer auf Hell und Dunkel

Die Muskeln, die unsere Pupillen steuern, werden im Alter schwächer, die Pupillen verengen sich. Die Folge: Unsere Augen reagieren langsamer auf Veränderung der Helligkeit. Fokussieren im Dunkeln wird schwierig und grelles Licht blendet uns mehr als früher. Betakarotinreiche Nahrung (s. S. 164) sorgt für ausreichend Vitamin A, aus dem Rhodopsin gebildet wird, ein Pigment, das für Sehen bei geringem Licht zuständig ist.

FORTSETZUNG ➡

RICHTIG ESSEN FÜR DIE AUGEN

Die Zauberformel für unsere Augen lautet »ACE« – denn die Vitamine A, C und E sind sehr wichtig für unsere Sehkraft. Andere Mikronährstoffe spielen natürlich auch eine Rolle. Hier erfahren Sie, von welchen Nahrungsmitteln Ihre Augen am meisten profitieren.

SCHALENTIERE

Zink ist ein wichtiger Nährstoff für die Augen und in Schalentieren steckt viel davon (s. S. 112). Bei einem Mangel an Zink kann sich Grauer Star entwickeln oder die Sehkraft bei Dunkelheit verschlechtern.

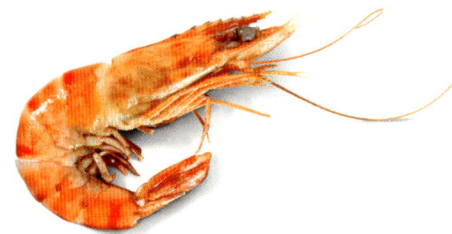

FETTREICHER FISCH

DHA ist eine Omega-3-Fettsäure in fettem Fisch und besonders wichtig für die Entwicklung des Auges und eine gut funktionierende Netzhaut. Mangel an Omega-3-Fettsäuren kann nachweislich zu trockenen Augen (Sicca-Syndrom) führen.

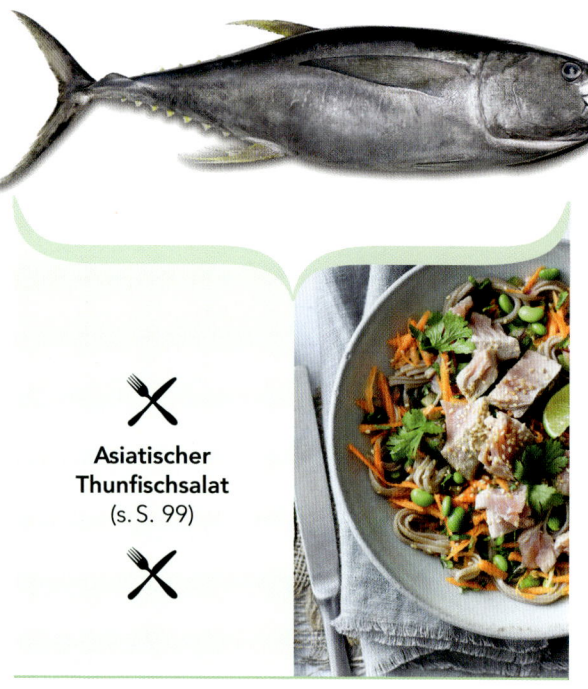

Asiatischer Thunfischsalat (s. S. 99)

GRÜNES BLATTGEMÜSE

Durch die Kombination aus Lutein, Zeaxanthin und den Vitaminen C und E kann grünes Blattgemüse dazu beitragen, vor altersbedingter Makuladegeneration zu schützen.

Putenschnitzel mit Kürbis und Grünkohl (s. S. 148)

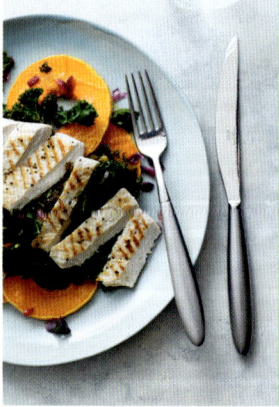

SÜSSKARTOFFELN

Unser Körper wandelt Betakarotin in Vitamin A um, aus dem Rhodopsin gebildet wird – ein Pigment in der Netzhaut, das uns zu guter Sicht bei wenig Licht verhilft.

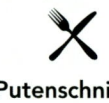

PAPRIKASCHOTEN

Paprikaschoten stecken voller Vitamin C, das die Äderchen in den Augen gesund erhält und vor Grauem Star schützt. Einer Studie zufolge kann eine tägliche Zufuhr von 300 mg Vitamin C vor Grauem Star bewahren – eine Paprikaschote enthält etwa 240 mg.

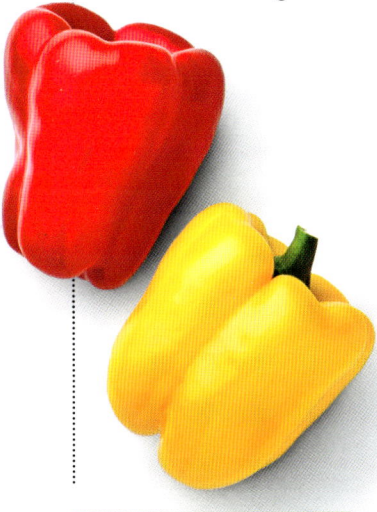

Bitte meiden

- Lebensmittel mit vielen Kalorien, industriell gefertigte Nahrungsmittel und zuckerhaltige Nahrung – Diese Nahrungsmittel führen zu Übergewicht, und Fettleibigkeit erhöht das Risiko für Krankheiten wie Typ-2-Diabetes, die drastische Auswirkungen auf die Augen haben können (etwa Grauer Star oder diabetische Retinopathie).

ERKRANKUNGEN

Manche Erkrankungen sprechen gut auf eine Ernährungstherapie an. Lesen Sie hier, wie ein Mehr oder Weniger bestimmter Lebensmittel helfen kann, die Augen zu schützen.

GRAUER STAR

Die Linsen unserer Augen bestehen hauptsächlich aus Wasser und Proteinen. Wenn die Proteine verklumpen, erzeugen sie wolkenartige Gebilde, sodass weniger Licht durch die Linse gelangt und die Sicht unscharf wird. Diese Trübung nennt man Grauer Star. Er trifft viele Menschen und tritt meist zwischen 50 und 60 Jahren auf. Heute kann Grauer Star zum Glück durch Routineoperationen behoben werden. Wer sich hauptsächlich pflanzlich ernährt und auf Fleisch verzichtet, kann sich erfolgreich vor Grauem Star schützen.

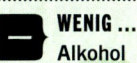 **VIEL ...**
Beeren, Avocados, Paprikaschoten, grünes Blattgemüse, Schalentiere, orangefarbenes Obst und Gemüse, Zitrusfrüchte

WENIG ...
Alkohol

GLAUKOM (GRÜNER STAR)

Wenn der Augeninnendruck steigt, kann der Sehnerv geschädigt werden. Dieses Krankheitsbild nennt man Glaukom. Regelmäßige Augenuntersuchungen sind überaus wichtig, da Symptome erst sehr spät auftreten. Auch der Augenoptiker kann den Augeninnendruck messen. Wird Grüner Star frühzeitig erkannt, kann man mit Augentropfen das Sehvermögen erhalten. Wie bei anderen

Augenerkrankungen kann regelmäßiger Verzehr von Nahrungsmitteln, die Antioxidanzien enthalten, weitere Schädigungen zu verhindern helfen.

 VIEL ...
frisches Obst und Gemüse

 WENIG ...
Salz, verarbeitete Nahrungsmittel, Koffein

ALTERSBEDINGTE MAKULA-DEGENERATION (AMD)

Die Makula in der Mitte der Netzhaut besitzt eine hohe Dichte an sehr lichtempfindlichen Zellen. Über den Sehnerv senden sie Informationen an die Sehrinde im Gehirn, die diese in Bilder umsetzt. Werden diese Zellen geschädigt, wird die zentrale Sehschärfe gemindert und die Sicht ist verzerrt. Gerade Linien erscheinen geschwungen, das Erkennen von Gesichtern fällt schwer und dunkle Flecken tauchen auf. AMD kann als »trockene« oder »feuchte« Form auftreten – beide führen zu Erblindung. Sie können mit geeigneten Nahrungsmitteln vorbeugen: Grünes Blattgemüse und zinkreiche Lebensmittel (s. S. 164 und S. 112–113) senken nachweislich das AMD-Risiko.

VIEL ...
Eier, Avocados, grünes Blattgemüse, fettreicher Fisch, Schalentiere, orangefarbenes Obst und Gemüse

GEHÖR & GLEICHGEWICHT

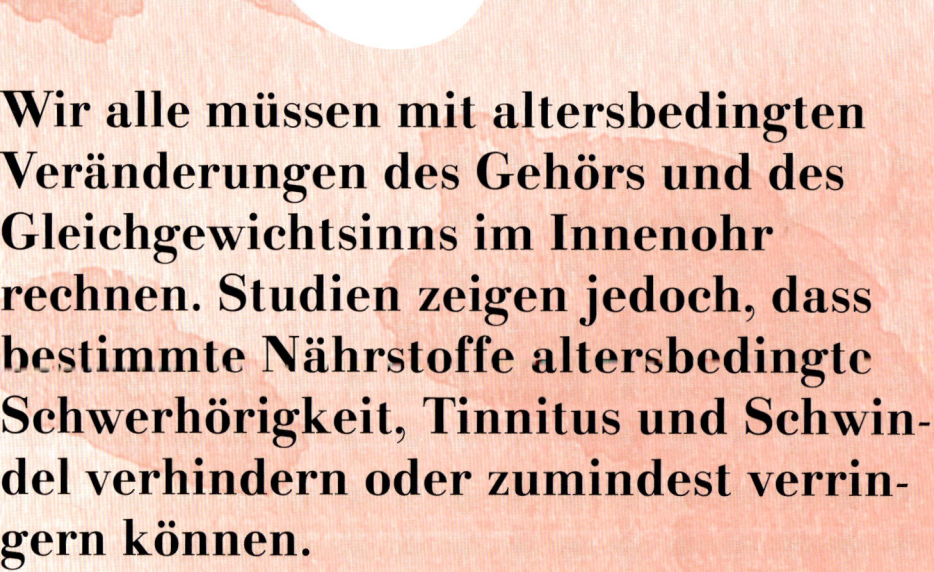

Wir alle müssen mit altersbedingten Veränderungen des Gehörs und des Gleichgewichtsinns im Innenohr rechnen. Studien zeigen jedoch, dass bestimmte Nährstoffe altersbedingtc Schwerhörigkeit, Tinnitus und Schwindel verhindern oder zumindest verringern können.

MIT DEN JAHREN …

… muss man die Lautstärke höher drehen oder fühlt sich unsicher beim Gehen. Lesen Sie, wie Sie die Auswirkungen des Alterns auf Gehör und Gleichgewicht durch Ihre Ernährung minimieren können.

Das Ohr leidet

Im Inneren der Hörschnecke (Cochlea), dem für das Hören zuständigen Teil des Innenohrs, sitzen Tausende winziger Haarzellen. Sie verwandeln die Schallschwingungen der Außenwelt in Nervensignale. Diese werden zur Hörrinde gesendet, die sie in Töne umwandelt. Wenn starker Lärm auf die empfindlichen Haarzellen trifft, knicken sie ein und zerbrechen. Haarzellen wachsen nicht nach, sodass das Gehör im Laufe der Jahre immer schlechter wird. Hinzu kommen »Leitungs«-Probleme, die das Weiterleiten von Tönen behindern, wie Ansammlung von Ohrenschmalz im Gehörgang, eine Mittelohrentzündung oder Folgeschäden eines gerissenen Trommelfells.

Bestimmte Mikronährstoffe haben offenbar einen schützenden Effekt auf Haarzellen im Innenohr. Magnesium etwa hilft, freie Radikale daran zu hindern, die Haarzellen anzugreifen. Studien haben auch gezeigt, dass die Vitamine A, C und E zusammen mit Magnesium Lärmtraumata vorbeugen können. Eine erhöhte Zufuhr an Omega-3-Fettsäuren aus Fisch kann offensichtlich ebenfalls vor Hörverlust bewahren. Folsäure ist beim Abbau der schädlichen Aminosäure Homocystein beteiligt, was die Durchblutung der Haarzellen im Innenohr verbessert. Auf S. 168 finden Sie die Lebensmittel, die Sie besser hören lassen.

> **Bei Lärm von über 85 Dezibel (d. h. starkem Straßenlärm) entstehen freie Radikale, die das Gehör schädigen.**

Das Gleichgewicht schwindet

Der Sinn, der uns sagt, wo im Raum wir uns gerade befinden, und uns im Gleichgewicht hält, ist das vestibuläre System im Innenohr – ein Netzwerk aus winzigen, mit Flüssigkeit gefüllten Röhren, an deren Enden sich spezielle Nervenenden befinden, die Reize an die zuständigen Stellen im Gehirn weiterleiten. Ab etwa 55 Jahren beginnt auch hier ein gewisser Zellverlust, was zu Schwindel und unsicherem Gehen führen kann.

Im gesunden Ohr ist die Menge der elektrolythaltigen Flüssigkeit immer gleich – ändert sich ihr Volumen, kann es zu Tinnitus oder Schwindel kommen (s. S. 169). Zu wenig Flüssigkeitszufuhr verstärkt Schwindelgefühl, sodass die ausreichende Versorgung mit den richtigen Getränken (s. S. 40) und Lebensmitteln (frisches Obst und Gemüse enthalten viel Wasser) das vestibuläre System dabei unterstützt, die Elektrolyte in der Innenohrflüssigkeit im Gleichgewicht zu halten.

FORTSETZUNG →

RICHTIG ESSEN FÜR GEHÖR & GLEICHGEWICHT

Laut Studien gibt es eine Fülle an Mikronährstoffen, die die Vitalfunktionen von Gehör und Gleichgewichtssinn unterstützen. Wichtig ist, viele gesunde Lebensmittel zu essen – und andere zu meiden.

ORANGEFARBENES GEMÜSE

Es enthält sehr viel Betakarotin, aus dem Vitamin A gebildet wird. Erwachsene mit der höchsten Vitamin-A-Zufuhr hatten laut einer Studie ein 47 % geringeres Risiko für Hörverlust als Personen mit der niedrigsten.

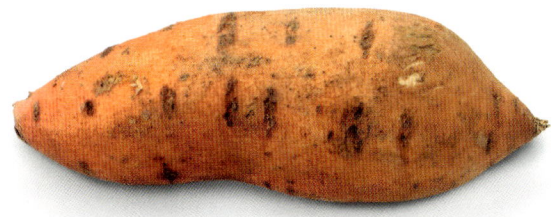

GRÜNES BLATTGEMÜSE

Grünes Blattgemüse enthält viel Folsäure – eine gute Nachricht, da eine ausreichende Zufuhr von Vitamin B nachweislich den Hörverlust hemmen kann. Die besten Quellen für Folsäure sind Spinat, Grünkohl und Rosenkohl.

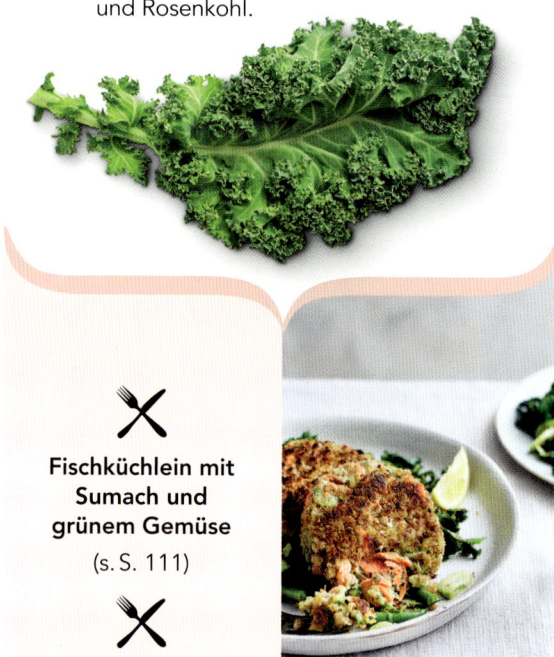

Fischküchlein mit Sumach und grünem Gemüse
(s. S. 111)

NÜSSE UND KERNE

Nüsse und Samen sind reich an dem Mineral Magnesium, das vor lärmbedingtem Hörverlust schützen kann. Das meiste Magnesium enthalten Paranüsse, gefolgt von Sonnenblumenkernen, Sesamsamen und Mandeln.

Freekeh mit Wurzelgemüse und Kohl
(s. S. 93)

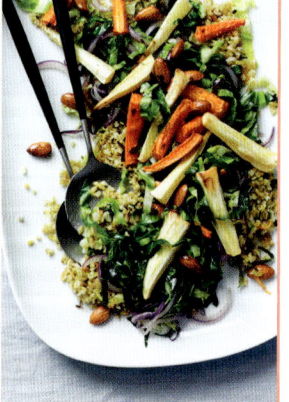

KAFFEE

In einer breit angelegten Untersuchung im Jahr 2014 hatten Frauen, die täglich eine 4–6 Tassen Kaffee entsprechende Menge Koffein zu sich nahmen, im Vergleich zu Frauen, die nur 1–2 Tassen täglich tranken, ein um 15 % geringeres Tinnitusrisiko.

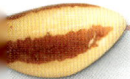

FISCH

Laut einer Studie reduziert sich das Tinnitusrisiko, wenn man einmal pro Woche Fisch isst. Eine andere Untersuchung zeigte, dass zwei oder mehr Portionen Fisch pro Woche die Wahrscheinlichkeit für altersbedingte Schwerhörigkeit um 42 % senkten. Und eine sehr hohe Zufuhr von Omega-3-Fettsäuren senkte das Risiko eines Hörverlusts um 22 %.

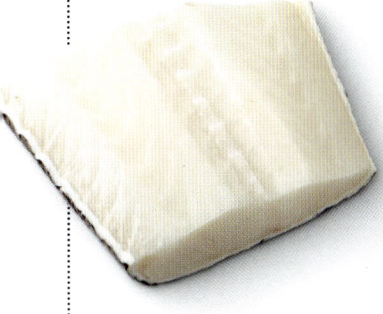

Bitte meiden

- **Stark zuckerhaltige und verarbeitete Kohlenhydrate** – Ältere Personen, die sich von Lebensmitteln mit hoher glykämischer Last (also Lebensmitteln, die viel raffinierten Zucker enthalten) ernähren, haben ein erhöhtes Risiko, Hörverlust zu erleiden – 2010 bezifferte eine Studie die höhere Wahrscheinlichkeit auf 76 %.

ERKRANKUNGEN

Es ist wissenschaftlich erwiesen, dass bestimmte Nährstoffe vor Hörverlust und Tinnitus, aber auch vor Gleichgewichtsproblemen schützen können. Hier erfahren Sie, welche Lebensmittel Ihnen helfen und welche Ihnen schaden.

ALTERSBEDINGTE SCHWERHÖRIGKEIT

Ein gewisser Hörverlust kann bereits in mittleren Jahren beginnen und bleibt oft unbemerkt. Die Hälfte der über 75-Jährigen leidet dann an erheblicher Schwerhörigkeit, hohe Frequenzen und weiche Konsonanten wie »S« und »F« nehmen sie nicht mehr wahr. Unabhängig davon, ob der Hörverlust daran liegt, dass Töne das Innenohr nicht richtig erreichen, oder ob zu viele Haarzellen zerstört sind, können Lebensmittel das Gehör unterstützen und vorbeugend wirken. Nährstoffe wie Betakarotin und Folsäure (s. S. 168) haben erwiesenermaßen gesundheitsfördernde Wirkung.

 VIEL ...
Paprikaschoten, grünes Blattgemüse, Tomaten, Orangen, Kürbis

 WENIG ...
Salz, Glutamat

TINNITUS

Ständig ein Pfeifen, Rauschen oder Summen im Ohr zu hören, ist sehr belastend. Tinnitus kann jedes Alter treffen, tritt aber oft in Zusammenhang mit altersbedingter Schwerhörigkeit auf und kann bei älteren Menschen stärker ausfallen. Tinnitus kann kommen und gehen, doch wenn er chronisch ist, erzeugt er einen hohen Leidensdruck. Ernährungswissenschaftler konnten zeigen, dass bestimmte Lebensmittel diese Erkrankung positiv beeinflussen können – etwa Kaffee und Fisch (s. S. 168).

VIEL ...
Fisch, Koffein (Kaffee, Tee)

WENIG ...
Salz

GLEICHGEWICHTSSTÖRUNGEN

Das vestibuläre System im Innenohr spielt eine große Rolle für das Gleichgewicht. Es besitzt drei gebogene Kanäle, die Veränderungen in der Bewegung registrieren. Das System arbeitet mit anderen Körperteilen zusammen, sodass Probleme an anderen Stellen des Körpers ebenso zu Schwindel führen können. Das Allerwichtigste ist ausreichende Flüssigkeitszufuhr, viel zu trinken ist also entscheidend (s. S. 40). Berichten Sie Ihrem Arzt von Schwindel und Gleichgewichtsstörungen.

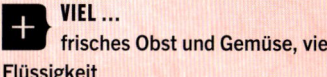 **VIEL ...**
frisches Obst und Gemüse, viel Flüssigkeit

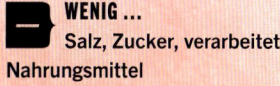 **WENIG ...**
Salz, Zucker, verarbeitete Nahrungsmittel

MUND & ZÄHNE

Eine ganze Reihe altersbedingter Veränderungen betreffen Mund und Zähne. Zum Glück helfen uns bestimmte Lebensmittel, den Mund gesund zu halten, uns vor Zahnfleischentzündung und Karies zu schützen und für ausreichend Speichelfluss zu sorgen.

MIT DEN JAHREN …

… verändert sich einiges in unserem Mund, an Zahnfleisch, Zähnen und Kiefer. Erfahren Sie, wie Nahrungsmittel uns helfen können, unseren Mund auf Dauer gesund zu erhalten.

Die Speichelproduktion nimmt ab

Unser Speichel wird von sechs Drüsen gebildet und besteht zu 99 % aus Wasser. Daneben enthält er Elektrolyte, Muzine und Verdauungsenzyme. Ohne Speichel könnten wir nicht kauen, schmecken oder schlucken. Er sorgt auch dafür, dass unser Mund zwischen den Mahlzeiten feucht bleibt. Je älter wir werden, desto weniger Speichel wird produziert. Das hat Folgen für unseren Geschmackssinn und die Gesundheit. Denn Speichel hilft, unsere Zähne sauber zu halten, und schützt sie vor Karies, sodass bei weniger Speichel auch weniger Schutz gegeben ist. Bestimmte Lebensmittel kurbeln die Speichelproduktion an (s. S. 172).

Der Geschmackssinn wird schwächer

Auf unserer Zunge sitzen winzige warzenartige Gebilde – die Papillen, an deren Spitze sich die Geschmacksknospen befinden. Geschmacksrezeptoren erkennen chemische Substanzen im Speichel, die unser Gehirn dann zu Geschmack umdeutet. Mit den Jahren stirbt eine Anzahl an Papillen ab, was den Geschmackssinn einschränkt. Verfeinern Sie Ihre Speisen – statt mit Salz – mit Zitrusschale, frischen Kräutern und Gewürzen, die Ihre Geschmackspapillen stimulieren.

Der Kiefer baut ab

Unsere Knochen befinden sich ständig im Wandel, nur so können sie wachsen oder wieder zusammenwachsen. Knochen bestehen aus speziellen Zellen und Proteinfasern. Einige Zellen bauen die Knochen auf und stabilisieren sie, andere sorgen für die Festigkeit, wieder andere absorbieren abgestorbenes Knochengewebe. Wenn wir älter werden, verändert sich die Form unseres Kiefers, weil mehr Gewebe ab- als aufgebaut wird. Diese Verformung kann zu Zahnfleischproblemen und Zahnverlust führen. Beugen Sie vor, indem Sie sich mit knochenstärkenden Nährstoffen versorgen (s. S. 172).

Ab 50 werden unsere 9000 Geschmacksknospen weniger, ab 60 schrumpfen sie.

Zähne nutzen sich ab

Bei guter Pflege halten Zähne sehr lange. Doch durch lebenslanges Beißen, Kauen und Knirschen nutzen sich Zahnschmelz und die Flächen ab. Säurehaltige Speisen und Getränke greifen den Zahnschmelz an – muten Sie Ihren Zähnen so wenig wie möglich davon zu.

RICHTIG ESSEN FÜR MUND & ZÄHNE

Wer beim Essen etwas für Mund und Zähne tun will, sollte zuckerhaltige Speisen meiden und säurehaltige reduzieren. Der nächste Schritt ist, Lebensmittel auszuwählen, die viel Vitamin C, Kalzium, Phosphor und Fluorid enthalten.

EIER

Eier sind reich an Vitamin D. Es unterstützt die Aufnahme von Kalzium und Phosphor, die unsere Zähne stark und gesund halten. Außerdem enthalten Eier Vitamin B_{12} – gut für unser Zahnfleisch.

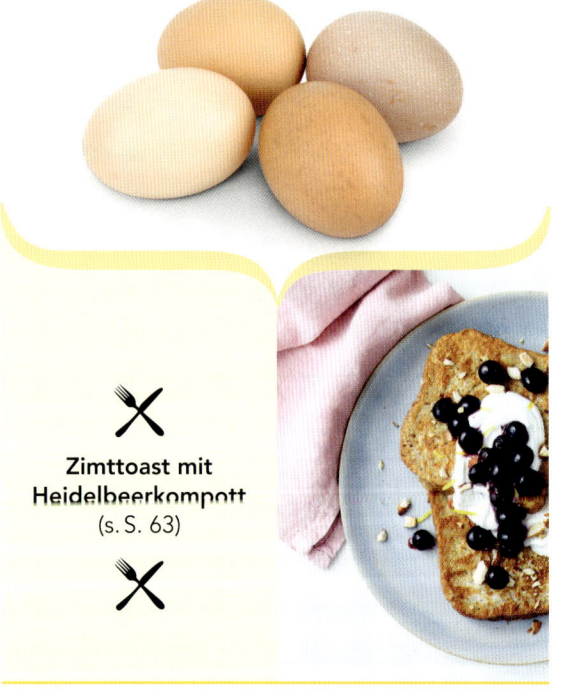

✕
Zimttoast mit Heidelbeerkompott
(s. S. 63)
✕

PAPRIKASCHOTEN

Paprikaschoten enthalten viel Vitamin C, aus dem Kollagen gebildet wird. Kollagen ist ein wesentlicher Bestandteil des Bindegewebes, das die Zähne im Gaumen an ihrem Platz hält. Paprikaschoten enthalten außerdem kaum Zucker oder Säure und ihr knackiges Fruchtfleisch fördert die Speichelproduktion.

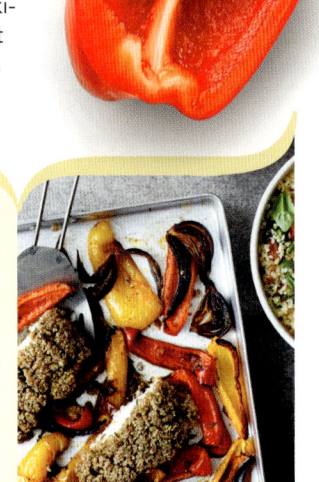

✕
Gebackener Schellfisch mit Kräuterkruste
(s. S. 115)
✕

JOGHURT

Joghurt liefert zahnfreundliches Kalzium und Phosphor. Beide schützen den Zahnschmelz und bauen ihn nach einer Säureattacke wieder auf. Studien weisen außerdem darauf hin, dass probiotischer Joghurt gut gegen schlechten Atem ist.

NÜSSE UND KERNE

Alles, was knuspert und knackt, also z. B. Nüsse und Kerne, fördert die Speichelproduktion. Speichel spült Essensreste aus den Zähnen und neutralisiert schädliche Säuren im Mund. Außerdem enthalten Nüsse und Kerne viele Nährstoffe, die gut für die Zähne sind.

TEE

Tee enthält viel Fluorid, das den Zahnschmelz härter macht, säurehaltige Plaque verringert und Karies verhindert. Je nach Teesorte kann der Fluoridgehalt sehr variieren. Wenn der Tee länger zieht, nimmt auch das Fluorid zu.

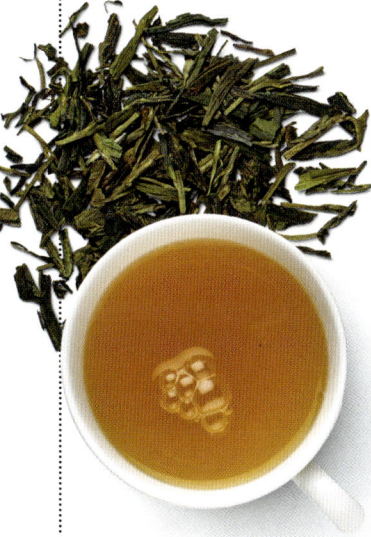

Bitte meiden

• **Zuckerhaltige Speisen und Getränke** – Schädlich ist eher die Häufigkeit als die Menge. Jedes Mal, wenn wir Süßes essen oder trinken, sind unsere Zähne einer Säureattacke ausgesetzt, die langfristig zu Karies führt. Wer ständig an zuckerhaltigen Getränken nippt, Bonbons lutscht oder Trockenfrüchte isst, überzieht seine Zähne mit einem Zuckermantel.

ERKRANKUNGEN

Für einen gesunden Mund reicht Zähneputzen nicht aus. Hier erfahren Sie, welche Lebensmittel Zähnen und Zahnfleisch guttun und welche Sie lieber im Regal lassen sollten.

MUNDTROCKENHEIT

Wer an Mundtrockenheit leidet, produziert zu wenig Speichel. Das macht das Essen und Sprechen mühsam. Mundtrockenheit kann auch mit trockenen Lippen und schlechtem Atem einhergehen und zu Zahnfleischentzündung und Karies führen. Einige Maßnahmen können gegen Mundtrockenheit helfen: den ganzen Tag über viel trinken, an Eiswürfeln lutschen und Kaugummi kauen – allerdings eine zuckerfreie Sorte.

+ VIEL …
Joghurt, ungesüßte Getränke, frische Obstsäfte (z. B. Orangen- oder Melonensaft)

− WENIG …
Salz, trockene Speisen, Koffein, Alkohol

ZAHNFLEISCHENTZÜNDUNG

Zahnfleischentzündung entsteht, wenn sich am Zahnrand zu viel Plaque ansammelt. Aus den Bakterien der Plaque bilden sich Toxine, die das Zahnfleisch reizen, sodass es sich entzündet. Gründliche Mundhygiene kann eine Entzündung verhindern oder sie wieder zurückdrängen, wenn sie rechtzeitig bemerkt wird. Regelmäßige Besuche bei Zahnarzt und Dentalhygieniker sollten die eigene Zahnpflege ergänzen. Vitamin-C-haltige Lebensmittel sind gut für das Zahnfleisch. Knuspriges und Knackiges wie Staudensellerie und Nüsse oder Kerne schleifen beim Kauen den Zahnbelag ab und »putzen« die Zähne, indem sie Bakterien und Speisereste entfernen.

+ VIEL …
Joghurt, frisches Obst und Gemüse (vor allem Paprikaschoten und grünes Blattgemüse)

− WENIG …
zuckerhaltige Getränke und Speisen

KARIES

Verringerte Speichelproduktion kann zu einem erhöhten Kariesrisiko führen. Karies und Parodontitis (die sich entwickelt, wenn eine Entzündung des Zahnfleischs auf den Zahnhalteapparat übergreift) sind die Hauptursachen für Zahnverlust im fortgeschrittenen Alter, doch sie sind auch einfach zu vermeiden: durch eine gründliche Zahnhygiene sowie zahn- und zahnfleischfreundliche Lebensmittel (s. S. 172), die die Folgen der Veränderung des Kiefers aufhalten.

+ VIEL …
Nahrungsmittel, bei denen Zähne »arbeiten« müssen (Nüsse und Kerne), zuckerfreier Kaugummi

− WENIG …
zuckerhaltige Speisen und Getränke, ungesüßter Fruchtsaft

IMMUNSYSTEM

Das Immunsystem wehrt Krankheitserreger ab und bekämpft Infektionen, die mit zunehmendem Alter häufiger auftreten. Doch mithilfe der richtigen Nährstoffe kann es Erregern und Autoimmunerkrankungen Paroli bieten.

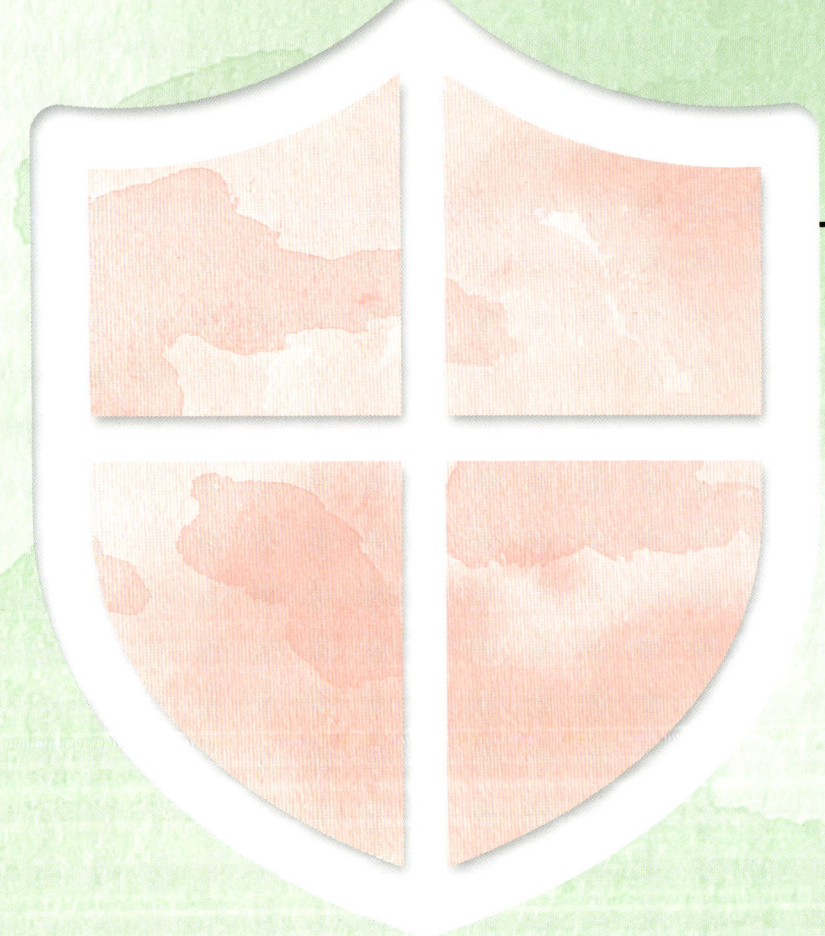

MIT DEN JAHREN …

… bekommen Sie öfter Erkältungen oder Infekte als früher. Lesen Sie, wie das Alter sich auf das Immunsystem auswirkt und welche Lebensmittel Ihnen helfen, das Gleichgewicht wieder herzustellen.

Wir brauchen mehr »gute« Mikroben

Bakterien und andere Mikroorganismen machen mehr als die Hälfte unserer Körperzellen aus. Diese »guten« Mikroben kämpfen an drei Fronten: Sie verdrängen mögliche Erreger, sie sondern Stoffe ab, mit denen sie schädliche Eindringlinge töten, und sie steuern die Entzündungen, mit denen unser Immunsystem auf schädliche Reize reagiert. Übermäßiger Einsatz von Antibiotika und antibakteriellen Produkten hat zu einem Ungleichgewicht zwischen Mikroben und Immunsystem geführt. Die Folge: Autoimmunerkrankungen nehmen zu. Probiotische Lebensmittel können die Immunabwehr stärken. So enthalten Joghurt und Miso Probiotika, die dem Körper gesunde Bakterien und Hefen liefern und Krankheiten positiv beeinflussen können (s. S. 176).

Krebserkran- kungen nehmen zu

Makrophagen sind weiße Blutkörperchen, die den Körper durchwandern. Treffen sie auf unbekannte Eindringlinge (ob Bakterium oder Krebszelle), verschlingen, verdauen und zerstören sie sie. Wenn wir älter werden, werden diese Zellen langsamer. Das könnte der Grund dafür sein, dass ältere Menschen häufiger an Krebs erkranken. Doch Nahrungsmittel können das Immunsystem stärken (s. S. 176).

Abwehrkräfte nehmen ab

Das Immunsystem ist ein komplexes Netzwerk. Es schützt unseren Körper vor Eindringlingen wie Toxinen, Bakterien und Viren. Eine Schlüsselrolle spielen dabei die weißen Blutkörperchen, die dafür verantwortlich sind, Mikroben zu identifizieren und zu beseitigen. Im Laufe der Jahre nimmt die Zahl der Immunzellen, T-Zellen genannt, ab – deshalb erkranken ältere Menschen leichter und erholen sich langsamer. Es ist erwiesen, dass eine Vielzahl an Mikronährstoffen am Erhalt eines starken Immunsystem beteiligt ist – z.B. Eisen, Zink, Selen, Kupfer, Folsäure und die Vitamine A, B_6, B_{12}, C und D. Doch wenn wir älter werden, lässt die Fähigkeit zur Aufnahme bestimmter Mikronährstoffe nach, sodass unser Immunsystem nicht ausreichend versorgt wird, um optimal zu funktionieren. Unterstützen Sie es daher durch geeignete Lebensmittel (s. S. 176).

> **Impfungen sind bei älteren Menschen weniger effektiv, aber sie senken das Risiko, ernsthaft zu erkranken.**

FORTSETZUNG →

RICHTIG ESSEN FÜR DAS IMMUNSYSTEM

Ein perfekt funktionierendes Immunsystem ist auf viele Mikronährstoffe und Omega-3-Fettsäuren angewiesen. Auch eine gesunde Dosis »freundlicher« Bakterien tut viel für unsere Abwehrkräfte und hält uns länger gesund.

PILZE

Pilze sind gute Kupferlieferanten. Kupfermangel geht mit einer zu geringen Zahl weißer Blutkörperchen einher, was zu Abwehrschwäche führen kann. Pilze sind außerdem präbiotisch: Sie versorgen probiotische Darmbakterien mit Nahrung, was die Verdauung gesund hält und die Abwehrkräfte stärkt.

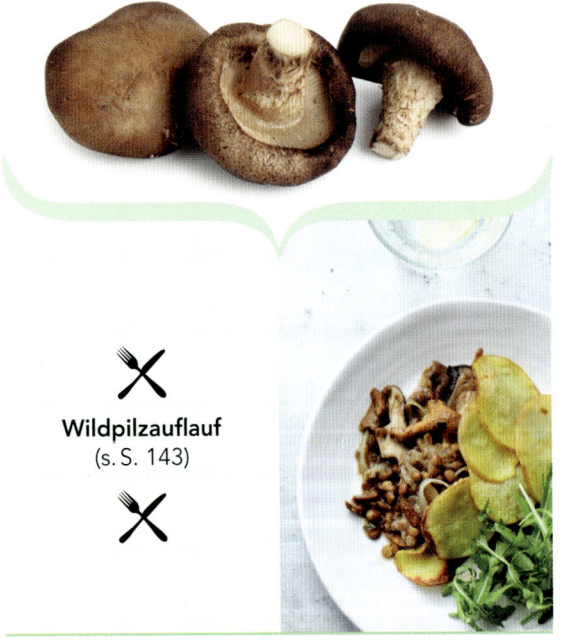

✗
Wildpilzauflauf
(s. S. 143)
✗

KÜRBIS

Kürbisse enthalten viel Vitamin C und Betakarotin, eine Vorstufe von Vitamin A. Dieses unterstützt Haut, Augen, Lunge, Harnapparat und Verdauungstrakt dabei, den Körper gegen die Außenwelt zu schützen.

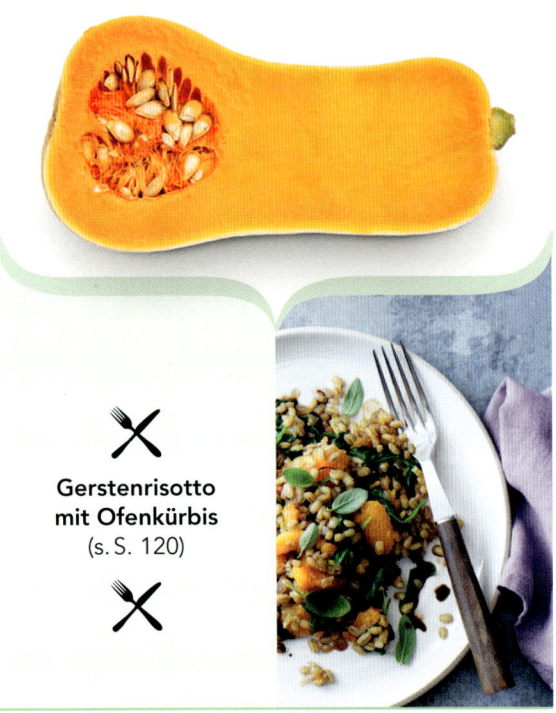

✗
Gerstenrisotto mit Ofenkürbis
(s. S. 120)
✗

JOGHURT

Fermentierte Lebensmittel wie Joghurt ernähren die probiotischen Bakterien im Darm. Etwa 70 % unserer Abwehrkräfte befinden sich im Verdauungssystem und die Mikroflora in unserem Darm spielt eine wichtige Rolle dabei, es gesund zu erhalten.

FETTREICHER FISCH

Omega-3-Fettsäuren, die in großen Mengen in fettreichem Fisch enthalten sind, stärken das Immunsystem. Fettreicher Fisch ist zudem reich an Vitamin D. Ein Mangel an diesem Vitamin kann zu Autoimmunerkrankungen wie Lupus und rheumatoider Arthritis führen.

ZITRUSFRÜCHTE

Zitrusfrüchte sind reich an Vitamin C, das für ein tadellos funktionierendes Immunsystem wichtig ist: Immunzellen wie T-Zellen und Phagozyten (z. B. Makrophagen, s. S. 175) könnten ihre Aufgaben ohne Vitamin C nicht erfüllen. Vitamin C unterstützt den Körper auch bei der Aufnahme von Eisen, das für Abwehrkräfte und Wundheilung von Bedeutung ist.

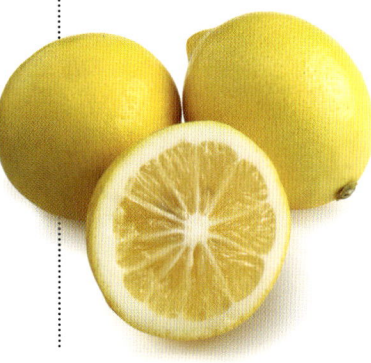

Bitte meiden

- **Stark fett- oder zuckerhaltige Lebensmittel** – Übergewicht oder Fettleibigkeit schwächen das Immunsystem. Einer Studie zufolge führt Fettleibigkeit zu einem erhöhten Risiko, an Infekten der Haut, der Blase und der Atemwege zu erkranken. Übergewichtige haben außerdem ein höheres Risiko, wegen Infekten im Krankenhaus behandelt werden zu müssen.

ERKRANKUNGEN

Eine ausgewogene Ernährung trägt zu einem gesunden Immunsystem bei. Stärken Sie Ihre Abwehrkräfte, indem Sie bestimmte Lebensmittel häufiger bzw. seltener essen.

INFEKTE DER ATEMWEGE

Zu den Infekten der oberen Atemwege gehören Erkältungen, Mandel- und Nebenhöhlenentzündungen oder Grippe. In den unteren Atemwegen können Bronchitis und Lungenentzündung auftreten. Im Laufe eines Lebens haben wir etwa 200 Erkältungen, die mit Husten, Halsschmerzen und verstopfter Nase einhergehen. Die meisten dieser Infekte werden durch Viren hervorgerufen, manche auch durch Bakterien. Wer viele Lebensmittel isst, die reich an den Vitaminen A und C sowie Omega-3-Fettsäuren sind, sorgt für ein starkes Immunsystem, das Krankheitserreger effizient bekämpfen kann.

+ VIEL ...
frisches Obst und Gemüse, fettreicher Fisch, Nüsse, Kerne

– WENIG ...
verarbeitete und zuckerhaltige Nahrungsmittel

CHRONISCH-ENTZÜNDLICHE DARMERKRANKUNGEN

Dieser Begriff umfasst eine Reihe von Krankheitsbildern, die Entzündungen im Verdauungstrakt verursachen. Die zwei häufigsten sind Colitis ulcerosa und Morbus Crohn. Ihre Symptome sind Durchfall, Magenschmerzen, Appetitlosigkeit, Blut im Stuhl und

Gewichtsverlust. Manche Menschen stellen fest, dass einige Nahrungsmittel Symptome auslösen oder ihren Zustand verschlechtern. Um Näheres herauszufinden, ist ein Ernährungstagebuch nützlich. Betroffene sollten sich von einem Diätspezialisten beraten lassen, um sicherzugehen, dass ihre Ernährung ausgewogen ist.

LUPUS

Lupus erythematodes ist eine Autoimmunerkrankung, bei der das Immunsystem Antikörper gegen eigene Zellstrukturen entwickelt, was im ganzen Körper zu Entzündungen und Schmerzen führt. An Lupus erkranken vor allem Frauen. Er ist oft an schmetterlingsförmigen Hautrötungen im Gesicht zu erkennen, äußert sich aber auch in Müdigkeit, Fieber, Gelenkbeschwerden und Lichtempfindlichkeit. Eine gesunde, ausgewogene Ernährung – wie unser Langlebigkeitsplan – kann für Lupus-Patienten besonders förderlich sein. Wer an Lupus leidet, sollte vor größeren Ernährungsumstellungen immer einen Diätspezialisten um Rat fragen.

+ VIEL ...
frisches Obst und Gemüse, Vollkornprodukte, Hülsenfrüchte

– WENIG ...
Alfalfa-Sprossen, verarbeitete Nahrungsmittel, gesättigte Fettsäuren und trans-Fettsäuren, stark zucker- und salzhaltige Lebensmittel

KNOCHEN, MUSKELN, GELENKE

Wenn Knochen und Muskeln schwächer werden, ist dies ein ganz natürlicher Alterungsprozess. Die richtige Ernährung kann ihn hinauszögern: Sie sorgt für feste Knochen, starke Muskeln, hält Gelenke geschmeidig, hemmt Entzündungen und schützt vor Osteoporose und Arthritis.

MIT DEN JAHREN …

… werden Knochen schwächer, Gelenke steifer und Muskeln verlieren an Masse. Doch Nährstoffe in Lebensmitteln können uns helfen, unser Muskel-Skelett-System stark und gesund zu halten.

Knochen verlieren an Dichte

Im Alter von 35 Jahren sind unsere Knochen am stärksten. Danach verlieren sie etwa 1 % jährlich an Dichte; dieser Wert kann bei Frauen nach der Menopause auf 20 % hochschnellen. Die Mineralien in den Knochen werden ständig erneuert, daher können wir über die Nahrung Gesundheit und Stärke unserer Knochen wesentlich beeinflussen. Eine ausgewogene Ernährung liefert wichtige Nährstoffe – Kalzium, Protein, Phosphor, Magnesium und die Vitamine D und K (s. S. 180) – und das völlig unabhängig von unserem Alter.

Muskeln werden schwächer

Wenn wir etwa 30 sind, beginnt unsere Muskelmasse zu schrumpfen. Ab dem 40. Lebensjahr verlieren wir bis zu 8 % im Laufe von jeweils zehn Jahren. Weniger Muskelmasse führt zu weniger Kraft, nachlassender Energie und Änderungen in Bewegung, Gleichgewicht und Haltung. Der Muskelabbau kann zwischen 65 und 75 schneller voranschreiten. Kein Grund für Pessimismus: Mit Krafttraining und der richtigen Ernährung können wir unsere Muskelkraft erhalten.

Die Knochen werden im Alter spröder und die Wirbel zusammengedrückt – wir schrumpfen ein wenig.

Wenn wir älter werden, benötigen wir mehr muskelaufbauendes Protein, das aber selbst Vegetarier und Veganer problemlos über die Nahrung aufnehmen können (s. S. 30). So kann der Körper Aminosäuren wie Leucin bilden, die wichtig für starke Muskeln sind. Gute Quellen für Proteine sind tierische Nahrungsmittel, Nüsse, Hülsenfrüchte und Soja. Auch Vitamin D leistet einen wichtigen Beitrag für gesunde Muskeln (s. S. 36).

Gelenke werden steifer

Unsere Beweglichkeit verdanken wir den Gelenken: Sie verbinden die Knochen und sorgen mit Knorpelmasse und Gelenkschmiere für den nötigen Puffer. Wenn wir altern, schwinden Knorpel und Gelenkschmiere, was unsere Beweglichkeit einschränkt. Kalziumablagerungen verhärten die Gelenke, die Knorpelmasse verschleißt, und Entzündungen können die Unbeweglichkeit noch verstärken. Doch essenzielle Fettsäuren aus der Nahrung helfen gegen Entzündungen und Steifheit. Vitamin E ist gut gegen Gelenkverschleiß, während Curcumin und Gingerol, die in bestimmten Gewürzen (s. S. 146) enthalten sind, entzündungshemmend wirken.

FORTSETZUNG ➡

RICHTIG ESSEN FÜR KNOCHEN, MUSKELN, GELENKE

Unser Bewegungsapparat braucht mehr als nur Kalzium für die Knochen: Eine ganze Palette von Nährstoffen ist für ein gesundes Bindegewebe und zur Linderung entzündlicher Prozesse erforderlich. So können wir uns schmerzfrei bewegen.

ZITRUSFRÜCHTE

Zitrusfrüchte enthalten viel Vitamin C, das für die Bildung von Kollagen wichtig ist – das Protein, das für die Festigkeit und Elastizität von Muskeln, Sehnen, Bändern, Knochen und Knorpel zuständig ist. Vitamin C wirkt antioxidativ, d. h., es bekämpft freie Radikale, die die Festigkeit der Knochen schädigen können.

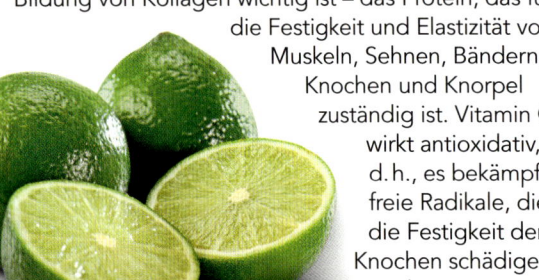

SOJA

Einige (nicht alle) Studien zeigen, dass die in Soja enthaltenen Isoflavone dem Knochenschwund während der Menopause entgegenwirken. Sojaprodukte sind in jedem Fall großartige Protein- und Kalziumlieferanten.

Japanische Nudelsuppe (s. S. 139)

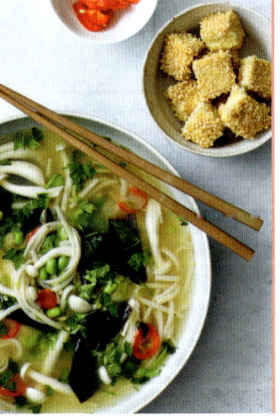

JOGHURT

In Joghurt treffen zwei wichtige Nährstoffe für starke Muskeln und Knochen aufeinander: Protein und Kalzium. Joghurt enthält außerdem Kalium, das die Muskelaktivität steuert. Ein neuer Forschungsansatz lässt darauf schließen, dass probiotische Bakterien im Joghurt nicht nur dafür sorgen, dass die Knochen fest bleiben, sondern sogar stabiler werden.

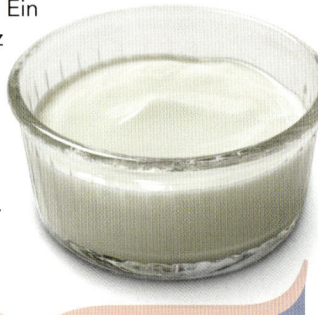

Bananen-Pancakes mit pikanten Apfelringen (s. S. 67)

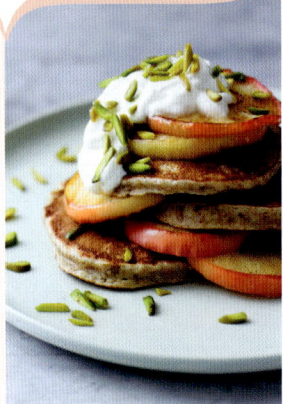

FETTREICHER FISCH

Jeder Fisch ist reich an Protein, das für Knochen und Muskeln wichtig ist. Fettreicher Fisch enthält zudem viel Vitamin D, aus dem der Körper Kalzium bildet. Er ist außerdem reich an Omega-3-Fettsäuren, die bei rheumatoider Arthritis entzündungshemmend wirken.

NÜSSE UND KERNE

Nüsse und Kerne versorgen uns mit viel Protein, Zink, Mangan und Magnesium, die für gesunde Knochen wichtig sind. Magnesium regelt die Muskelkontraktion. Nüsse und Kerne enthalten zudem viel Kupfer, das für den Aufbau von Bindegewebe benötigt wird.

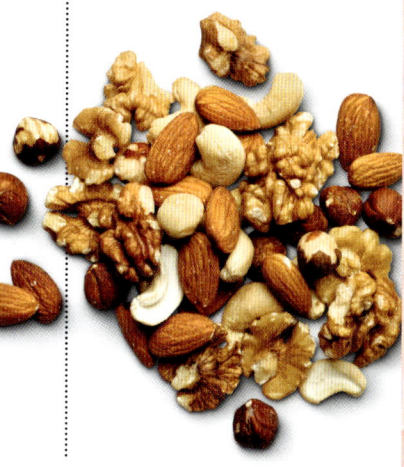

Bitte meiden

- **Lebensmittel mit viel Vitamin A** – Langjährige hohe Zufuhr von Vitamin A (mehr als 1,5 mg pro Tag) kann zu Osteoporose führen. Falls Sie Nahrungsergänzungsmittel nehmen, prüfen Sie deren Vitamin-A-Gehalt.

- **Cola, Alkohol** – Cola enthält viel Phosphorsäure, die zu Knochenschwund führt. Große Mengen Alkohol hemmen vermutlich den Knochenaufbau.

ERKRANKUNGEN

Durch ernährungsmedizinische Ansätze sind einige Erkrankungen gut zu behandeln oder sogar zu vermeiden. Erfahren Sie, was Sie Ihrem Skelett zuliebe essen sollten.

OSTEOPOROSE

Knochen bestehen aus einer festen äußeren Schicht und einem wabenartigen Gewebe im Innern. Dieses erneuert sich ständig und sorgt für die Widerstandsfähigkeit der Knochen. Ab etwa 35 geht mehr Knochengewebe verloren, als neu gebildet wird. Die Knochenmasse wird poröser – ein harmloser Sturz oder Stoß kann zu Brüchen führen. Betroffen sind vor allem Frauen nach der Menopause (s. S. 207). Neben der Zufuhr von Phosphor, Protein, Kalzium, Magnesium, Zink, Mangan und Vitamin D ist auch Vitamin K wichtig, denn einige Studien sehen einen Zusammenhang zwischen Vitamin-K-Mangel und abnehmender Knochendichte.

+ VIEL …
Joghurt, Eier, Vollkornprodukte, Soja, grünes Blattgemüse, fettreicher Fisch, Zitrusfrüchte, Nüsse

− WENIG …
Koffein, Salz, kohlensäurehaltige Softdrinks

OSTEOARTHRITIS

Wenn im Laufe des Lebens die Knorpelmasse sehr stark zurückgeht, reiben die Knochen aneinander. Gewebe platzt auf, Knorpel- und Knochenstückchen brechen ab. Osteoarthritis kann durch Bewegung, Gewichtsabnahme und Ernährungs-

umstellung gelindert werden. Neuere Forschungen weisen darauf hin, dass Lutein (in grünem Blattgemüse) Knorpel stärken kann. Fest steht, dass Omega-6-Fettsäuren (in großen Mengen in bestimmten Pflanzenölen vorhanden) Entzündungen im Körper verstärken, während Omega-3-Fettsäuren entzündungshemmend wirken.

+ VIEL …
Beeren, grünes Blattgemüse, fettreicher Fisch, Schalentiere, Zwiebeln, Zitrusfrüchte, Nüsse, Gewürze

− WENIG …
Distel-, Sonnenblumen-, Maiskeimöl

RHEUMATOIDE ARTHRITIS

Bei rheumatoider Arthritis greift das Immunsystem gesundes Gewebe in und an den Gelenken an, was zu schmerzhaften Entzündungen führt. Am häufigsten betroffen sind Frauen zwischen 40 und 60, Männer einige Jahre später. Eine Studie zeigte, dass Schwellungen und Schmerzempfindlichkeit in Gelenken nach dreimonatiger mediterraner Kost zurückgingen.

+ VIEL …
Beeren, Vollkorn, Avocados, grünes Blattgemüse, fettreicher Fisch, Olivenöl, Nüsse

− WENIG …
Fleisch, verarbeitete Nahrungsmittel

HAUT & TASTSINN

Die Haut ist unser größtes Organ und ein Multitasking-Talent: Sie schützt uns rundherum vor der Außenwelt und erlaubt uns gleichzeitig, die Welt über unsere Sinne zu erschließen. Mit den richtigen Nährstoffen helfen wir der Haut, sich gegen altersbedingte Beschwerden zu schützen.

MIT DEN JAHREN …

… zeichnen sich Falten ab – dass wir altern, nehmen wir oft zuerst an unserer Haut wahr. Erfahren Sie, wie wir unsere Haut durch Ernährung gesund erhalten und Veränderungen entgegenwirken können.

Die Haut verliert an Geschmeidigkeit

Starke und zugleich weiche Haut verdanken wir dehnbaren Elastinfasern und dem kleberartigen Protein Kollagen. Ab etwa 20 Jahren verlieren wir jedes Jahr etwa 1 % unseres Kollagens, auch die Elastinfasern nehmen allmählich ab, bis sich schließlich Falten und feine Linien bilden. UVA- und UVB-Strahlen beschleunigen den Prozess. Eine erste Maßnahme ist, eine Sonnencreme mit einem angemessenen Lichtschutzfaktor aufzutragen, doch wir können die Haut auch über die Nahrung schützen (s. S. 184).

Der Schutz lässt nach

Unsere Haut enthält das Pigment Melanin, das der Haut ihre Farbe verleiht. Es schirmt uns vor den UV-Strahlen der Sonne ab und schützt uns so vor schädlicher UVA- und UVB-Strahlung. Melanin wird aus Pigmentzellen gebildet, die mit den Jahren weniger werden, sodass unsere Haut sonnenempfindlicher wird. Nahrungsmittel, die reich an Antioxidanzien und Vitamin C sind, können unserer Haut dabei helfen, sich vor Sonne zu schützen (s. S. 184).

> **Wer viele essenzielle Fettsäuren zu sich nimmt, kann Hauttrockenheit zu 25 % vermeiden.**

Die Haut wird empfindlich

Der sichtbare Teil unserer Haut ist die Epidermis, die äußere Schutzschicht. In der darunter liegenden Dermis sitzen die Drüsen. Die innerste Schicht ist die Subkutis mit ihrem wärmeisolierenden Fett. Der Alterungsprozess zieht sich durch alle Schichten: Epidermis und Fettschichten werden dünner, sodass UV-Strahlen eindringen und Wärme verlorengeht. Die Blutgefäße werden empfindlicher, sodass wir schnell blaue Flecken bekommen, und die Drüsen sondern weniger Talg ab, was zu trockener, juckender Haut führt. Genügend Flüssigkeitszufuhr, aber auch bestimmte Lebensmittel unterstützen die Haut im Alter (s. S. 184).

Die Sensibilität nimmt ab

Unsere Haut ist mit einem umfangreichen Netz aus Nervenenden und Rezeptoren ausgestattet, die Reize aufnehmen. Im Laufe der Jahre verlieren wir Rezeptoren – die Sensibilität der Haut lässt nach. Vitamin B_{12} sorgt für gesunde Nerven, sodass eine entsprechende Ernährung (z. B. mit Lachs, Kabeljau, Milch und Eiern) uns helfen kann, unsere Nervenenden aufnahmefähig zu halten.

FORTSETZUNG ➔

RICHTIG ESSEN FÜR HAUT & TASTSINN

Genug Flüssigkeitszufuhr ist das A und O für gesunde Haut, aber sie profitiert auch von einer Reihe von Lebensmitteln, die reich an gesunden Fetten und antioxidativen Phytochemikalien sind.

FETTREICHER FISCH UND SCHALENTIERE

Die in Fisch enthaltenen Omega-3-Fettsäuren wirken entzündungshemmend, während sein Vitamin D die nachlassende Fähigkeit des Körpers ausgleicht, diesen wichtigen Mikronährstoff zu bilden. Schalentiere sind reich an Zink (gut für Wundheilung) und Kupfer, das die Hautpigmente unterstützt.

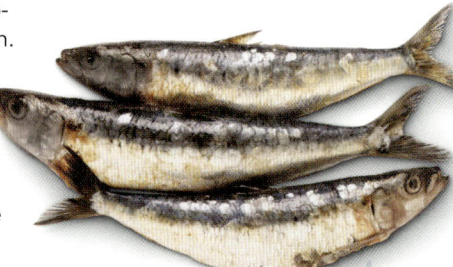

AVOCADOS

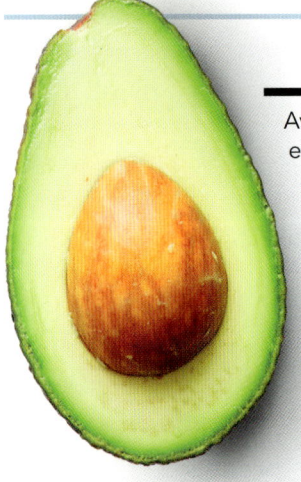

Avocados enthalten viele einfach ungesättigte Fettsäuren, die sehr gesund für die Haut sind, und Vitamin E. Eine Studie hat gezeigt, dass eine hohe Zufuhr an Avocado vor Falten infolge von zu viel Sonne schützen kann.

Salat aus Vollkornnudeln mit Sardinen
(s. S. 103)

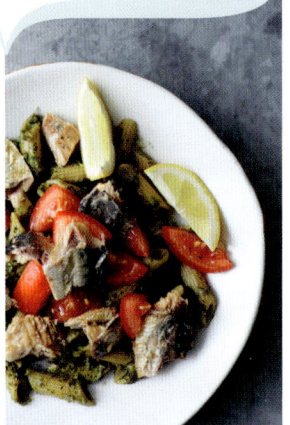

ORANGEFARBENES GEMÜSE

Orangefarbenes Gemüse hat einen hohen Gehalt an Betakarotin, aus dem der Körper Vitamin A bildet, essenziell für Wachstum und Wiederherstellung von Hautgewebe und Wundheilung. Vitamin A kann auch das Hautkrebsrisiko mindern.

Freekeh mit Wurzelgemüse und Kohl
(s. S. 93)

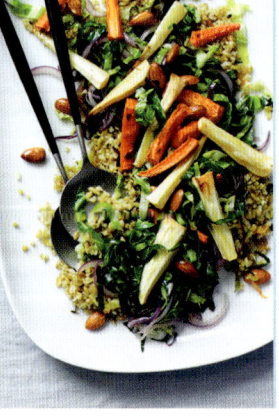

TOMATEN

Tomaten enthalten nicht nur hautfreundliches Betakarotin, sondern auch viel Lykopin, das vor Sonnenbrand schützen kann: Eine Studie belegt, dass Personen, die viel Lykopin (über Tomatenmark) zu sich genommen haben, um 33 % besser vor Sonne geschützt waren.

ZITRUSFRÜCHTE

Vitamin C in Zitrusfrüchten bietet einen doppelten Vorteil: Zum einen wird es für die Bildung von Kollagen benötigt, das der Haut ihre Struktur verleiht. Zum anderen schützt Vitamin C in der Epidermis vor Schäden durch freie Radikale infolge von UV-Strahlen.

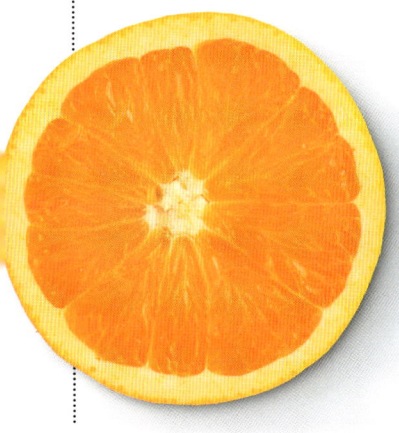

Bitte meiden

- **Zuckerhaltige Lebensmittel** – Zucker kann die Haut durch sogenannte Glykation schädigen. Dabei reagieren Zuckermoleküle mit Kollagen, das an Elastizität verliert, sodass sich Falten bilden.

- **Zu viel Alkohol** – Ein Übermaß an Alkohol wird mit einem erhöhten Risiko, an schwarzem Hautkrebs zu erkranken, in Verbindung gebracht.

ERKRANKUNGEN

Verringerte Talgproduktion sowie dünne und empfindliche Haut können zu Beschwerden und Erkrankungen führen – doch die Ernährung hat hier noch ein Wort mitzureden.

TROCKENE, JUCKENDE HAUT

Männer erfreuen sich meist auch im Alter einer recht guten Talgproduktion, während die Haut von Frauen mit der Menopause beginnt, trocken und schuppig zu werden, und leicht juckt. Hier können Sie Abhilfe schaffen, indem Sie die Haut von innen mit Feuchtigkeit versorgen. Meiden Sie Nahrungsmittel, die zu Hautreizungen führen, und nehmen Sie zu sich, was Ihnen hilft: essenzielle Fettsäuren, die entzündungshemmend wirken, sowie die Vitamine A und C, die starke Antioxidanzien sind.

+ VIEL ...
frisches Obst und Gemüse (vor allem Avocados, orangefarbenes Gemüse, Tomaten, Zitrusfrüchte), fettreicher Fisch, Schalentiere, Olivenöl, Nüsse, Samen

BLUTERGÜSSE UND WUNDHEILUNG

Wenn blaue Flecken vermehrt auftreten, wird oft zunehmende Ungeschicklichkeit vermutet. Doch meist liegt es vor allem am Alterungsprozess der Haut: Die subkutane Fettschicht mit ihrer Pufferfunktion nimmt ab und auch die Epidermis wird dünner, sodass wir uns leichter verletzen. Zudem dauert es länger, bis Wunden und Blutergüsse heilen, da auch das Kollagen weniger wird und die Blutgefäße an Elastizität verlieren. Nahrungsmittel mit einem hohen Gehalt an Vitamin C und Zink unterstützen bei der Bildung von Kollagen und der Wundheilung. Vitamin K spielt eine große Rolle bei der Blutgerinnung – essen Sie also regelmäßig grünes Blattgemüse, damit Sie ausreichend damit versorgt sind.

+ VIEL ...
Beeren, grünes Blattgemüse, fettreicher Fisch und Schalentiere, Tomaten, Zitrusfrüchte, Kürbis

– WENIG ...
verarbeitete Nahrungsmittel

HAUTKREBS

Sowohl UVA- als auch UVB-Strahlen sind für die Haut schädlich: UVA-Strahlen durchdringen die Haut, während UVB-Strahlen die Oberfläche verbrennen. Sonnenbrand in jungen Jahren erhöht das Risiko eines malignen Melanoms, zu viel Sonne in späteren Jahren hat andere Hautkrebsarten zur Folge. Sonnenschutz ist zur Vermeidung von Hautkrebs extrem wichtig. Lebensmittel, die viele Antioxidanzien beinhalten oder reich an Omega-3-Fettsäuren sind, haben krebshemmende Wirkung.

+ VIEL ...
grünes Blattgemüse, fettreicher Fisch, Tomaten, orangefarbenes Gemüse

– WENIG ...
Alkohol

LUNGE

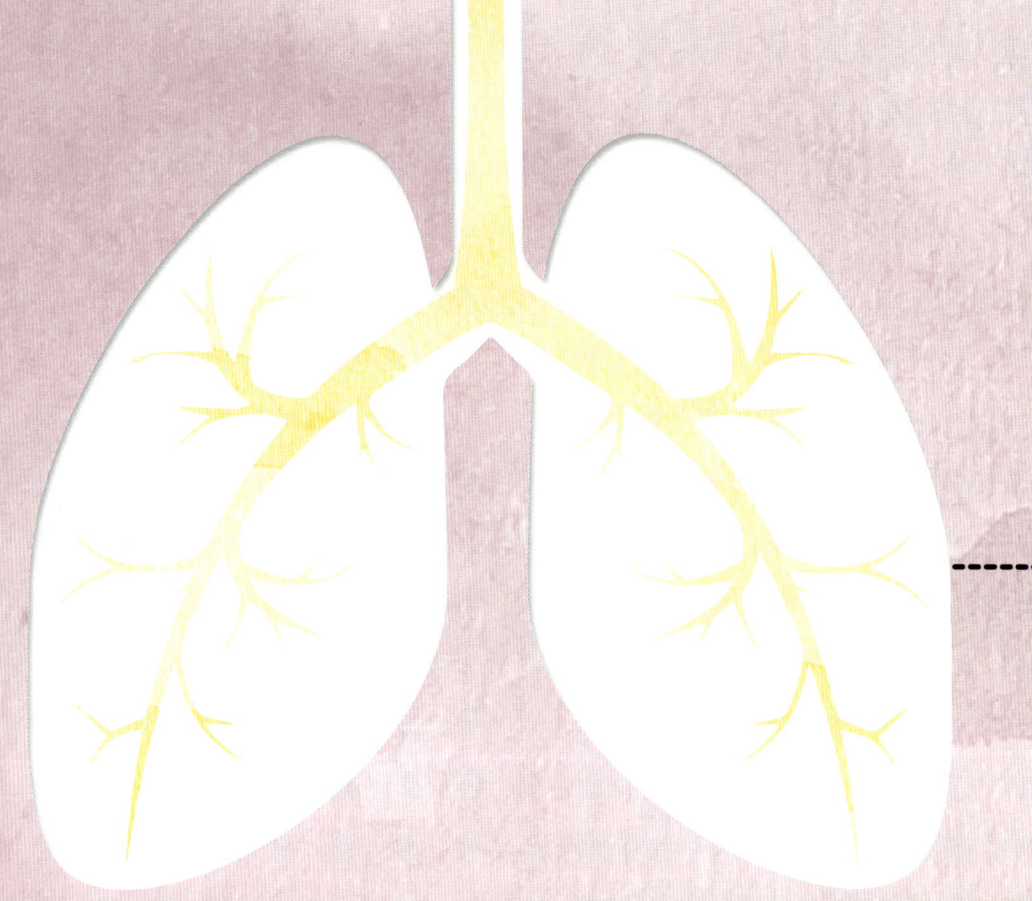

Eine Kombination aus verschiedenen körperlichen Veränderungen kann dazu führen, dass wir im Alter mühsamer atmen und nicht genügend Luft bekommen. Die richtigen Nährstoffc können dazu beitragen, das Risiko für schwere Erkrankungen wie Asthma oder gar Lungenkrebs zu senken.

MIT DEN JAHREN …

… wird das Atmen, das bisher so selbstverständlich war, mühsamer. Unsere Ernährung kann uns dabei unterstützen, den körperlichen Abbau aufzuhalten und unsere Lungenfunktion zu verbessern.

Die Lungenbläschen werden schwächer

Von den Lungenbläschen aus wird der eingeatmete Sauerstoff über winzige Blutgefäße im ganzen Körper verteilt. Kohlendioxid und Abfallprodukte werden zurück in die Lunge transportiert, um ausgeatmet zu werden. Ab Mitte 30 verlieren unsere Lungenbläschen an Elastizität und ihre Effektivität geht zurück. Doch wenn Abfallstoffe nicht mehr richtig ausgeatmet werden, können sich im Lungengewebe gefährliche Toxine festsetzen. Zum Glück helfen Antioxidanzien, freie Radikale aus abgelagerten Toxinen zu bekämpfen. Vor allem Nährstoffe wie Vitamine A, C und E können im Zusammenspiel mit Karotinoiden wie Beta-Cryptoxanthin und Lykopin offenbar gegen eine ganze Reihe von Lungenproblemen helfen (s. S. 188).

Die Luftmenge nimmt ab

Wenn die Knochen im Alter Mineralien verlieren und schwächer werden, ändert sich auch die Form des Brustkorbs, sodass die Lunge sich nicht mehr so gut ausdehnen und zusammenziehen kann. Auch das Zwerchfell, das Luft in die Lunge hinein- und wieder aus der Lunge herauspumpt,

verliert an Kraft. Wir können die Atemwege und ihre Muskeln mit magnesiumreichen Lebensmitteln wie Vollkornprodukten, Nüssen, Samen und grünem Blattgemüse unterstützen. Lebensmittel wie Kaffee (s. S. 189), die Theophyllin enthalten, machen die Atemwege weiter und erleichtern uns das Luftholen.

Infekte werden zum Problem

Jeder Teil der Atemwege – von der Luftröhre über die Bronchien zu den Lungenbläschen – kann sich infolge eines Infekts entzünden. Dem Körper fällt es im Alter immer schwerer, Krankheitserreger abzuwehren (s. S. 174) und Entzündungen zu bekämpfen. Die Folge sind Erkrankungen wie Grippe oder Lungenentzündung. In einigen Ländern wird älteren Menschen empfohlen, sich jedes Jahr gegen solche Erreger impfen zu lassen. Eine ganze Palette von Nährstoffen kann unserem Immunsystem bei der Abwehr helfen: z. B. Eisen, Zink, Selen, Kupfer, die Vitamine A, B_6, B_{12}, C, D und Folsäure. Unser 28-Tage-Plan bietet Ihnen all diese Nährstoffe in ausreichender Menge.

> **Der Hustenreflex lässt nach. So werden Erreger nicht abgehustet und können sich in der Lunge festsetzen.**

FORTSETZUNG

RICHTIG ESSEN FÜR DIE LUNGE

Lunge und Atemwege profitieren von gesunder Ernährung: Wer Obst und Gemüse in allen Regenbogenfarben isst, sorgt für gesunde Atemwege. Interessant ist aber auch, welche Lebensmittel wir meiden sollten, um das Risiko einer Atemwegserkrankung zu minimieren.

KÜRBIS

Butternusskürbis hat den höchsten Gehalt an Beta-Cryptoxanthin. Dieses Karotinoid schützt offenbar vor Lungenkrebs: In einer Studie konnte ein hoher Wert des Nährstoffs im Blut mit einem verringerten Lungenkrebsrisiko in Verbindung gebracht werden.

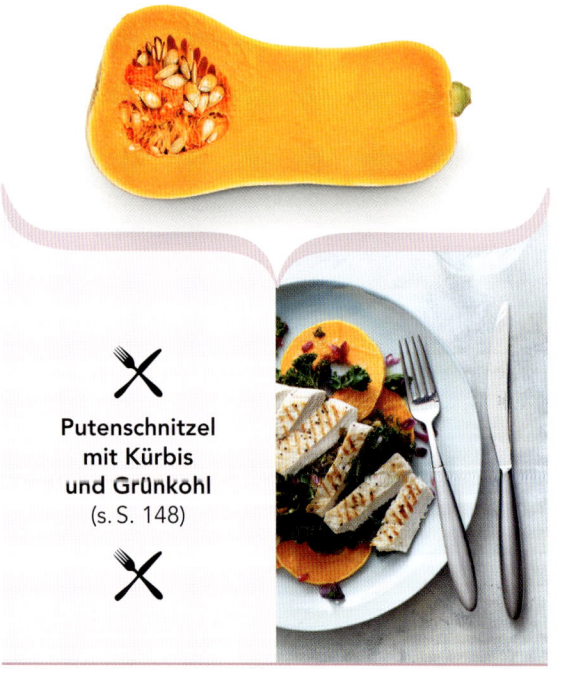

Putenschnitzel mit Kürbis und Grünkohl
(s. S. 148)

TOMATEN

Tomaten schützen mit ihrem Lykopin wohl die Atemwege: Eine kleine Studie mit Asthmatikern zeigte, dass 45 mg Lykopin pro Tag (etwa 12 getrocknete Tomaten) Entzündungen der Atemwege verringern.

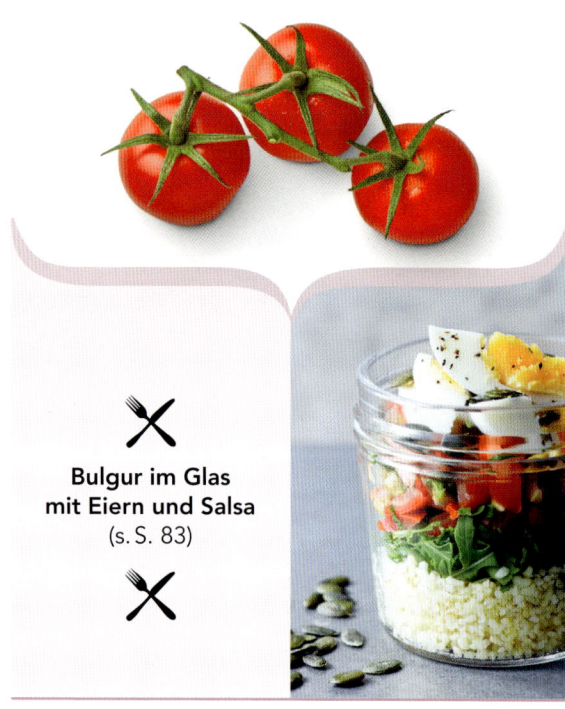

Bulgur im Glas mit Eiern und Salsa
(s. S. 83)

FETTREICHER FISCH

Seine Omega-3-Fettsäuren wirken in den Lungen entzündungshemmend. Das ebenfalls in Fisch enthaltene Vitamin D reduziert offenbar die Anfälligkeit für Infekte der Atemwege und die Schwere der Erkrankungen.

AVOCADOS

Avocados sind reich an Vitamin E. Eine Analyse von Studien zeigte: Das Lungenkrebsrisiko kann pro 2 mg erhöhter Zufuhr von Vitamin E über die Ernährung um 5 % verringert werden. Eine kleine Avocado (100 g) enthält 3,2 mg Vitamin E.

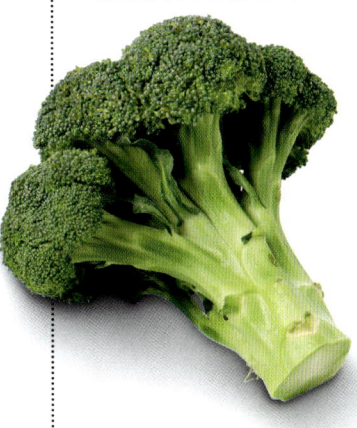

ERKRANKUNGEN

Lungenerkrankungen verändern das Leben und können es sogar gefährden. Doch mit der Wahl der richtigen Nährstoffe können Sie vorsorgen und den Körper bei bestehenden Krankheiten bestmöglich unterstützen.

ASTHMA

Bei Asthma führen Umweltreize zu einer entzündlichen Reaktion der Atemwege. Die Muskeln verkrampfen sich, was das typische Pfeifen verursacht. Ab 55 Jahren nimmt die Lungenfunktion ab, die Symptome können sich verstärken. Hier machen Studien Mut: Reichlich antioxidativ wirkendes Obst kann die Lungenfunktion deutlich verbessern. Omega-3-Fettsäuren haben entzündungshemmende Wirkung und erleichtern das Atmen, und in Kaffee enthaltene Stoffe erweitern die Atemwege.

+ VIEL ...
Vollkornprodukte, grünes Blattgemüse, fettreicher Fisch, Tomaten, Kaffee (in Maßen)

— WENIG ...
Omega-6-Fettsäuren (z. B. Sonnenblumenöl)

CHRONISCH-OBSTRUKTIVE LUNGENERKRANKUNG (COPD)

COPD verengt die Atemwege, das Atmen wird schwierig und schon bei geringer Anstrengung werden Betroffene kurzatmig. Doch 2010 zeigte eine Studie, dass Kurzatmigkeit infolge von COPD bei hoher Aufnahme von Folsäure deutlich seltener auftrat. Die Hinweise mehren sich, dass Vollkornprodukte (s. S. 74–75)

und Nahrungsmittel, die reich an Betakarotin und Vitamin C sind, die Lungenfunktion verbessern oder Atemwegserkrankungen hemmen.

+ VIEL ...
Vollkornprodukte, Paprikaschoten, grünes Blattgemüse, fettreicher Fisch, Tomaten, orangefarbene Gemüsesorten

— WENIG ...
verarbeitetes Fleisch, Milchprodukte, Salz, Frittiertes

LUNGENKREBS

Je früher Lungenkrebs entdeckt wird, desto erfolgversprechender ist seine Behandlung. Noch besser ist natürlich die Vorbeugung – durch Verzicht auf Tabak und eine gesunde Ernährung. Einer Studie zufolge können die Antioxidanzien, die in leuchtend orangefarbenem Gemüse enthalten sind, die Gesundheit der Lunge deutlich verbessern. Beta-Cryptoxanthin, vor allem in Kombination mit Lutein und Zeaxanthin, verspricht Schutz. Raucher sollten bei Nahrungsergänzungsmitteln allerdings vorsichtig sein (s. Kasten links).

+ VIEL ...
Soja, Avocados, grünes Blattgemüse, orangefarbenes Gemüse, Paranüsse

— WENIG ...
eingelegte Lebensmittel

HERZ & BLUT

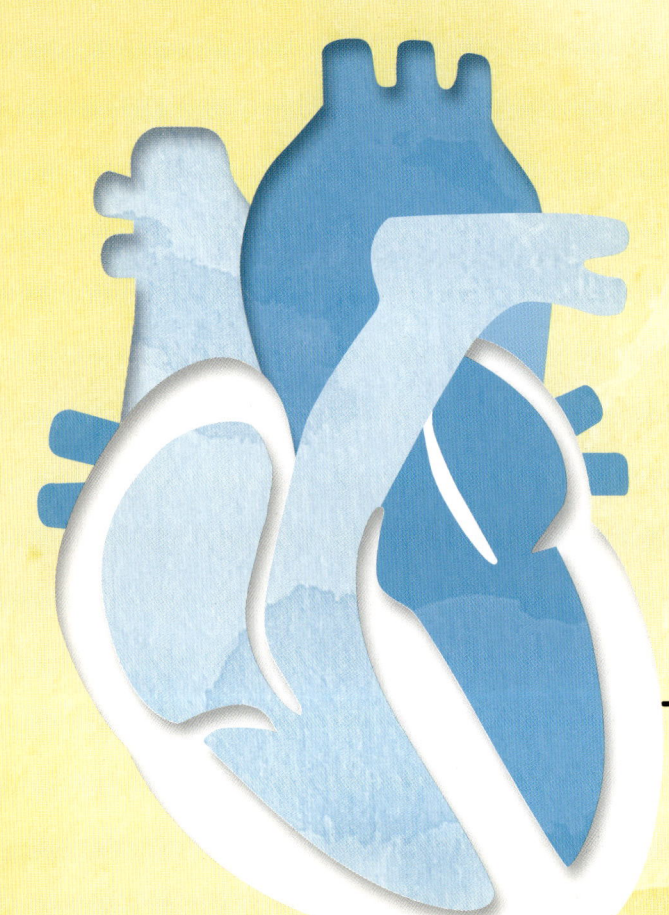

Blut versorgt unsere Zellen mit Sauerstoff und Nährstoffen, und das Herz ist die Pumpe, die das Blut in Fluss hält. Schon die kleinste Unterbrechung kann das Leben verändern ... doch die Ernährung kann uns helfen, unser Herz bis ins hohe Alter gesund zu erhalten.

MIT DEN JAHREN ...

... gibt es unmerkliche Veränderungen an Herz und Gefäßen. Unser Herz schlägt im Durchschnitt 100 000-mal täglich – eine schwere Arbeit, bei der Sie es durch die richtige Nahrung unterstützen können.

Der Herzrhythmus verlangsamt sich

Elektrische Signale von Schrittmacherzellen koordinieren den Herzschlag und seinen Rhythmus. Wenn wir älter werden, nehmen diese Zellen ab und das Herz schlägt langsamer. Um optimal funktionieren zu können, benötigt das Herz Nährstoffe wie Kalium, Kalzium und Magnesium. Auch Omega-3-Fettsäuren, die blutdrucksenkend wirken (s. S. 193), könnten Auswirkungen auf den Herzrhythmus haben, was zurzeit noch erforscht wird.

Arterien werden starrer

Arteriosklerose, also Ablagerungen von Fett und Kalk, lassen die Arterien im Laufe des Lebens an Elastizität verlieren. Das Herz muss dann gegen den Widerstand der starren Arterien arbeiten und pumpt weniger Blut. Außerdem erhöht sich durch die engeren Gefäßwände während der Herzmuskelkontraktion der Blutdruck. Ideal ist es, einer Arteriosklerose vorzubeugen, indem wir Übergewicht vermeiden und für gesunde Cholesterinwerte im Blut sorgen. Bestimmte Nährstoffe wie Vitamin D in fettreichem Fisch (s. S. 193) erweitern die Adern und tragen so dazu bei, dass das Blut regelmäßig fließen kann und die Arterien elastisch bleiben.

Die Zusammensetzung des Blutes verändert sich

Blut setzt sich zu 50–55 % aus dem flüssigen Bestandteil Blutplasma und zu 45–50 % aus Blutzellen zusammen. Blutplasma besteht zu 90 % aus Wasser. Im Laufe der Jahre wird es immer schwieriger, diesen hohen Flüssigkeitsanteil zu halten (s. S. 40 und S. 203). Wer viel trinkt und wasserreiches Obst und Gemüse zu sich nimmt, kann jedoch seinen Flüssigkeitshaushalt positiv beeinflussen.

Unser Körper produziert jeden Tag mehr als 200 Milliarden neue rote Blutkörperchen. Dazu benötigt das Knochenmark wichtige Stoffe: Eisen und Kupfer (zur Hämoglobin-Bildung), Vitamin A (für die Stammzellen) und verschiedene B-Vitamine (B_6, B_{12} und Folsäure zur Herstellung von Hämoglobin). Eine abwechslungsreiche Ernährung liefert alle essenziellen Mikronährstoffe, mit deren Hilfe neue rote Blutkörperchen entstehen können.

> **Vitamin-D-Mangel kann zu Verhärtung von Arterien führen und verhindert, dass Adern sich entspannen.**

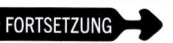 FORTSETZUNG ➡

RICHTIG ESSEN FÜR HERZ & BLUT

Ein Hauptaugenmerk unseres Langlebig-keitsplans liegt auf Herz und Blut, die buchstäblich über Leben und Tod ent-scheiden. Erfahren Sie, welche Lebens-mittel Ihr Herz gesund erhalten und welche Sie im Interesse Ihres Herzens nur selten oder gar nicht essen sollten.

HÜLSENFRÜCHTE

Hülsenfrüchte enthalten viele Ballaststoffe, die im Verdauungstrakt eine Art Gel bilden, das Cholesterin bindet und so den Körper daran hindert, zu viel davon aufzuneh-men. Eine Studie kam zu dem Schluss, dass eine Portion täglich (130 g) das »schlechte« LDL-Choles-terin um 5 % senkt, wobei der Effekt bei Männern größer war als bei Frauen.

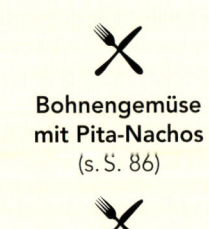

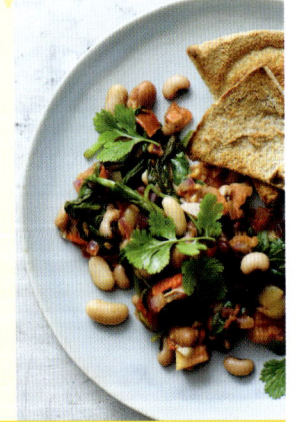

Bohnengemüse mit Pita-Nachos
(s. S. 86)

VOLLKORNPRODUKTE

Eine Portion Vollkornprodukte täglich soll das Risiko, an Herz-Kreislauf-Erkrankungen zu sterben, um 9 % senken können. Alle Vollkorn-produkte sind gesund für das Herz, Haferflocken jedoch ganz beson-ders: Ihr Gehalt an Beta-Glucanen senkt den Cholesterin-spiegel.

Salat aus Vollkornnudeln mit Sardinen
(s. S. 103)

OBST UND GEMÜSE

Obst und Gemüse liefern grundsätzlich eine Kombination von Nährstoffen, die gesund für das Herz sind: Sie enthalten viele Ballaststoffe, die das Cholesterin senken, blutdrucksenkendes Kalium und unzählige Antioxidanzien, die die Zellen vor freien Radikalen schützen. Je mehr Sie davon essen, desto besser.

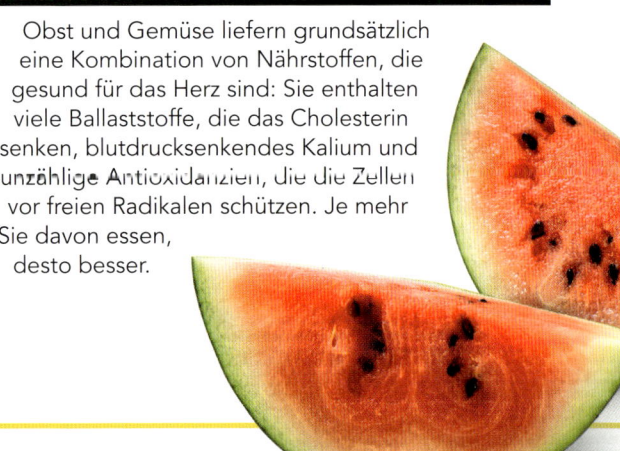

OLIVENÖL

Olivenöl ist reich an einfach ungesättigten Fettsäuren, insbesondere Ölsäure, die den Cholesterinspiegel im Blut senken kann. Laborstudien haben ergeben, dass die Polyphenole in Olivenöl dank ihrer antioxidativen Wirkung dazu beitragen können, das Herz gesund zu halten.

FISCH

Neben den für das Herz so gesunden Omega-3-Fettsäuren hat Fisch noch weitere wertvolle Inhaltsstoffe zu bieten: Kalium und die Vitamine B_6 und B_{12}. Der Verzehr von mindestens vier Portionen Fisch wöchentlich kann das Risiko eines Herzinfarkts um 21 % reduzieren.

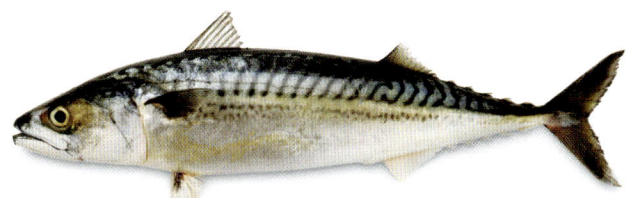

Eine Studie zeigte, dass 300 g Fisch pro Woche vor Herzrhythmusstörungen schützten, indem sie die Erregungseigenschaften der Herzmuskelzellen verbesserten.

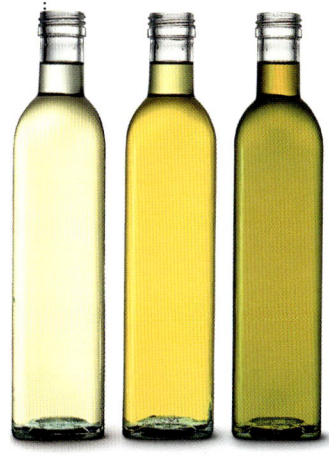

NÜSSE

Nüsse enthalten viele herzfreundliche Stoffe – Ballaststoffe, einfach ungesättigte Fettsäuren, Vitamin E, Phytosterole und pflanzliche Omega-3-Fettsäuren. Sie helfen nachweislich, das »schlechte« LDL-Cholesterin zu senken und den »guten« HDL-Spiegel zu erhöhen.

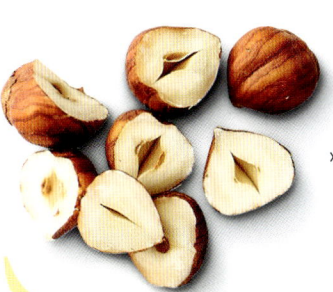

Bitte meiden

- **Salz** – Zu hoher Salzkonsum kann Bluthochdruck verursachen, der eine Hauptursache für Schlaganfälle ist. Die Empfehlung der WHO für Erwachsene liegt bei unter 5 g pro Tag. Verzichten Sie beim Kochen oder Essen auf Salz und meiden Sie verarbeitete Nahrungsmittel.

- **Gesättigte Fettsäuren und trans-Fettsäuren** – Die Rolle gesättigter Fettsäuren bei Herzerkrankungen wird seit Kurzem zwar wieder infrage gestellt, doch derzeit empfehlen Gesundheitsorganisationen noch, diese Fettsäuren zu meiden. Am einfachsten erreicht man dies mit einer hauptsächlich pflanzlichen Ernährung. Essen Sie außerdem möglichst wenige verarbeitete Nahrungsmittel, in denen vor allem trans-Fettsäuren stecken.

↓ 28 %
geringer ist das Risiko für eine Herzerkrankung bei 10 Portionen Obst und Gemüse pro Tag.

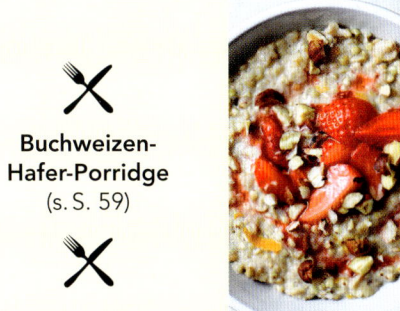

Buchweizen-Hafer-Porridge
(s. S. 59)

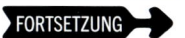

ERKRANKUNGEN

Der Einfluss von Ernährung auf Herz-Kreislauf-Erkrankungen ist ein gut erforschtes Gebiet, schließlich ist ein gesundes Herz der Motor unseres Lebens. Nährstoffe können uns helfen, das Risiko bestimmter Krankheiten zu senken, die im Alter häufiger auftreten. Entdecken Sie hier, welche Lebensmittel Ihnen und Ihrem Herzen guttun ... und welche eher nicht.

HERZERKRANKUNGEN

Das Herz arbeitet ununterbrochen und muss daher selbst ständig mit Blut versorgt werden. Die häufigste Störung wird durch Arteriosklerose verursacht, bei der die Blutgefäße enger werden, weil sich cholesterinhaltige Plaque an den Innenwänden festsetzt. Das kann überall im Körper passieren. Löst sich ein Stück Plaque, schwimmt es im Blut mit und kann kleinere Arterien verstopfen oder sogar den Blutfluss ganz blockieren und einen Herzinfarkt (s. rechts) oder einen Schlaganfall (s. S. 160) auslösen.

Mit fortschreitendem Alter entwickeln viele Menschen Herz-Kreislauf-Erkrankungen (ein Sammelbegriff für alle Krankheiten von Herz und Gefäßen), doch das ist nicht unvermeidlich. Ein aktiver Lebensstil in Verbindung mit einer vorwiegend pflanzlichen Ernährung kann uns schützen. So gut wie jedes Lebensmittel in diesem Buch ist eine Wunderwaffe für Ihr Herz.

Todesursache Nr. 1 weltweit sind Herz-Kreislauf-Erkrankungen.

＋ VIEL ...
frisches Obst und Gemüse, Vollkornprodukte, Hülsenfrüchte, Soja, Fisch und Schalentiere, Olivenöl, Nüsse, Gewürze

－ WENIG ...
verarbeitete Nahrungsmittel, Salz, gesättigte Fettsäuren

BLUTHOCHDRUCK

Damit das Blut jeden Körperteil erreicht, muss es mit einem gewissen Druck gepumpt werden. Das Herz lässt eine Druckwelle entstehen, die durch alle Arterien fließt. Die Gefäße bieten, wenn sie elastisch und entspannt sind, einen gesunden Widerstand. Wenn Arterien jedoch hart und unbeweglich werden, wird der Widerstand größer und ein zu hoher Blutdruck wird gemessen.

Unbehandelter Bluthochdruck kann Organe wie Augen oder Nieren schädigen. Da er sich nicht unbedingt durch weitere Symptome bemerkbar macht, sollte er regelmäßig gemessen werden.

Um Bluthochdruck zu bekämpfen, gilt es vor allem, Salz zu vermeiden, aber auch ein Speiseplan mit hauptsächlich pflanzlichen Produkten, vielen Ballaststoffen und Antioxidanzien kann viel bewirken.

＋ VIEL ...
Joghurt, Beeren, Bananen, Wurzelgemüse, Avocados, grünes Blattgemüse, Fisch und Schalentiere, Pilze, Tomaten, Olivenöl, Gewürze, Kürbis

－ WENIG ...
Salz, Alkohol

HOHE CHOLESTERINWERTE

Cholesterin ist eine fettähnliche Substanz, die in der Leber gebildet wird. Eine gewisse Menge Cholesterin brauchen wir – für gesunde Zellwände, zur Herstellung von Gallensäure, Vitamin D und Sexualhormonen wie Östrogen und Testosteron.

Der Körper bildet zwei Hauptformen von Cholesterin: Low-Density-Lipoprotein (LDL) und High-Density-Lipoprotein (HDL). LDL besteht aus winzigen Partikeln, die sich in den Arterien festsetzen und diese verhärten, während HDL große, schwere Partikel bildet, die nicht in Arterienwände eindringen können. HDL wird auch als »gutes« Cholesterin bezeichnet, weil es das LDL von den Gefäßen zum Abbau in die Leber transportiert.

Ernährung kann die Cholesterinwerte beeinflussen – viele der hier vorgestellten »Wunderwaffen« können das Cholesterin im Blut senken.

+ VIEL ...
frisches Obst und Gemüse, Vollkornprodukte (vor allem Haferflocken und Gerste), Hülsenfrüchte, Soja, Fisch und Schalentiere, Olivenöl, Nüsse

− WENIG ...
verarbeitete Nahrungsmittel, Salz, gesättigte Fettsäuren

HERZINFARKT

Unser Herz ist von einem ganzen Netz von Arterien umgeben, den Herzkranzgefäßen. Sie versorgen den Schwerstarbeit verrichtenden Muskel mit sauerstoffreichem Blut. Nimmt die Blutzufuhr ab, weil Arterien zu eng oder blockiert sind, kommt es zu Schmerzen im Herzbereich, die als Angina pectoris bezeichnet werden. Wird der Blutstrom in noch stärkerem Maße eingeschränkt – etwa durch einen Blutpfropf oder arterielle Krämpfe –, kommt es zu einem Herzinfarkt, bei dem Herzmuskelzellen mangels Sauerstoffversorgung absterben.

Bei einem akuten Infarkt kann nur die Notfallmedizin helfen, doch wir können durch gute Ernährung vorbeugen. Im Mittelpunkt unseres Langlebigkeitsplans steht die Gesundheit des Herzens (s. S. 44).

+ VIEL ...
frisches Obst und Gemüse, Vollkornprodukte, Hülsenfrüchte, Soja, Fisch und Schalentiere, Olivenöl, Nüsse, Gewürze

− WENIG ...
industriell gefertigte Lebensmittel, Salz, gesättigte Fettsäuren

HERZINSUFFIZIENZ

Je älter wir werden, desto schwerer wird es für unser Herz, das Blut durch unseren Körper zu pumpen. Irgendwann erreicht das Blut die entlegeneren Körperteile nicht mehr. Herzinsuffizienz hat oft eine ganze Reihe von Ursachen: Bluthochdruck, Kardiomyopathien, Herzklappeninsuffizienz oder Herzrhythmusstörungen.

Die Behandlung richtet sich nach der Ursache, doch die Ernährung spielt auch hier eine wichtige Rolle. Das Herz ist ein großer Muskel, dessen Kontraktionen von kaliumreichen Lebensmitteln wie Obst und Gemüse unterstützt werden können.

Bei älteren Menschen über 75 tritt Herzversagen 10-mal so oft auf wie bei jungen Erwachsenen.

+ VIEL ...
frisches Obst und Gemüse, Joghurt

− WENIG ...
Salz, gesättigte Fettsäuren, Zucker, Alkohol

VERDAUUNGSSYSTEM

Gut zu wissen, dass die richtige Ernährung in jedem Alter für ein gesundes Verdauungssystem sorgen kann. Erfahren Sie, welche Lebensmittel Ihnen helfen, das Risiko von Erkrankungen wie Typ-2-Diabetes und Darmkrebs zu senken.

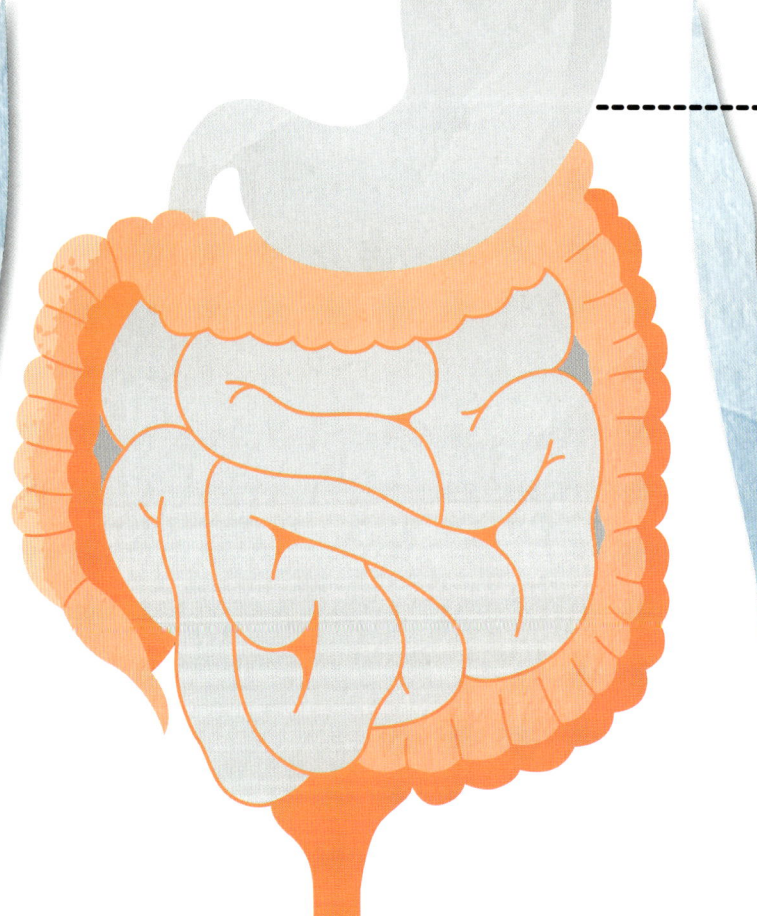

MIT DEN JAHREN …

…verändert sich auch unser Verdauungstrakt. Mit der richtigen Ernährung können wir ihn bei seiner Aufgabe unterstützen, die Nahrung für den Körper verfügbar zu machen.

Der Darm wird träger

Der Darm bewegt sich in rhythmischen Kontraktionswellen (Peristaltik), die die Nahrung von der Speiseröhre über den Dünndarm zum Dickdarm transportieren. Diese Kontraktionen laufen von uns unbemerkt ab. Wenn wir älter werden, kommt es zum Abbau von Neuronen, die Muskulatur und die Impulse zur Kontraktion werden schwächer, sodass die Peristaltik insgesamt langsamer wird. Das macht unsere Verdauung zunehmend schwerfälliger und es kann leichter zu Verstopfung kommen. Wer täglich Ballaststoffe isst, sorgt dafür, dass das Verdauungssystem trotzdem gut funktioniert.

Die Darmflora verändert sich

In unserem Verdauungstrakt tummeln sich unzählige Mikroorganismen, die für die Verdauung, das Immunsystem und unser Wohlbefinden insgesamt zuständig sind (s. S. 175). Wenn wir älter werden, ist die Zusammensetzung der Darmbakterien weniger vielfältig. Zu den Folgen gehören Probleme wie Verstopfung und Blähungen. Präbiotische und probiotische Lebensmittel (s. S. 198) unterstützen eine gesunde und vielfältige Darmflora.

> **Fast 40 % der älteren Menschen haben mindestens einmal jährlich altersbedingte Verdauungsprobleme.**

Nährstoffe werden nicht mehr richtig aufgenommen

Die richtige Menge an Magensäure sorgt dafür, dass Bakterien in der Nahrung zerstört werden und die Verdauungsenzyme richtig arbeiten können. Ab etwa 50 Jahren produziert unsere Magenschleimhaut in der Regel weniger Magensäure. Dann kann der Körper bestimmte Nährstoffe wie Eisen, Folsäure, Zink, Kalzium und Vitamin B_{12} nicht mehr richtig aufnehmen. Essen Sie darmfreundliche Lebensmittel (s. S. 198) und folgen Sie unserem Langlebigkeitsplan (s. S. 44), dann bekommen Sie auch im Alter alle Mikronährstoffe, die Sie brauchen.

Der Magen ist schneller voll

Im Laufe der Jahre verliert die Magenschleimhaut an Elastizität, sodass der Magen nicht mehr so viel Nahrung aufnehmen kann. Es dauert länger, bis die Nahrung in den Dünndarm weitergeleitet wird. Daher fühlt sich der Magen länger voll an, der Appetit schwindet. Geringerer Appetit kann aber dazu führen, dass wir zu wenig Nährstoffe aufnehmen. Diese Entwicklung lässt sich vermeiden, indem wir öfter essen und dabei kleinere Portionen zu uns nehmen.

FORTSETZUNG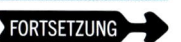

RICHTIG ESSEN FÜR GESUNDE VERDAUUNG

Unser Verdauungstrakt ist mit seinen neun Metern Länge darauf ausgelegt, unserer Nahrung alles zu entziehen, was gut für uns ist. Ballaststoffreiche und probiotische Nahrung unterstützt ihn dabei, raffinierte Kohlenhydrate schaden.

BANANEN

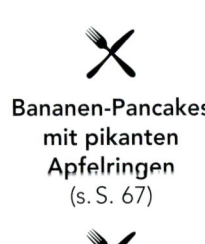

Bananen sind ein hervorragender Lieferant für präbiotische Mikrostoffe, die im Dickdarm den »guten« Bakterien als Nahrung dienen. Eine Studie mit übergewichtigen Frauen hat herausgefunden, dass sich bei zwei Bananen täglich die nützlichen Bifidobakterien im Darm nach 30 Tagen vermehrt hatten.

Bananen-Pancakes mit pikanten Apfelringen
(s. S. 67)

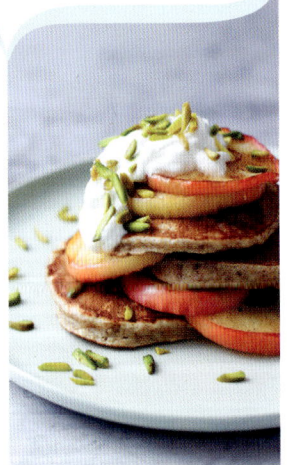

VOLLKORN

Vollkorn steckt voller Ballaststoffe, die für eine gesunde Verdauung und zur Vermeidung von Verstopfung unentbehrlich sind. Es ist nachgewiesen, dass Getreideflocken und andere Produkte aus Vollkorn am besten vor Darmkrebs schützen – einer Studie zufolge konnten drei Portionen täglich das Risiko um 17 % verringern.

Champignons mit Tomaten-Couscous
(s. S. 125)

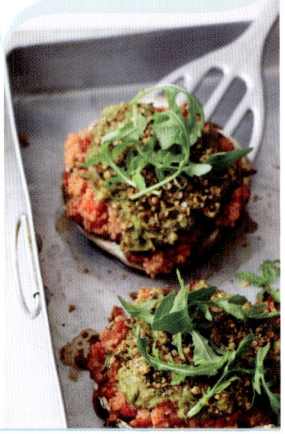

NÜSSE

Wer Nüsse isst, hat es leichter, sein Gewicht zu halten, weil sie sehr sättigend sind – das ist wissenschaftlich erwiesen. Man fand heraus, dass das Fett der Nüsse den Darm zum Teil unverdaut passiert und daher weniger Kalorien als vermutet aufgenommen werden. Studien zeigen auch, dass fünf Portionen Nüsse (à mindestens 28 g) pro Woche das Risiko von Gallensteinen um 25–30 % verringern.

INGWER

Ingwer hilft nachweislich gegen Übelkeit, regt die Galle an, hilft bei Magenproblemen und beschleunigt den Transport der Nahrung durch den Verdauungstrakt. Außerdem bewirkt er, dass sich Gase im Darm besser verteilen, und verhindert so Blähungen.

HÜLSENFRÜCHTE

Sie enthalten viele Ballaststoffe und Proteine, sodass wir uns länger satt fühlen. Die wasserlöslichen Ballaststoffe sorgen für einen ausgewogenen Blutzuckerspiegel, die nicht löslichen Anteile halten den Darminhalt in Bewegung, was vor Verstopfung schützt.

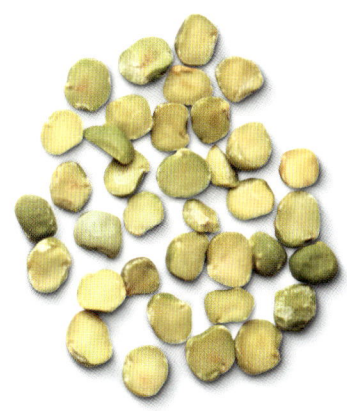

⇓33 %
geringer ist das Darmkrebsrisiko bei mindestens drei Portionen Hülsenfrüchte pro Woche.

JOGHURT

Joghurt ist reich an probiotischen Bakterien, die vor Verstopfung und Colitis ulcerosa schützen. Regelmäßiger Verzehr von Joghurt kann zu weniger Gewicht, weniger Körperfett und schmalerer Taille führen.

Wer viel Joghurt isst, senkt sein Risiko für Typ-2-Diabetes und hat einen niedrigeren Body-Mass-Index.

OBST UND GEMÜSE

Ihre Ballaststoffe halten den Blutzucker niedrig und fügen dem Stuhl Masse hinzu, sodass es nicht zu Verstopfung kommt. Manche Ballaststoffe dienen gesunden Bakterien als Nahrung – so können sie sich vermehren.

✗

Wrap mit Roter Bete, Paprikaschoten und Hummus
(s. S. 96)

✗

Bitte meiden

- **Fleisch** – Essen Sie nicht mehr als 500 g Fleisch pro Woche (Gewicht im gegarten Zustand) und verzichten Sie möglichst ganz auf verarbeitetes Fleisch (z. B. Wurstwaren), um das Risiko für Darmkrebs gering zu halten. Verarbeitetes Fleisch führt außerdem zu einem erhöhten Magenkrebsrisiko.

- **Raffinierte Kohlenhydrate** – Verzichten Sie auf Weißbrot, Nudeln und weißen Reis und greifen Sie lieber zu ballast- und nährstoffreichen Vollkornprodukten.

- **Zuckerhaltige Getränke** – Sie erhöhen das Risiko für Typ-2-Diabetes. Produkte mit künstlichen Süßstoffen (z. B. Sorbit, Mannit, Xylit) können zu Durchfall führen.

- **Alkohol** – Übermäßiger Alkoholgenuss erhöht das Risiko für verschiedene Krebserkrankungen von Organen des Verdauungstrakts, etwa der Speiseröhre und des Darms.

FORTSETZUNG ➡

ERKRANKUNGEN

Solange alles gut funktioniert, beachten wir unser Verdauungssystem nur wenig, doch wenn es mal nicht rund läuft, ist es kaum zu ignorieren. Hier stellen wir die wichtigsten altersbedingten Erkrankungen vor, die den Verdauungstrakt betreffen, und wir zeigen Ihnen, was Sie mit gesunder Ernährung bewirken können.

VERSTOPFUNG

Durch physiologische Veränderungen kann es im Alter leichter zu Verstopfung kommen: Die Darmkontraktionen werden schwächer, sodass die verdaute Nahrung langsamer vorankommt und auf dem Weg mehr Flüssigkeit absorbiert wird. Der Stuhl wird immer härter und bewegt sich nur mühsam. Dagegen hilft, täglich ballaststoffreiche Vollkornprodukte und ausreichend Obst und Gemüse zu essen und genügend zu trinken.

> **Die einfachste Art, Verstopfung zu vermeiden, ist viel zu trinken, damit alles in Bewegung bleibt.**

+ VIEL ...
frisches Obst und Gemüse, Vollkornprodukte, Hülsenfrüchte, Flüssigkeit

− WENIG ...
verarbeitete Nahrungsmittel, raffinierte Kohlenhydrate

ÜBERGEWICHT UND ADIPOSITAS

Adipositas liegt bei einem BMI über 30 vor (s. S. 24). Sie verstärkt die natürlichen Veränderungen des Alterungsprozesses, sodass sich das Risiko für eine Vielzahl von Krankheiten wie Herzerkrankungen, Typ-2-Diabetes und bestimmte Krebsarten erhöht. Eine aktive Lebensweise und gesunde Ernährung – etwa mit unserem Langlebigkeitsplan, der viel Obst, Gemü-se, ballaststoffreiche Nahrung und einfach ungesättigte Fettsäuren enthält (s. S. 44), helfen Ihnen, ein gesundes Gewicht zu halten.

+ VIEL ...
frisches Obst und Gemüse, Vollkornprodukte, Hülsenfrüchte

− WENIG ...
Lebensmittel, die reich an gesättigten Fettsäuren sind, verarbeitete Nahrungsmittel

TYP-2-DIABETES

Das Hormon Insulin spielt eine wichtige Rolle dabei, den Blutzuckerspiegel im Gleichgewicht zu halten. Es sorgt dafür, dass Zellen Glukose aufnehmen und in Energie umwandeln können, die entweder sofort verbraucht oder als Glykogen gespeichert wird. Ist dieser Mechanismus gestört, kann es zu Diabetes kommen. Typ-1-Diabetes ist eine Autoimmunerkrankung, die insulinproduzierende Zellen zerstört. Bei Typ-2-Diabetes sprechen die Zellen nicht mehr richtig auf Insulin an. Dieser Diabetes-Typ hängt mit Übergewicht zusammen. Und: Je älter wir werden, desto weniger Glukose verarbeitet unser Körper. Das Diabetesrisiko erhöht sich also auch mit dem Alter. Umso wichtiger ist es, das Risiko nicht durch Übergewicht oder Adipositas weiter zu verstärken. Ein unbehandelter Diabetes kann Augen- und Gelenkprobleme verursachen und die Nierenfunktion beeinträchtigen.

Typ-2-Diabetes ist in den meisten Fällen vermeidbar: Mehrere breit angelegte Studien haben gezeigt, dass bei gefährdeten Personen gezielte Veränderungen in der Lebensführung das Risiko, an Diabetes zu erkranken, um 50 % senken können. Dazu gehört, ein bestimmtes Maß an Bewegung in den Tagesablauf zu integrieren und sich eine gesunde Ernährungsweise anzugewöhnen, wie sie der Langlebigkeitsplan (s. S. 44) vorsieht, der auch bei der Gewichtsabnahme unterstützt.

+ VIEL …
Joghurt, frisches Obst und Gemüse, Vollkornprodukte, Hülsenfrüchte, Gewürze

− WENIG …
verarbeitete und zuckerhaltige Nahrungsmittel

GALLENSTEINE

Die Gallenblase sammelt die von der Leber produzierte Gallenflüssigkeit, mit deren Hilfe der Körper Fett verdaut. Wenn sich die chemische Zusammensetzung der Gallenflüssigkeit verändert, können sich kleine oder große Gallensteine bilden. Jeder Sechste hat Gallensteine, die Schmerzen verursachen, wenn ein Stein in einem der Gallengänge steckenbleibt. Übergewicht ist ein Risikofaktor für die Bildung von Gallensteinen, der sich bei Gewichtsabnahme verringert. Die Gewichtsreduktion sollte langsam vonstatten gehen, da man herausgefunden hat, dass zu schnelles Abnehmen das Risiko, Gallensteine zu entwickeln, erhöht.

+ VIEL …
frisches Obst und Gemüse, Hülsenfrüchte, Nüsse

− WENIG …
verarbeitetes Fleisch, fetthaltige Lebensmittel

DIVERTIKULITIS

Ab einem Alter von 50 Jahren kann es im Dickdarm zu Ausstülpungen kommen, sogenannten Divertikeln. Sie müssen keine Beschwerden verursachen. Wenn jedoch Kot in die Divertikel gerät und diese sich entzünden, kommt es zu einer Divertikulitis. Diese Krankheit ist mit fortschreitendem Alter zwar sehr häufig, aber keinesfalls unvermeidlich: Ein gesundes Gewicht und eine aktive Lebensweise können das Risiko mindern, denn man geht davon aus, dass eine gesunde Darmflora den Darm schützen kann (s. S. 198).

+ VIEL …
Joghurt, frisches Obst und Gemüse, Vollkornprodukte, Hülsenfrüchte, Nüsse, Flüssigkeit

DARMKREBS

Das Risiko, an Darmkrebs zu erkranken, steigt mit dem Alter. In den meisten Fällen bilden sich zuerst Polypen, Vorwölbungen, die in den Darm ragen, aber nicht aus jedem Polypen entwickelt sich Krebs. Prüfen Sie, ob es in Ihrer Familie eine Vorgeschichte zu Polypen oder entzündlichen Darmerkrankungen gibt. Essen Sie viele Ballaststoffe und holen Sie sich möglichst viel Protein aus Fisch, Bohnen und Soja.

Krebs gehört zu den häufigsten Todesursachen. Darmkrebs ist weltweit die dritthäufigste Krebsart.

+ VIEL …
frisches Obst und Gemüse (vor allem Beeren und grünes Blattgemüse), Vollkornprodukte, Hülsenfrüchte, Nüsse, Gewürze

− WENIG …
rotes Fleisch, verarbeitete Nahrungsmittel

HARNWEGE

Unsere Nieren filtern unermüdlich Abfallstoffe aus unserem Blut, die über die Blase mit dem Urin ausgeschieden werden. Im Alter kommt es häufiger zu Infekten. Doch mit unserer Ernährung können wir erfolgreich gegensteuern.

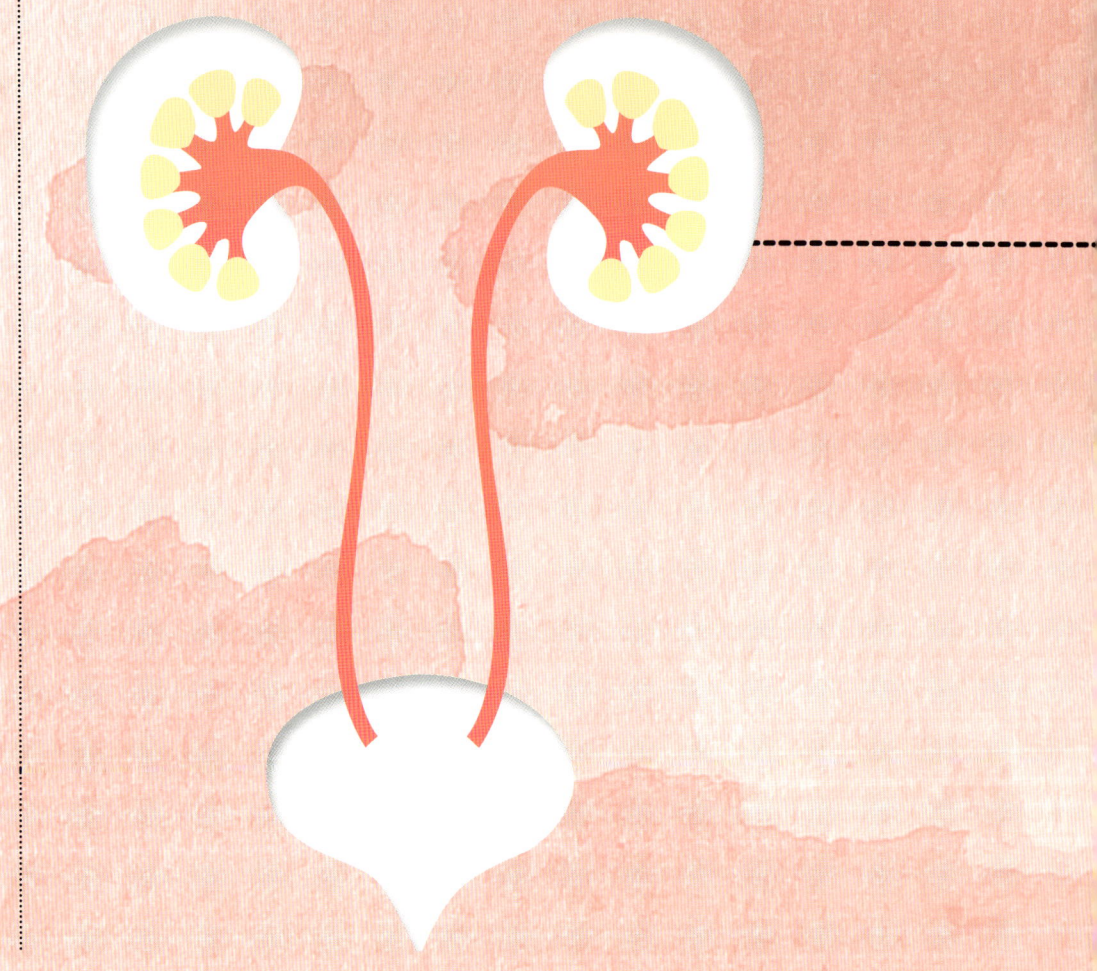

MIT DEN JAHREN ...

... kann es zu Schwierigkeiten bei Funktion und Kontrolle von Nieren und Blase kommen. Glücklicherweise bietet unsere Ernährung viele Möglichkeiten, die Harnwege gesund zu halten.

Die Nieren leisten weniger

In den Nieren leiten immer enger werdende Blutgefäße das Blut in Nephrone genannte Röhrchen, die als Mikrofilter fungieren. Deren Zahl nimmt mit dem Alter ab – und damit auch die Filterleistung der Nieren. Arteriosklerose lässt die Blutgefäße in den Nieren verhärten, sodass das Blut langsamer gefiltert wird. Von Lebensmitteln wie Obst, Gemüse, Vollkornprodukten und Olivenöl (s. S. 192), profitieren also auch unsere Nieren.

Harnwegsinfektionen nehmen zu

Harnwegsinfektionen treten mit zunehmendem Alter vermehrt auf – wegen anatomischer Unterschiede bei Frauen öfter als bei Männern. Sie werden meist durch E. coli-Bakterien hervorgerufen. Probiotische Lebensmittel wie Joghurt (s. S. 56) fördern gesunde Bakterien im Darm, die E. coli-Bakterien verdrängen. Die Studien zu Cranberrysaft sind widersprüchlich: Höchstwahrscheinlich verhindert er, dass E. coli-Bakterien sich an den Gefäßwänden festsetzen können. Er könnte so helfen, Harnwegsinfekten vorzubeugen.

90 % aller Infektionen des Harntrakts werden durch E. coli-Bakterien aus dem Darm verursacht.

Salz schadet

Ein hoher Salz- bzw. Natriumgehalt im Blut belastet die Nieren, denn sie versuchen, Wasser zurückzuhalten, um das Natrium zu verdünnen. Je mehr die Nierenfunktion abnimmt, desto mehr werden die Nieren dabei in Anspruch genommen. Die Folge sind verhärtete Blutgefäße und höherer Blutdruck. Kalium bewirkt, dass die Adern sich entspannen, Natrium ausgeschieden wird und der Blutdruck sinkt. Wenn wir salzarme und kaliumreiche Nahrung zu uns nehmen (s. S. 204), erleichtern wir unseren Nieren die Arbeit und halten sie länger gesund.

Die Blase wird schwächer

Das Gewebe der Blasenwand verliert im Laufe der Jahre an Elastizität. Deswegen kann sie nicht mehr so viel Harn halten und sich nicht mehr völlig entleeren. Ältere Menschen urinieren daher öfter und einige leiden unter Inkontinenz. Ballaststoffreiche Lebensmittel (s. S. 198) sorgen für einen gut funktionierenden Stuhlgang (Verstopfung verstärkt Inkontinenz). Wer an einer überaktiven Blase leidet, verzichtet am besten auf bestimmte Nahrungsmittel oder Getränke.

FORTSETZUNG →

RICHTIG ESSEN FÜR DIE HARNWEGE

Das A und O für gesunde Harnwege ist, ausreichend zu trinken und salzarm, aber kaliumreich zu essen. Die richtigen Nährstoffe sorgen für eine gesunde Darmflora und senken so das Risiko für Entzündungen der Harnwege.

WASSER UND TEE

Die Aufnahme von viel Flüssigkeit hilft den Nieren, ihre Aufgabe wahrzunehmen, und mindert das Risiko von Nierenerkrankungen wie chronischer Niereninsuffizienz, Harnwegsinfektionen oder Inkontinenz. Laut World Cancer Research Fund kann Tee vor Blasenkrebs schützen, während Kaffee die Blase eher reizt und Inkontinenz verschlimmern kann.

OBST UND GEMÜSE

Beides enthält viel Wasser und Kalium, die in Verbindung mit einer verringerten Natriumaufnahme blutdrucksenkend wirken können. Bluthochdruck ist eine der Hauptursachen für Nierenerkrankungen. Besonders viel Kalium liefern Kartoffeln, Pastinaken, Bananen, Avocado, Trockenfrüchte und Babyspinat. Sie können auch, wie Forscher bestätigen, vor Blasenkrebs schützen.

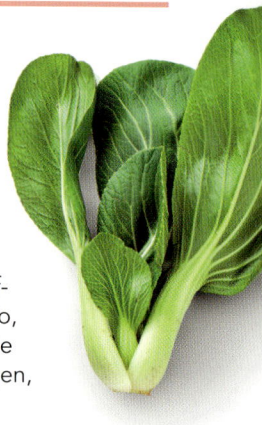

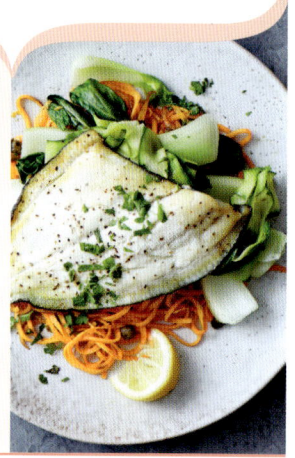

Scholle mit Süßkartoffelnudeln
(s. S. 132)

VOLLKORNPRODUKTE

Einigen Studien zufolge kann ein höherer Verzehr von Vollkornprodukten die Nierenfunktion verbessern. In jedem Fall schützen Vollkornprodukte vor Typ-2-Diabetes, die in vielen Fällen zu Nierenerkrankungen führt.

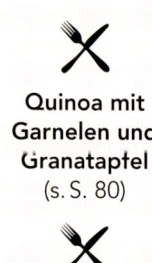

Quinoa mit Garnelen und Granatapfel
(s. S. 80)

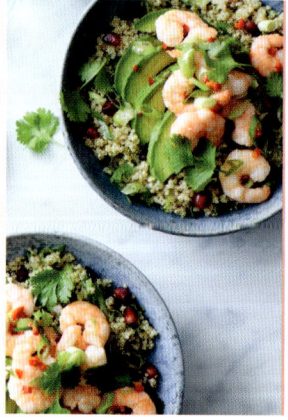

JOGHURT

Einige Milchsäurebakterien (z. B. in Joghurt) können vor Harnwegsinfekten schützen. In einer Studie konnten Frauen, die mindestens dreimal pro Woche fermentierte Milchprodukte zu sich nahmen, das Risiko von Harnwegsinfekten um 79 % senken.

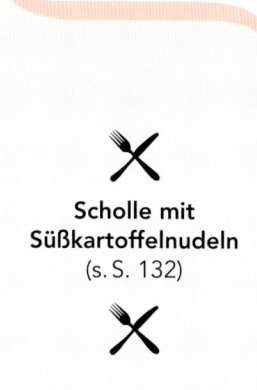

BANANEN

Bananen sind nicht nur dank ihres hohen Kaliumgehalts sehr gesund für die Nieren. Sie enthalten auch Vitamin B_6, das Studien zufolge dazu beitragen kann, die Oxalatwerte im Urin zu senken. Oxalate verbinden sich mit Kalzium und können Ablagerungen in den Nieren bilden. Ein niedriger Oxalatgehalt im Urin kann also vor Nierensteinen schützen.

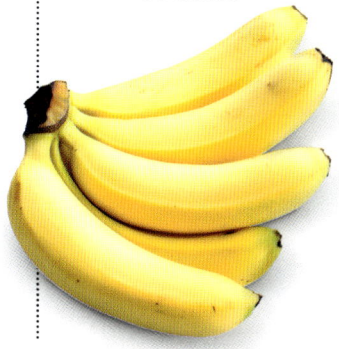

Bitte meiden

- **Salz** – Wer Salz beim Kochen vermeidet und wenig salzige Lebensmittel isst, kann sich vor Bluthochdruck schützen.
- **Proteinreiche Nahrung** – Ein Zuviel an Proteinen kann die Nieren schädigen: 2017 fand eine Studie heraus, dass der Verzehr von rotem und verarbeitetem Fleisch das Risiko erhöht, an chronischer Niereninsuffizienz zu erkranken.

ERKRANKUNGEN

Bestimmte Nährstoffe können nachweislich altersbedingte Erkrankungen der Harnwege lindern oder gar vermeiden. Welche Nahrungsmittel sind gesund? Das erfahren Sie hier.

INKONTINENZ

Inkontinenz nennt man die mangelnde Fähigkeit, den Urin zurückzuhalten. Belastungsinkontinenz ist unwillkürlicher Urinverlust, wenn Druck auf den Schließmuskel entsteht, etwa bei körperlicher Belastung wie Springen oder Husten. Bei Dranginkontinenz kommt es bei extrem starkem Harndrang zu unwillkürlichem Urinabgang. Frauen sind öfter von Blasenschwäche betroffen als Männer. Trinken Sie viel, essen Sie Nahrungsmittel, die reich an Kalium und Wasser sind, und vermeiden Sie Lebensmittel und Getränke, die die Blase reizen können.

+ VIEL ...
frisches Obst und Gemüse (vor allem Bananen und Avocados), viel Flüssigkeit

− WENIG ...
Koffein, Alkohol, Zitrusfrüchte, stark gewürzte Speisen, Zucker

HARNWEGSINFEKTIONEN

Infektionen der Harnwege sind die zweithäufigste entzündliche Erkrankung. Vor allem Frauen nach der Menopause sind stark betroffen, da der sinkende Östrogenspiegel sie empfänglicher für Infektionen macht. Typische Symptome sind schmerzhafter, häufiger und dringender Harndrang und unangenehm riechender Urin. Bei leichteren Entzündungen, wenn nur ein oder zwei Symptome auftreten, kann es bereits helfen, viel zu trinken. Bei schweren Entzündungen sind die Beschwerden sehr stark und man sollte den Arzt aufsuchen. Bei älteren Menschen können Harnwegsinfekte Verwirrtheit auslösen oder das Risiko zu fallen erhöhen. Um diese Infektionen zu vermeiden, essen Sie Lebensmittel, die gesunde Bakterien im Darm unterstützen, und trinken Sie viel, um die Nieren gesund zu halten.

+ VIEL ...
Joghurt, frisches Obst und Gemüse, Flüssigkeit

− WENIG ...
Koffein, Alkohol, stark gewürzte Speisen

CHRONISCHE NIERENINSUFFIZIENZ

Diese Krankheit kann jeden treffen, besonders jedoch ältere Menschen. Betroffene können ein langes, im Großen und Ganzen normales Leben führen. Ursachen können Bluthochdruck, Diabetes und hohe Cholesterinwerte sein, aber auch bestimmte Medikamente. Ärzte verweisen oft an Ernährungsspezialisten, die mit dem Patienten einen Ernährungsplan ausarbeiten. So wird die Erkrankung bekämpft und sichergestellt, dass der Patient alle wichtigen Nährstoffe aufnimmt.

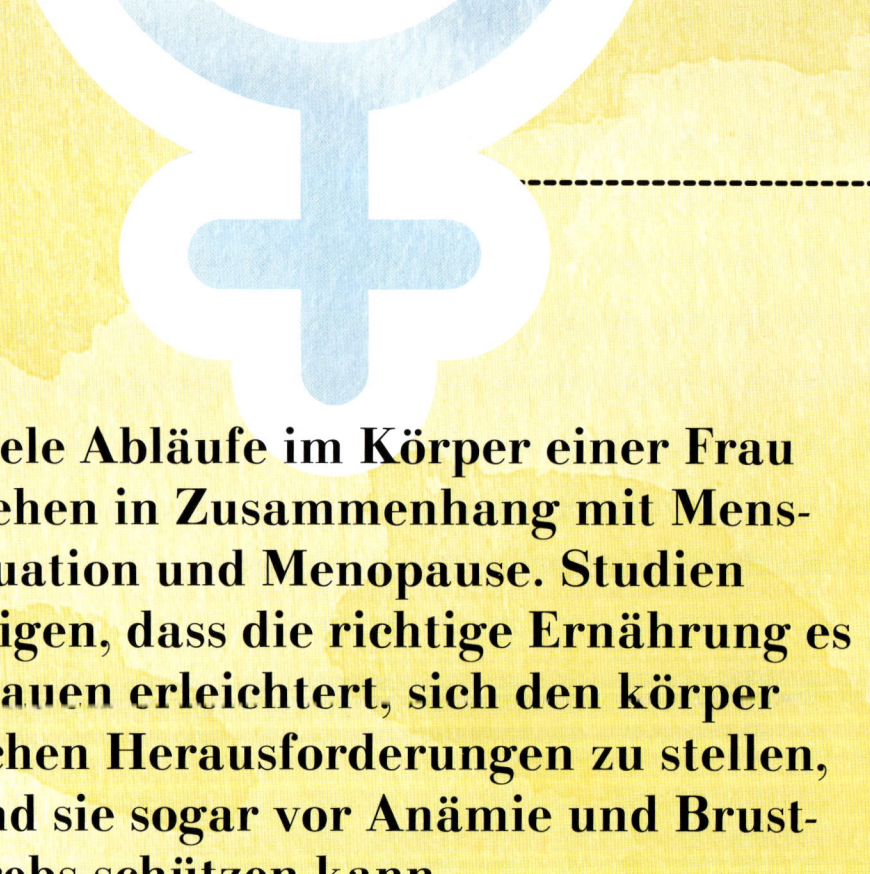

FRAUEN

Viele Abläufe im Körper einer Frau stehen in Zusammenhang mit Menstruation und Menopause. Studien zeigen, dass die richtige Ernährung es Frauen erleichtert, sich den körper lichen Herausforderungen zu stellen, und sie sogar vor Anämie und Brustkrebs schützen kann.

MIT DEN JAHREN …

…verändert sich der Körper einer Frau, vor allem in den Wechseljahren, die zwischen 45 und 55 beginnen. Das Ende der Fortpflanzungsphase im Leben einer Frau ist ein natürlicher Teil des Alterns.

Die Silhouette ändert sich

Bei Frauen unter 40 finden sich Fettzellen im Allgemeinen eher an Oberschenkeln, Hüften und Gesäß. Doch während der Menopause führt der veränderte Hormonspiegel dazu, dass die Fettzellen in Richtung Bauch wandern. Dieses sogenannte Viszeralfett kann ein erhöhtes Risiko für Herz- und Krebserkrankungen bedeuten. Raffinierte Kohlenhydrate, Zucker und gesättigte Fettsäuren begünstigen das Bauchfett besonders und sollten gemieden werden. Essen Sie viele Vollkornprodukte und ballaststoffreiche Hülsenfrüchte (s. S. 208), halten Sie sich an natürliches Fett (s. S. 34) und testen Sie die kalorienverbrennende Eigenschaft von Chilischoten (s. S. 90).

Depressionen nehmen zu

Während der Wechseljahre hören die Eierstöcke auf, Eizellen zu produzieren, die Menstruation bleibt aus und der Östrogen- und Progesteronspiegel sinkt. 2015 stellte eine Studie fest, dass die Schwankungen in der Östrogenproduktion während der Wechseljahre Frauen empfänglicher für Depressionen und Stress machen. Bis zu einem Drittel aller Frauen leiden dann an Depressionen. Gut zu wissen, dass Ernährung auch hier einen Beitrag leisten kann. Bestimmte Lebensmittel wie Soja enthalten pflanzliche Substanzen, die Östrogenen ähnlich sind (Phytoöstrogene) und die Beschwerden in der Menopause lindern können. Japanerinnen, die sehr viel Soja verzehren, zeigen z. B. weniger Symptome während der Wechseljahre. Auch Omega-3-Fettsäuren (s. S. 112) können helfen – sie wirken stimmungsaufhellend.

> **Frauen mit einem Bauchumfang von über 88 cm haben ein erhöhtes Risiko, an Herzerkrankungen oder Krebs zu sterben.**

Veränderungen der Vagina und die Folgen

Wenn der Hormonspiegel während der Wechseljahre sinkt, werden die Scheidenwände dünner, weniger fest und verlieren an Elastizität. Gleichzeitig wird auch weniger und langsamer Sekret gebildet, sodass es zu Entzündungen, Trockenheit und Ausfluss kommen kann. Dadurch wird das Innere der Vagina attraktiver für Mikroben. Studien haben ergeben, dass sojahaltige Nahrung (s. S. 100) Scheidentrockenheit (s. S. 209) verbessern kann und probiotische Nahrungsmittel (s. S. 56) dazu beitragen können, Entzündungen zu vermeiden.

FORTSETZUNG ➜

RICHTIG ESSEN FÜR FRAUEN

Auf die vielfältigen Veränderungen in den Wechseljahren können wir uns mit einem ebenso vielfältigen Angebot von Lebensmitteln einstellen, das die negativen Folgen des abnehmenden Östrogenspiegels wie Stimmungstiefs mildert.

SOJA

Aktuelle Studien zeigen, dass Soja womöglich vor Brustkrebs schützen kann. In jedem Fall mildert eine hohe Zufuhr an Soja die typischen Symptome der Menopause wie Hitzewallungen und Scheidentrockenheit.

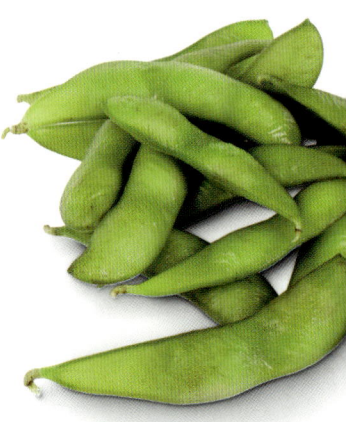

FETTREICHER FISCH

Omega-3-Fettsäuren helfen gegen Stimmungsschwankungen und Depressionen, die die Veränderungen des Hormonspiegels im Zuge der Wechseljahre mit sich bringen können. Außerdem enthalten sie viel Vitamin D, das die Knochen stärkt.

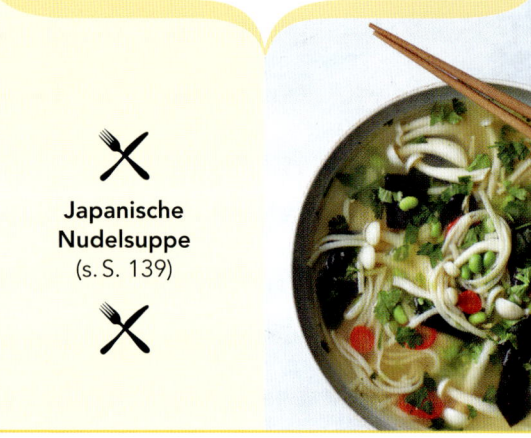

✗

Japanische Nudelsuppe
(s. S. 139)

✗

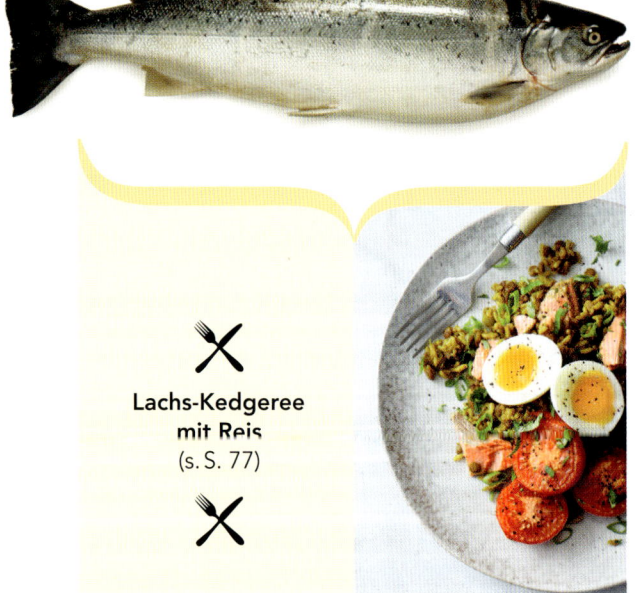

✗

Lachs-Kedgeree mit Reis
(s. S. 77)

✗

HÜLSENFRÜCHTE

Bohnen, Kichererbsen und Linsen sind reich an Nährstoffen und Phytoöstrogenen, die gegen Beschwerden in den Wechseljahren helfen und das Risiko für Herzerkrankungen nach der Menopause mindern.

EIER

Eier enthalten viel natürliches Vitamin D, das dem Körper hilft, Kalzium zu bilden, und für starke Knochen sorgt. Außerdem sind Eier eine gute vegetarische Quelle für Eisen. Eisenmangel kann zu Anämie führen (s. S. 209).

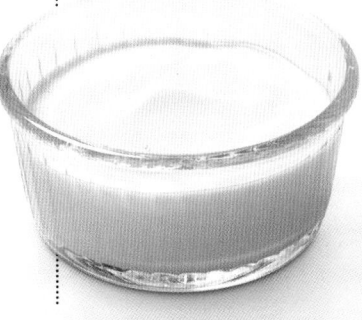

ERKRANKUNGEN

Die Wechseljahre verursachen viele Veränderungen, die den ganzen Körper betreffen. Zum Glück können wir mit der richtigen Ernährung viele der möglichen Folgen verhindern und das Risiko bestimmter Erkrankungen mindern.

SCHEIDENTROCKENHEIT

Sie ist eine typische Folge des sinkenden Östrogenspiegels in der Menopause. Bis zu 40% aller Frauen leiden daran, aber nur 20% sprechen darüber mit ihrem Arzt. Scheidentrockenheit kann zu Reizungen führen, der Geschlechtsverkehr wird dann sehr schmerzhaft und es kommt häufiger zu Harnwegsinfekten (s. S. 205). Verwenden Sie ein wasserlösliches Gleitmittel, damit Sie Sex wieder genießen können, und bereichern Sie Ihre Ernährung mit phytoöstrogenhaltigen Lebensmitteln (s. S. 208).

+ VIEL ...
phytoöstrogenhaltige Lebensmittel wie Soja, Leinsamen, Vollkornprodukte, Hülsenfrüchte

BLUTARMUT

Blutarmut ist häufig eine Folge von Eisenmangel, der zu einer Verringerung an roten Blutkörperchen führt. Wenn wir zu wenige rote Blutkörperchen haben, fehlt uns Sauerstoff und wir kommen leicht außer Atem, werden müde und lethargisch, bekommen Herzklopfen und sind blass. Starke Menstruationen verursachen diese Art von Anämie, der wir entgegenwirken können, indem wir reichlich eisenhaltige Lebensmittel essen. Kalzium kann die Eisenaufnahme im Körper hemmen, sodass hier auf kalziumreiche Nahrungsmittel verzichtet werden sollte.

+ VIEL ...
Eier, Naturreis, Hülsenfrüchte, Tofu, grünes Blattgemüse, Fisch, Nüsse, Samen, getrocknete Aprikosen

– WENIG ...
Tee, Kaffee, kalziumreiche Nahrungsmittel

BRUSTKREBS

Brustkrebs ist mit schätzungsweise 1,7 Millionen Neuerkrankungen in 2012 weltweit der bei Frauen am häufigsten diagnostizierte Krebs. Erstes Anzeichen ist oft ein Knoten, der keine Beschwerden verursacht, andere Symptome sind Ausfluss aus der Brustwarze oder eine eingezogene Brustwarze. Bestimmte Lebensmittel können das Erkrankungsrisiko offenbar mindern, während andere es verstärken.

+ VIEL ...
Soja, frisches Obst und Gemüse (vor allem Pilze und Tomaten), Olivenöl, Gewürze, grüner Tee

– WENIG ...
Alkohol, verarbeitete Nahrungsmittel, rotes Fleisch

MÄNNER

Testosteron spielt bei altersbedingten Veränderungen eine Rolle, und auch die Prostata sorgt für Beschwerden. Doch die richtige Ernährung kann sowohl bei Erektionsstörungen als auch bei Prostataproblemen helfen.

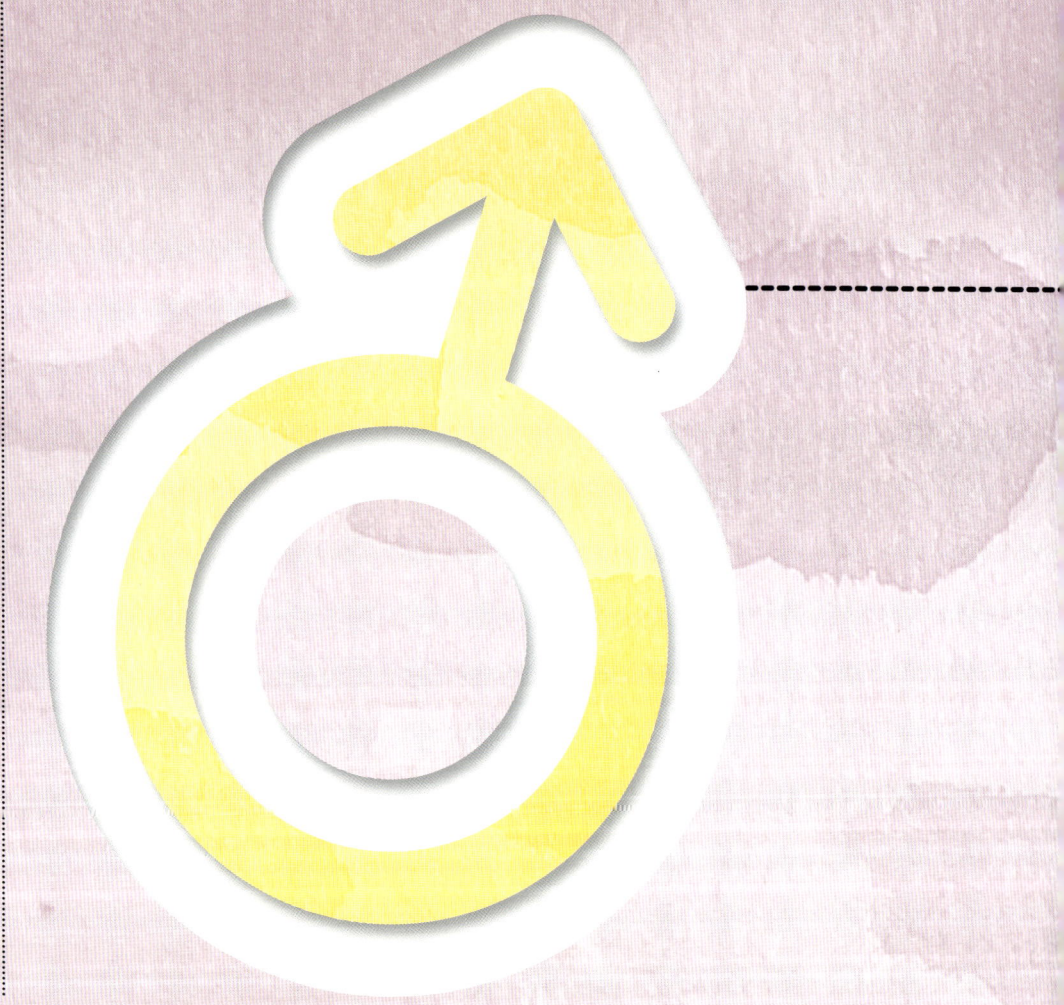

MIT DEN JAHREN …

… kommt es zu kaum wahrnehmbaren Veränderungen, vor allem jenseits der 50. Mittlerweile weiß man jedoch genug über Ernährung, um etwas gegen Alterserscheinungen tun zu können.

Der Testosteronspiegel sinkt

Bei Männern wird Testosteron hauptsächlich in den Hoden gebildet. Es steuert unter anderem Geschlechtstrieb, Knochendichte, Fettverteilung und Muskelstärke. Infolge eines sinkenden Testosteronspiegels entwickelt einer von zwölf Männern zwischen 40 und 60 Jahren erste Symptome wie Libidoverlust, Erektionsstörungen und Stimmungsschwankungen. Einigen Studien zufolge könnte Zinkmangel für niedrige Testosteronwerte verantwortlich sein, sodass es sinnvoll ist, mehr zinkhaltige Lebensmittel zu sich zu nehmen (s. S. 212). Auch ein Mangel an Vitamin D kann Ursache für zu wenig Testosteron sein. Sorgen Sie also dafür, dass Sie genügend Sonnenlicht bekommen (s. S. 36).

Die Prostata vergrößert sich

Bei Männern bis etwa 40 ist eine gesunde Prostata ungefähr walnussgroß. Sie sitzt unterhalb der Harnblase und ummantelt die Harnröhre, durch die Urin und Sperma austreten. Die Prostata ist eine Drüse und produziert ein Sekret, das 30 % des Ejakulats ausmacht und Enzyme, Cholesterin und Fettsäuren enthält. Ab 45 Jahren wächst die Drüse. Eine gutartig vergrößerte Prostata (benigne Prostatahyperplasie – BPH) kann Probleme beim Urinieren und Erektionsstörungen auslösen (s. S. 213). Glücklicherweise reagiert BPH gut auf bestimmte Nährstoffe, z. B. Zink (in Schalentieren), Selen (in Paranüssen), und Isoflavone (in Soja), die nachweislich die Symptome bekämpfen können (s. S. 212).

> **Ab 30 Jahren sinkt der Testosteronspiegel bei Männern jährlich etwa um 1 %.**

Die Erektionsfähigkeit geht zurück

Die Hälfte aller Männer zwischen 40 und 70 leidet in einem gewissen Maß an erektiler Dysfunktion. Bei Männern über 80 sind es bereits 86 %. Diabetes, Herzerkrankungen, übermäßiger Alkoholgenuss und Rauchen können die Wahrscheinlichkeit von Erektionsproblemen erhöhen. Auch die Ernährung spielt eine Rolle. Wissenschaftler haben die Wirkung verschiedener Lebensmittel auf Erektionsstörungen erforscht (s. S. 213). In diesem Zusammenhang ist eine gute Durchblutung sehr wichtig, sodass von Nahrungsmitteln, die gut für das Herz sind (s. S. 192), auch die Erektionsfähigkeit profitiert.

FORTSETZUNG ➜

RICHTIG ESSEN FÜR MÄNNER

Männern bietet sich eine Fülle von Nahrungsmitteln in allen Regenbogenfarben, mit denen sie für ihre Gesundheit sorgen können. Wer weiß, womit er am besten seinen Teller füllen sollte und womit lieber nicht, kann viele altersbedingte Beschwerden positiv beeinflussen.

TOMATEN

Trotz Studien ist unklar, ob Tomaten bzw. Lykopin Prostatakrebs verhindern können. Doch 2016 zeigte eine Analyse: Männer, die am meisten Tomaten aßen, hatten ein um 14 % geringeres Prostatakrebsrisiko.

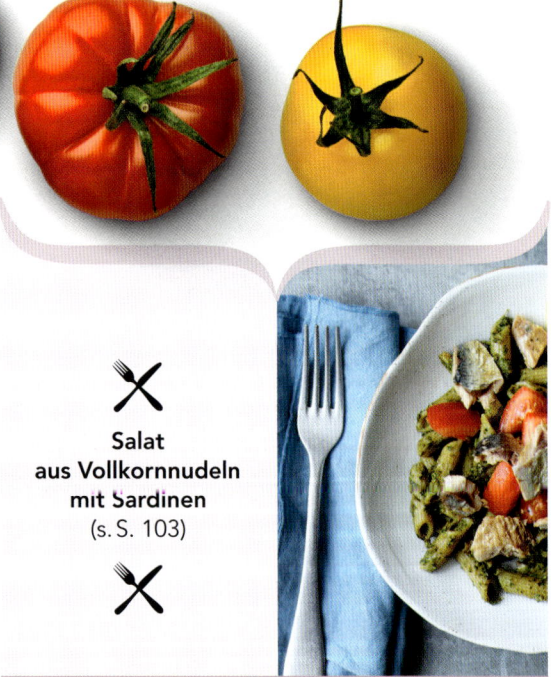

✗ **Salat aus Vollkornnudeln mit Sardinen** (s. S. 103) ✗

NÜSSE UND KERNE

Nüsse und Kerne enthalten Selen (Paranüsse am meisten), Beta-Sitosterin (z. B. Sesamsaat) und Zink (Sonnenblumenkerne sind hier Spitzenreiter). Studien zufolge weisen Männer mit BPH und Prostatakrebs oft einen geringen Zinkwert im Blut und im Prostatagewebe auf.

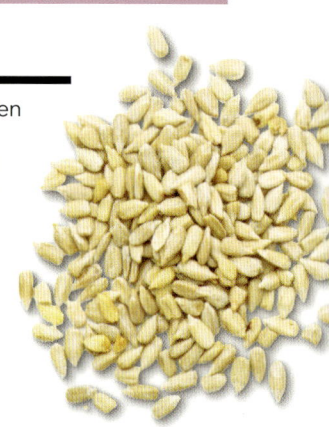

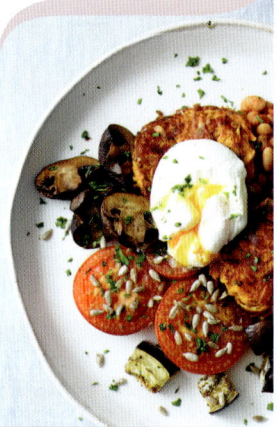

✗ **Warmes Frühstück mit Ofengemüse und Ei** (s. S. 68) ✗

FISCH

Fisch ist reich an Selen, das für die Spermienproduktion benötigt wird. Schalentiere enthalten außerdem Zink, das bei der Fortpflanzung und gesunden Testosteronwerten eine große Rolle spielt. Und die Omega-3-Fettsäuren schützen eventuell vor Prostatakrebs.

SOJA

Einigen Studien zufolge können Sojaprodukte vor Prostatakrebs und BPH schützen. In einer Studie wiesen Männer, die zweimal pro Tag Soja aßen, einen geringeren Wert des prostataspezifischen Antigens (PSA) auf. Ein erhöhter PSA-Wert weist auf Prostataprobleme hin.

ROTE BETE

Rote Bete enthält besonders viel Nitrat, das gegen Erektionsprobleme helfen kann. Nitrat entspannt die Muskelschicht in den Blutgefäßen – auch in denen im Penis – und sorgt für eine bessere Durchblutung, die wichtig für eine Erektion ist.

Bitte meiden

- **Lebensmittel mit vielen gesättigten Fettsäuren** – Zu viel gesättigte Fettsäuren aus rotem Fleisch und Vollmilchprodukten können das Risiko für Prostatakrebs erhöhen.
- **Erektile Dysfunktion** wird häufig von Typ-2-Diabetes (s. S. 200), Bluthochdruck (s. S. 194) und Herzerkrankungen (s. S. 194) verursacht. Vermeiden Sie Nahrungsmittel, die diese Krankheiten begünstigen.

ERKRANKUNGEN

Viele Untersuchungen haben gezeigt, dass bestimmte Nährstoffe Männern helfen können, altersbedingte Erkrankungen zu vermeiden und Symptome von Krankheiten zu lindern.

EREKTILE DYSFUNKTION

Erektionsstörungen liegen vor, wenn ein Mann keine Erektion bekommen oder halten kann. Das kann mit fortschreitendem Alter häufiger auftreten. Neben den bereits erwähnten Faktoren (s. S. 211) können Medikamente, Probleme des Nervensystems und Hormonprobleme die Ursache sein. Studien belegen, dass Männer, die sich mediterran ernähren, selten Erektionsstörungen haben. Die Wirkung von Roter Bete auf die Erektionsfähigkeit ist noch nicht untersucht, doch dass Rote Bete die Blutgefäße erweitert, steht außer Frage.

+ VIEL ...
frisches Obst und Gemüse (vor allem Rote Bete), Vollkornprodukte, Hülsenfrüchte, Fisch, Olivenöl, Nüsse, Samen

– WENIG ...
Salz, Fleisch, verarbeitete Nahrungsmittel und Frittiertes

BENIGNE PROSTATA-HYPERPLASIE – BPH

Mit fortschreitendem Alter tritt die gutartige Vergrößerung der Prostata (BPH) häufiger auf: Etwa 50 % aller 50-Jährigen und 60 % aller 60-Jährigen entwickeln Prostatabeschwerden. In manchen Fällen bleiben Symptome aus, aber bei vielen drückt die vergrößerte Prostata auf die Harnröhre, was Harnfluss und Erektionen beeinträchtigt. Viele Studien weisen darauf hin, dass die richtige Ernährung helfen kann, insbesondere Vitamin C, Zink, Lykopin und Beta-Sitosterin.

+ VIEL ...
Soja, Avocados, grünes Blattgemüse, Fisch und Schalentiere, Tomaten, Knoblauch, Nüsse, Samen

– WENIG ...
verarbeitete Nahrungsmittel, Fleisch, Koffein, Alkohol, stark gewürzte Speisen

PROSTATAKREBS

Prostatakrebs ist weltweit die zweithäufigste Krebsart bei Männern. Hier können genetische Faktoren eine Rolle spielen. Prostatakrebs entwickelt sich meistens an der Außenseite der Drüse, sodass sich oft keine Symptome zeigen und der Krebs schwer zu diagnostizieren ist. Einige Studien deuten an, dass das Antioxidans Lykopin vor Prostatakrebs schützen kann.

+ VIEL ...
Soja, Avocados, grünes Blattgemüse, Fisch und Schalentiere, Tomaten, Knoblauch, Nüsse, Samen

– WENIG ...
verarbeitete Nahrungsmittel, Fleisch, Koffein, Alkohol, stark gewürzte Speisen

Bibliografie

Dieses Buch wurde mit großer Sorgfalt verfasst. Eventuell falsche oder unvollständige Angaben bedauern wir und sind für entsprechende Hinweise dankbar. Sämtliche Links entsprechen dem Stand von Dezember 2017.

10–11 Warum altern wir?

American Federation for Aging Research, »Theories of Aging«.

12–15 Was lässt uns langsamer altern?

G. Passarino, *et al*, »Human longevity: Genetics or Lifestyle? It takes two to tango«, *Immunity & Ageing* (2016) 13:12.

S. Mizushima, *et al*, »The relationship of dietary factors to cardiovascular diseases among Japanese in Okinawa and Japanese immigrants, originally from Okinawa, in Brazil«, *Hypertens*Res* (1992) 15(1):45–55.

M. H. Forouzanfar, *et al*, »Global, regional, and national comparative risk assessment of 79 behavioural, environmental and occupational, and metabolic risks or clusters of risks in 188 countries, 1990–2013«, *Lancet* (2015) 386(10010):2287–2323.

WHO, »Western Pacific Region Obesity. Fact sheet number 311« (2014).

A. Peeters, *et al*, »Obesity in adulthood and its consequences for life expectancy: a life-table analysis«, *Ann Intern Med* (2003) 138(1):24–32.

WHO, »Report of a joint WHO/FAO expert consultation. Diet, nutrition and the prevention of chronic diseases« (2003).

I. Lee, »Effect of physical inactivity on major non-communicable diseases worldwide«, *Lancet* (2012) 380(9838):219–229.

American Academy of Neurology, »Can exercising your brain prevent memory loss?«, vorgestellt beim 61. Treffen der AAN in Seattle, 25. April–2. Mai 2009.

A. Machado, *et al*, »Chronic stress as a risk factor for Alzheimer's disease«, *Rev Neurosci* (2014) 25(6):785–804.

J. Choi, *et al*, »Reduced telomerase activity in human T lymphocytes exposed to cortisol«, *Brain Behav Immun* (2008) May 22(4):600–605.

A. Steptoe and J. Wardle, »Positive affect measured using ecological momentary assessment and survival in older men and women«, *Proc Nat Acad Sci* (2011) 108(45): 18244–18248.

J. Holt-Lunstad, *et al*, »Social relationships and mortality risk«, *PLoS Medicine* (2010) 7(7):e1000316.

S. Cohen, *et al*, »Sleep habits and susceptibility to the common cold«, *Arch Intern Med* (2009) 169(1):62–67.

F. Flament, *et al*, »Effect of the sun on visible clinical signs of aging in Caucasian skin«, *Clin Cosmet Investig Dermatol* (2013) 6:221–232.

Cancer Research UK, »Skin cancer statistics«.

NHS Choices, »How smoking affects your body«.

WHO, »Tobacco fact sheet« (2017).

16–19 Ernährungstipps aus aller Welt

WHO, »Life expectancy at birth 2000–2015«.

UN, »World Population Prospects. Key findings and advance tables«, 2017 review.

N. Roswall, *et al*, »Adherence to the healthy Nordic food index and total and cause-specific mortality among Swedish women«, *Eur J Epidemiol* (2015) 30(6):509–517.

A. Olsen, *et al*, »Healthy aspects of the Nordic diet are related to lower total mortality«, *J Nutr* (2011) 141:639–644.

M. C. Morris, *et al*, »MIND diet associated with reduced incidence of Alzheimer's disease«, *Alzheimers Dement* (2015) 11(9):1007–1014.

22–23 Je später der Tag, desto kleiner die Mahlzeit

S. Shi, *et al*, »Circadian disruption leads to insulin resistance and obesity«, *Curr Biol* (2013) 23(5):372–381.

M. P. Carrasco-Benso, *et al*, »Human adipose tissue expresses intrinsic circadian rhythm in insulin sensitivity«, *FASEB J* (2016) 30(9):3117–3123.

E. Van Cauter, *et al*, »Roles of circadian rhythmicity and sleep in human glucose regulation. *Endoc Rev* (1997) 18(5):716–738.

S. Almoosawi, *et al*, »Chrono-nutrition: a review of current evidence from observational studies on global trends in time-of-day of energy intake and its association with obesity«, *Proc Nutr Soc* (2016) 75:487–500.

H. Kahleova, *et al*, »Meal frequency and timing are associated with changes in body mass index in Adventist Health Study 2«, *J Nutr* (2017) 147(9):1722–1728.

M. St-Onge, *et al*, »AHA Scientific Statement. Meal timing and frequency: Implications for cardiovascular disease prevention«, *Circulation* (2017) 135(9):e96–e21

Y. Kubota, *et al*, »Association of breakfast intake with incident stroke and coronary heart disease: The Japan public health center-based study«, *Stroke* (2016) 47(2):477–481.

L. E. Cahill, *et al*, »A prospective study of breakfast eating and incident coronary heart disease in a cohort of male US health professionals«, *Circulation* (2013) 128(4):337–343.

R. A. Mekary, *et al*, »Eating patterns and type 2 diabetes risk in men: breakfast omission, eating frequency and snacking«, *Am J Clin Nutr* (2012) 95(5):1182–1189.

D. Jakubowicz, *et al*, »High calorie intake at breakfast vs dinner differentially influences weight loss of overweight and obese women«, *Obesity* (2013) 21(12):2504–2512.

24–25 Aufhören, wenn es genug ist

Global BMI mortality collaboration, »Body-mass index and all-cause mortality«, *Lancet* (2016) 388(10046):776–786.

Health and Social Care Information Centre, »Health Survey for England 2016. Table 4: body mass index (BMI) by survey year, age and sex«.

OECD, »Obesity Update 2017«.

B. Wansink, »Mindless Eating: Why we eat more than we think?«, New York, NY: Bantam Dell, 2006.

26–27 Mehr Pflanzen essen

C. Lassale, *et al*, »Abstract 16: A pro-vegetarian food pattern and cardiovascular mortality in the Epic study«, *Circulation* (2015) 132:A16.

D. Aune, D, *et al*, »Fruit and vegetable intake and the risk of cardiovascular disease, total cancer and all-cause mortality«, *Int J Epidemiol* (2017) 46(3):1029–1056.

P. Druesne-Pecollo, *et al*, »Beta-carotene supplementation and cancer risk: a systematic review and metaanalysis of randomized controlled trials«, *Int J Cancer* (2010) 127(1):172–184.

E. A. Klein, *et al*, »Vitamin E and the risk of prostate cancer«, *JAMA* (2011) 306(14):1549–1556.

D. E. Threapleton, *et al*, »Dietary fiber intake and risk of first stroke«, *Stroke* (2013) 44(5):1360–1368.

WCRF, »Poor diet and cancer risk«.

30–31 Fisch statt rotes Fleisch essen

WHO, »Q&A on the carcinogenicity of the consumption of red meat and processed meat« (2015).

A. Pan, *et al*, »Red meat consumption and mortality«, *Arch Intern Med* (2012) 172(7):555–563.

D. Mozaffarian, *et al*, »Plasma phospholipid long-chain omega-3 fatty acids and total and cause-specific mortality in older adults«, *Ann Intern Med* (2013) 158(7):515–525.

L. G. Zhao, *et al*, »Fish consumption and all-cause mortality«, *Eur J Clin Nutr* (2016) 70(2):155–161.

L. Schwingshackl, *et al*, »Food groups and risk of all-cause mortality«, *Am J Clin Nutr* (2017) 105(6):1462–1473.

F. Marangoni, *et al*, »Role of poultry meat in a balanced diet aimed at maintaining health and wellbeing: an Italian consensus document«, *Food Nutr Res* (2015) 59(1): 27606.

32–33 Natürlich essen

J. Hutchinson, *et al*, »Evaluation of the effectiveness of the Ministry of Food cooking programme on self-reported food consumption and confidence with cooking«, *Public Health Nutr* (2016) 19(18):3417–3427.

34–35 Auf ungesättigte Fettsäuren achten

WHO, »Fact sheet number 394: healthy diet«, (2015).

R. Micha, *et al*, »Global, regional, and national consumption levels of dietary fats and oils in 1990 and 2010«, *BMJ* (2014) 350:h1702.

WHO, »Cardiovascular disease. New initiative launched to tackle cardiovascular disease, the world's number one killer«, (2016).

Heisei 20-year National Health and Nutrition Survey 2015.

What We Eat in America, NHANES 2013–2014.

S. S. Hammad, and P. J. Jones, »Dietary fatty acid composition modulates obesity and interacts with obesity-related genes«, *Lipids* (2017) Online-Veröffentlichung vom 9. September 2017.

M. H. Laitinen, *et al*, »Fat intake at midlife and risk of dementia and Alzheimer's disease: a population-based study.«, *Dement Geriatr Cogn Disord* (2006) 22(1):99–107.

N. D. Barnard, *et al*, »Saturated and trans fats and dementia: a systematic review«, *Neurobiol Aging* (2014) 35 Suppl 2:S65–73.

V. Dhaka, *et al*, »Trans fats – sources, health risks and alternative approach – a review«, *J Food Sci Technol* (2011) 48(5):534–541.

D. D. Wang, *et al*, »Association of specific dietary fats with total and cause-specific mortality«, *JAMA Int Med* (2016) 176(8):11345–1145.

S. Lockyer, and S. Stanner, »Coconut oil – a nutty idea«, *Nutrition Bulletin* (2016) 41(1):42–54.

36–37 Mehr »Sonnenvitamin« tanken

BMJ, »Best practice: vitamin D deficiency«, *Epidemiology*. Veröffentlicht am 12. Januar 2017.

A. R. Martineau, *et al*, »Vitamin D supplementation to prevent acute respiratory tract infections«, *BMJ* (2017) 356:i6583.

WHO and FAO of the UN, »Vitamin and mineral requirements in human nutrition: second edition«, (2004).

38–39 Bunter essen

M. H. Carlsen, *et al*, »The total antioxidant content of more than 3100 foods, beverages, spices, herbs and supplements used worldwide«, *Nutr J* (2010) 9:3.

40–41 Viel trinken

European Food Safety Authority, »Scientific opinion on dietary reference values for water«, *EFSA Journal* (2010) 8(3):1459.

E. Saito, *et al*, »Association of green tea consumption with mortality due to all causes and major causes of death in a Japanese population: the Japan Public Health Center-based Prospective Study (JPHC Study)«, *Ann Epidemiol* (2015) 25(7):512–518.

C. Santos, *et al*, »Caffeine intake and dementia«, *J Alzheimers Dis* (2010) 20 Suppl 1:S187–204.

L. Wu, *et al*, »Coffee intake and the incident risk of cognitive disorders«, *Clin Nutr* (2017) 36(3):730–736.

54 Frühstück

J. S. Vander Wal, *et al*, »Egg breakfast enhances weight loss«, *Int J Obes* (2008) 32:1545–1551.

56–57 Joghurt

L. J. Appel, »A clinical trial of the effects of dietary patterns on blood pressure«, *New Engl J Med* (1997) 336:1117–1124.

R. A. Ralston, *et al*, »A systematic review and meta-analysis of elevated blood pressure and consumption of dairy foods«, *J Hum Hypertens* (2012) 26(1):3–13.

J. R. Buendia, *et al*, »Abstract P169: Long term yogurt intake is associated with a lower risk of high blood pressure in middle-aged nurses and health professionals«, *Circulation* (2016) 133:AP169.

P. F. Jacques and H. Wang, »Yogurt and weight management«, *Am J Clin Nutr* (2014) 99(5):1229S–1234S.

J. Eales, *et al*, »Is consuming yoghurt associated with weight management outcomes? Results from a systematic review«, *Int J Obes* (2016) 40(5):731–746.

N. Kobyliak, *et al*, »Probiotics in the prevention and treatment of obesity: a critical view«, *Nutr Metab* (2016) 13:14.

International Osteoporosis Foundation, »Facts and statistics. Osteoporosis – incidence and burden«.

E. Laird, *et al*, »Greater yogurt consumption is associated with increased bone mineral density and physical function in older adults«, *Osteoporosis Int* (2017) 28(8):2409–2419.

K. R. Pandey, *et al*, »Probiotics, prebiotics and synbiotics – a review«, *J Food Sci Technol* (2015) 52(12):7577–7587.

M. Kechagia, *et al*, »Health benefits of probiotics: a review«, *ISRN Nutr* (2013):481651.

L. M. O'Connor, *et al*, »Dietary dairy product intake and incident type 2 diabetes: a prospective study using dietary data from a 7-day food diary«, *Diabetologia* (2014) 57(5):909–917.

D. Aune, *et al*, »Dairy products and the risk of type 2 diabetes: a systematic review and dose-response meta-analysis of cohort studies«, *Am J Clin Nutr* (2013) 98(4):1066–1083.

60–61 Beeren

R. Torronen, *et al*, »Berries modify the postprandial plasma glucose response to sucrose in healthy subjects«, *Br J Nutr* (2010) 103(8):1094–1097.

A. J. Stull, »Blueberries impact on insulin resistance and glucose intolerance«, *Antioxidants* (2016) 5(4):E44.

J. Mursu, *et al*, »Intake of fruit, berries, and vegetables and risk of type 2 diabetes in Finnish men: the Kuopio Ischaemic Heart Disease Risk Factor Study«, *Am J Clin Nutr* (2014) 99(2):328–333.

E. E. Devore, *et al*, »Dietary intakes of berries and flavonoids in relation to cognitive decline«, *Ann Neurol* (2012) 72(1):135–143.

A. Cassidy, *et al*, »High anthocyanin intake is associated with a reduced risk of myocardial infarction in young and middle-aged women«, *Circulation* (2013) 127:188–196.

A. S. Kristo, *et al*, »Protective role of dietary berries in cancer«, *Antioxidants* (2016) 5(4):37.

American Institute for Cancer Research, »Berries seem to burst with cancer protection«, Newsletter Nr. 119 des AICR, Frühjahr 2013.

H. D. Sesso, *et al*, »Strawberry intake, lipids, C-reactive protein, and the risk of cardiovascular disease in women«, *J Am Coll Nutr* (2007) 26(4):303–310.

64–65 Bananen

L. Gougeon, *et al*, »Intakes of folate, vitamin B_6 and B_{12} and risk of depression in community-dwelling older adults: the Quebec Longitudinal Study on Nutrition and Aging«, *Eur J Clin Nutr* (2016) 70(3):380–385.

WHO, »WHO Global Health Day 2012: Control your blood pressure,« (2013).

B. Rashidkhani, *et al*, »Fruits, vegetables and risk of renal cell carcinoma: a prospective study of Swedish women«, *Int J Cancer* (2005) 113(3):451–455.

M. Maclure and W. Willett, »A case control study of diet and risk of renal adenocarcinoma«, *Epidemiol* (1990) 1(6):430–440.

E. K. Mitsou, *et al*, »Effect of banana consumption on faecal microbiota: a randomised, controlled trial«, *Anaerobe* (2011) 17(6):384–387.

70–71 Eier

J. E. Kim, *et al*, »Effects of egg consumption on carotenoid absorption from co-consumed, raw vegetables«, *Am J Clin Nutr* (2015) 102(1):75–83.

British Heart Foundation, »Eggs and cholesterol« (2015).

R. Fallaize, *et al*, »Variation in the effects of three different breakfast meals on the subjective satiety and subsequent intake of energy at lunch and evening meal«, *Eur J Nutr* (2013) 52(4):1353–1359.

J. S. Vander Wal, *et al*, »Egg breakfast enhances weight loss«, *Int J Obes* (2008) 32:1545–1551.

74–75 Vollkornprodukte

D. Aune, *et al*, »Whole grain consumption and risk of cardiovascular disease, cancer, and all cause and cause specific mortality«, *BMJ* (2016) 353:i2716.

D. Aune, *et al*, »Dietary fibre, whole grains, and risk of colorectal cancer«, *BMJ* (2011) 343:d1167.

D. Aune, *et al*, »Whole grain and refined grain consumption and the risk of type 2 diabetes«, *Eur J Epidemiol* (2013) 28(11):845-858.

Scientific Advisory Committee on Nutrition, »Carbohydrates and health« (2015).

J. P. Karl and E. Saltzman, »The role of whole grains in body weight regulation«, *Adv Nutr* (2012) 3(5):697-707.

78 Mittagessen

R. E. Oldham-Cooper, *et al*, »Playing a computer game during lunch affects fullness, memory for lunch, and later snack intake«, *Am J Clin Nutr* (2011) 93(2):308-313.

84-85 Hülsenfrüchte

A. Menotti, *et al*, »Food intake patterns and 25-year mortality from coronary heart disease«, *Eur J Epidemiol* (1999) 15(6):507-515.

L. A. Bazzano, *et al*, »Legume consumption and risk of coronary heart disease in US men and women: NHANES I Epidemiologic Follow-up Study«, *Arch Intern Med* (2001) 161(21):2573-2578.

D. Ramdath, *et al*, »The role of pulses in the dietary management of diabetes«, *Can J Diabetes* (2016) 40(4):355-363.

R. Villegas, *et al*, »Legume and soy food intake and the incidence of type 2 diabetes in the Shanghai Women's Health Study«, *Am J Clin Nutr* (2008) 87(1):162-167.

V. Ha, *et al*, »Effect of dietary pulse intake on established therapeutic lipid targets for cardiovascular risk reduction«, *CMAJ* (2014) 186(8):E252-262.

S. S. Li, *et al*, »Dietary pulses, satiety and food intake«, *Obesity* (2014) 22(8):1773-1780.

86 Bohnengemüse mit Pita-Nachos

S. J. Kim, *et al*, »Effects of dietary pulse consumption on body weight«, *Am J Clin Nutr* (2016) 103(5):1213-1223.

90-91 Paprika- & Chilischoten

American Chemical Society, »News releases. Hot pepper compound could help hearts«, (2012).

R. H. Raghavendra and K. A. Naidu, »Spice active principles as the inhibitors of human platelet aggregation and thromboxane biosynthesis«, *Prostaglandins, Leuko Essent Fatty Acids* (2009) 81(1):73-78.

S. Whiting, *et al*, »Capsaicinoids and capsinoids. A potential role for weight management?«, *Appetite* (2012) 59(2):341-348.

S. Whiting, *et al*, »Could capsaicinoids help to support weight management?«, *Appetite* (2014) 74:183-188.

M. Shareck, *et al*, »Inverse association between dietary intake of selected carotenoids and vitamin C and risk of lung cancer«, *Front Oncol* (2017) 7:23.

B. S. Berthon and L. G. Wood, »Nutrition and respiratory health – feature review«, *Nutrients* (2015) 7(3):1618-1643.

WHO, »Chronic respiratory diseases. Burden of COPD«.

94-95 Wurzeln & Knollen

A. J. Cooper, *et al*, »Fruit and vegetable intake and type 2 diabetes: EPIC-InterAct prospective study and meta-analysis«, *Eur J Clin Nutr* (2012) 66 (10):1082-1092.

L. M. Oude Griep, *et al*, »Colours of fruit and vegetables and 10-year incidence of CHD«, *Br J Nutr* (2011) 106(10):1562-1569.

X. X. Ge, *et al*, »Carotenoid intake and esophageal cancer risk: a meta-analysis«, *Asian Pac J Cancer Prev* (2013) 14(3):1911-1918.

A. Ahluwalia, *et al*, »Dietary nitrate and the epidemiology of cardiovascular disease: report from a national heart, lung and blood institute workshop«, *J Am Heart Assoc* (2016) 5(7):e003402.

M. Siervo, *et al*, »Inorganic nitrate and beetroot juice supplementation reduces blood pressure in adults«, *J Nutr* (2013) 143(6):818-826.

100-101 Soja

M. Chen, *et al*, »Association between soy isoflavone intake and breast cancer risk for pre- and post-menopausal women«, *PLoS One* (2014) 9 (2): e89288.

K. Taku, *et al*, »Extracted or synthesized soybean isoflavones reduce menopausal hot flash frequency and severity«, *Menopause* (2012) 19(7):776-790.

X. Zhang, *et al*, »Prospective cohort study of soy food consumption and risk of bone fracture among post-menopausal women«, *Arch Intern Med* (2005) 165(16):1890-1895.

W. Koh, *et al*, »Gender-specific associations between soy and risk of hip fracture in the Singapore Chinese Health Study«, *Am J Epidemiol* (2009) 170 (7):901-909.

M. Messina, »Soy and health update: Evaluation of the clinical and epidemiologic literature«, *Nutrients* (2016) 8(12):754.

Y. Kokubo, *et al*, »Association of dietary intake of soy, beans, and isoflavones with risk of cerebral and myocardial infarctions in Japanese populations: the Japan Public Health Center-based (JPHC) study cohort 1«, *Circulation* (2007) 116(22):2553-2562.

X. Zhang, *et al*, »Soy food consumption is associated with lower risk of coronary heart disease in Chinese women«, *J Nutr* (2003) 133(9):2874-2878.

V. Messina, »Soyfoods and heart disease«, *Today's Dietitian* (2016) 18(4):18.

104-105 Avocados

M. B. Purba, *et al*, »Skin wrinkling: can food make a difference?«, *J Am Coll Nutr* (2001) 20 (1):71-80.

N. Z. Unlu, *et al*, »Carotenoid absorption from salad and salsa by humans is enhanced by the addition of avocado or avocado oil«, *J Nutr* (2005) 135(3):431-436.

Rejuvenation Science, »Lutein and lycopene can help prevent prostate cancer«.

M. L. Dreher and A. J. Davenport, »Hass avocado composition and potential health effects«, *Crit Rev Food Sci Nutr*

(2013) 53(7):738-750.

V. L. Fulgoni, *et al*, »Avocado consumption is associated with better diet quality and nutrient intake, and lower metabolic syndrome risk in US adults«, *Nutr J* (2013) 12:1.

106 Abendessen

D. Jakubowicz, *et al*, »High caloric intake at breakfast vs. dinner differentially influences weight loss of overweight and obese women«, *Obesity* (2013) 21(12):2504-2512.

108-109 Grünes Blattgemüse

J. A. Giaconi, *et al*, »The association of consumption of fruits/vegetables with decreased risk of glaucoma among older African American women in the study of osteoporotic fractures«, *Am J Ophthalmol* (2012) 154(4):635-644.

J. Wu, *et al*, »Intakes of lutein, zeaxanthin, and other carotenoids and age-related macular degeneration during 2 decades of prospective follow-up«, *JAMA Ophthalmol* (2015) 133(12):1415-1424.

M. C. Morris, *et al*, »Relations to cognitive change with age of micronutrients found in green leafy vegetables«, *FASEB J* (2015) 29(1):Supplement 260.3.

X. Zhang, *et al*, »Cruciferous vegetable consumption is associated with a reduced risk of total and cardiovascular disease mortality«, *Am J Clin Nutr* (2011) 94(1):240-246.

Q. J. Wu, *et al*, »Cruciferous vegetables intake and the risk of colorectal cancer: a meta-analysis of observational studies«, *Ann Oncol* (2013) 24(4):1079-1087.

111 Fischküchlein mit Sumach und grünem Gemüse

J. Zhang, *et al*, »Synergy between sulforaphane and selenium in the induction of thioredoxin reductase 1 requires both transcriptional and translational modulation«, *Carcinogenesis* (2003) 24(3):497-503.

112-113 Fisch & Schalentiere

P. Barberger-Gateau, *et al*, »Dietary patterns and risk of dementia«, *Neurology* (2007) 69 (20):1921-1930.

British Heart Foundation, »Reducing your blood cholesterol«.

Arthritis Research UK, »Fish oils«.

115 Gebackener Schellfisch mit Kräuterkruste

N. Azad, *et al*, »Neuroprotective effects of carnosic acid in an experimental model of Alzheimer's disease in rats«, *Cell J* (2011) 13(1):39-44.

M. Moss and L. Oliver, »Plasma 1,8-cineole correlates with cognitive performance following exposure to rosemary essential oil aroma«, *Ther Adv Psychopharmacol* (2012) 2(3):103-113.

118-119 Pilze

Mushroom Bureau, »Mushrooms The New Superfood«.

M. Zhang, *et al*, »Dietary intakes of mushrooms and green tea combine to reduce the risk of breast cancer in Chinese women«, *Int J Cancer* (2009) 124(6):1404-1408.

M. J. Feeney, *et al*, »Mushrooms and health summit

proceedings«, *J Nutr* (2014) 144(7):1128S–1136S.

L. J. Cheskin, *et al*, »Lack of energy compensation over 4 days when white button mushrooms are substitued for beef«, *Appetite* (2008) 51 (1):50–57.

S. R. Koyyalamudi, *et al*, »Vitamin D2 formation and bioavailability from Agaricus bisporus button mushrooms treated with ultraviolet irradiation«, *J Agric Food Chem* (2009) 57(8):3351–3355.

R. Beelman and M. Kalaras, »Post-harvest vitamin D enrichment of fresh mushrooms«, HAL Project #MU07018, Penn State University (2009).

122–123 Zwiebeln, Lauch, Knoblauch

M. DeMartinis, M, *et al*, »Allergy and Aging: An old/ new emerging health issue«, *Aging & Disease* (2017) 8(2):162–175.

Z. Bahadoran, *et al*, »Allium vegetable intakes and the incidence of cardiovascular disease, hypertension, chronic kidney disease, and type 2 diabetes in adults«, *J Hypertens* (2017) 35(9):1909–1916.

C. Galeone, *et al*, »Allium vegetable intake and risk of acute myocardial infarction in Italy«, *Eur J Nutr* (2009) 48(2):120–123.

H. L. Nicastro, H L, *et al*, »Garlic and onions: Their cancer prevention properties«, *Cancer Prev Res* (2015) 8(3):181–189.

Y. Zhou, *et al*, »Consumption of large amounts of Allium vegetables reduces risk for gastric cancer in a meta-analysis«, *Gastroenterology* (2011) 141(1):80–89.

I. M. Taj Eldin, *et al*, »Preliminary study of the clinical hypoglycemic effects of *Allium cepa* (red onion) in type 1 and type 2 diabetic patients«, *Environ Health Insights* (2010) 4:71–77.

126–127 Tomaten

N. Z. Unlu, *et al*, »Carotenoid absorption from salad and salsa by humans is enhanced by the addition of avocado or avocado oil«, *J Nutr* (2005) 135(3):431–436.

K. Canene-Adams, *et al*, »Combinations of tomato and broccoli enhance antitumor activity in dunning r3327-h prostate adenocarcinomas«, *Cancer Res* (2007) 67(2):836–843.

P. Chen, *et al*, »Lycopene and risk of prostate cancer: a systematic review and meta-analysis«, *Medicine* (2015) 94(33):e1260.

D. Cuevas-Ramos, *et al*, »Effect of tomato consumption on high-density lipoprotein cholesterol level«, *Diabetes, Metab Synd Obes* (2013) 6:263–273.

X. Li and J. Xu, »Dietary and circulating lycopene and stroke risk: a meta-analysis of prospective studies«, *Scientific Reports* (2014) 4:5031.

130–131 Olivenöl

T. Psaltopoulou, *et al*, »Olive oil intake is inversely related to cancer prevalence«, *Lipids Health Dis* (2011) 10:127.

C. Berr, *et al*, »Olive oil and cognition: results from the Three-City Study«, *Dement Geriatr Cogn Disord* (2009)

28(4):357–364.

S. Lopez, *et al*, »Virgin olive oil and hypertension«, *Curr Vasc Pharmacol* (2016) 14(4):323–329.

C. Samieri, *et al*, »Olive oil consumption, plasma oleic acid and stroke incidence: the Three-City Study«, *Neurology* (2011) 77(5):418–425.

J. Weisenberger, »Heart-healthy fats: It's the type – not the amount – that matters«, *Today's Dietitian* (2013) 15(9):14.

134–135 Zitrusfrüchte

E. Yonova-Doing, *et al*, »Genetic and dietary factors influencing the progression of nuclear cataract«, *Opthamology* (2016) 123(6):1237–1244.

M. C. Cosgrove, *et al*, »Dietary nutrient intakes and skin aging appearance among middle-aged American women«, *Am J Clin Nutr* (2007) 86(4):1225–1231.

K. J. Joshipura, *et al*, »Fruit and vegetable intake in relation to risk of ischemic stroke«, *JAMA* (1999) 282(13):1233–1239.

J. M. Roza, *et al*, »Effect of citrus flavonoids and tocotrienols on serum cholesterol levels in hypercholesterolemic subjects«, *Altern Therap Health Med* (2007) 13(6):44–48.

N. P. Aptekmann and T. B. Cesar, »Long-term orange juice consumption is associated with low LDL-cholesterol and apolipoprotein B in normal and moderately hypercholesterolemic subjects«, *Lipids Health Dis* (2013) 12:119.

S. Gorinstein, »Red grapefruit positively influences serum triglyceride levels in patients suffering from coronary atherosclerosis: studies in vitro and in humans«, *J Agric Food Chem* (2006) 54(5):1887–1892.

S. Zhang, *et al*, »Citrus consumption and incident dementia in elderly Japanese: the Ohsaki cohort 2006 study«, *Br J Nutr* (2017) 117(8):1174–1180.

K. Baghurst, »The health benefits of citrus fruits«, CSIRO Health Sciences and Nutrition (2003).

140–141 Nüsse & Kerne

A. A. Tucker, »Consumption of nuts and seeds and telomere length in 5,582 men and women of the National Health and Nutrition Examination Survey (NHANES)«, *J Nutr Health Aging* (2017) 21(3):233–240.

C. Yeh, *et al* , »Peanut consumption and reduced risk of colorectal cancer in women: A prospective study in Taiwan«, *World J Gastroenterol* (2006) 12(2):222–227.

Y. Bao, *et al*, »Association of nut consumption with total and cause-specific mortality«, *New Engl J Med* (2013) 369:2001–2011.

D. Aune, *et al*, »Nut consumption and risk of cardiovascular disease, total cancer, all-cause and cause-specific mortality«, *BMC Med* (2016) 14:207.

M. Bes-Rastrollo, *et al*, »Prospective study of nut consumption, long-term weight change, and obesity risk in women«, *Am J Clin Nutr* (2009) 89(6):1913–1919.

C. J. Tsai, *et al*, »Frequent nut consumption and decreased risk of cholecystectomy in women«, *Am J Clin Nutr* (2004) 80(1):76–81.

C. J. Tsai, C J, *et al*, »A prospective cohort study of nut consumption and the risk of gallstone disease in men«, *Am J Epidemiol* (2004) 160(1):961–968.

146–147 Gewürze

E. M. Bartels, »Efficacy and safety of ginger in osteoarthritis patients«, *Osteoarthritis Cartilage* (2015) 23(1):13–21.

M. A. Shirvani, *et al*, »The effect of mefenamic acid and ginger on pain relief in primary dysmenorrhea: a randomized clinical trial«, *Arch Gynecol Obstetr* (2015) 291(6):1277–1281.

A. K. Agarwal, »Spice up your life: adipose tissue and inflammation«, *J Lipids* (2014) 182575.

M. Serafini and I. Peluso, »Functional foods for health: the interrelated antioxidant and anti-inflammatory role of fruits, vegetables, herbs, spices and cocoa in humans«, *Curr Pharm Des* (2016) 22(44):6701–6715.

J. Zheng, »Spices for prevention and treatment of cancers«, *Nutrients* (2016) 8(8): 495.

Cancer Research UK, »Turmeric«.

C. A. Anderson, *et al*, »Effects of a behavioral intervention that emphasizes spices and herbs on adherence to recommended sodium intake: results of the SPICE randomized clinical trial«, *Am J Clin Nutr* (2015) 102(3):671–679.

M. McCulloch, »Cinnamon's link to diabetes control«, *Today's Dietitian* (2015) 17(11):12.

P. A. Davis and W. Yokoyama, »Cinnamon intake lowers fasting blood glucose: meta-analysis«, *J Med Food* (2011) 14(9):884–889.

148 Putenschnitzel mit Kürbis und Grünkohl

C. S. Johnston, *et al*, »Vinegar: medicinal uses and antiglycemic effect«, *Med Gen Med* (2006) 8(2):61.

150–151 Kürbisse

W. Koh, *et al*, »Plasma carotenoids and risk of acute myocardial infarction in The Singapore Chinese Health Study«, *Nutr Metab Cardiovasc Dis* (2011) 21(9):685–690.

L. Gallicchio, *et al*, »Carotenoids and the risk of developing lung cancer«, *Am J Clin Nutr* (2008) 88(2):372–383.

E. Leoncini, *et al*, »Carotenoid intake from natural sources and head and neck cancer«, *Cancer Epidemiol Biomarkers Prev* (2015) 24(7):1003–1011.

American Academy of Opthamology, »What is vitamin A deficiency?« (2012).

158–159 Richtig essen fürs Gehirn

M. M. Karnani, *et al*, »Activation of central orexin/hypocretin neurons by dietary amino acids«, *Neuron* (2011) 72(4):616–629.

K. Kent, *et al*, »Food-based anthocyanin intake and cognitive outcomes in human intervention trials: a systematic review«, *J Hum Nutr Diet* (2017) 30(3):260–274.

E. E. Devore, *et al*, »Dietary intakes of berries and flavonoids in relation to cognitive decline«, *Ann Neurol* (2012) 72(1):135–143.

C. Cao, *et al*, »High blood caffeine levels in MCI linked to lack of progression to dementia«, *J Alzheimers Dis* (2012) 30:559–572.

K. Ritchie, *et al*, »The neuroprotective effects of caffeine: a prospective population study (the Three City Study)«, *Neurology* (2007) 69(6):536–545.

I. Driscoll, *et al*, »Relationships between caffeine intake and risk for probable dementia or global cognitive impairment: the Women's Health Initiative Memory Study«, *J Gerentol A Biol Sci Med Sci* (2016) 71(12):1596–1602.

D. Smith, *et al*, »Homocysteine-lowering by B-vitamins slows the rate of accelerated brain atrophy in mild cognitive impairment«, *PLoS One* (2010) 5(9):e12244.

M. Mathew and S. Subramanian, »In vitro evaluation of anti-Alzheimer effects of dry ginger (Zingiber officinale Roscoe) extract«, *Indian J Exp Biol* (2014) 52:606–612.

V. Mani, *et al*, »Reversal of memory deficits by Coriandrum sativum leaves in mice«, *J Sci Food Agric* (2011) 91(1):186–192.

S. Koppula and D. K. Choi, »Cuminum cyminum extract attenuates scopolamine-induced memory loss and stress-induced urinary biochemical changes in rats«, *Pharm Biol* (2011) 49(7):702–708.

K. Mahdy, *et al*, »Effect of some medicinal plant extracts on the oxidative stress status in Alzheimer's disease induced in rats«, *Eur Rev Med Pharmacol Sci* (2012) 16(Suppl 3):31–42.

T. P. Ng, *et al*, »Curry consumption and cognitive function in the elderly«, *Am J Epidemiol* (2006) 164(9):898–906.

M. C. Morris, *et al*, »Dietary fats and the risk of incident Alzheimer's disease«, *Arch Neurol* (2003) 60:194–200.

160–161 Erkrankungen

A. Oulhaj, *et al*, »Omega-3 fatty acid status enhances the prevention of cognitive decline by B vitamins in mild cognitive impairment«, *J Alzheimers Dis* (2016) 50(2):547–557.

F. N. Jacka, *et al*, »A randomised controlled trial of dietary improvement for adults with major depression (the 'SMILES' trial)«, *BMC Med* (2017) 15:23.

164–165 Richtig essen für die Augen

American Optometric Association, »Essential fatty acids Omega-3: DHA and EPA«.

American Optometric Association, »Vitamin C«.

American Optometric Association, »Nutrition and cataracts«.

I. I. Bussel and A. A. Aref, »Dietary factors and the risk of glaucoma: a review«, *Ther Adv Chron Dis* (2014) 5(4):188–194.

American Optometric Association, »Age-related macular degeneration«.

American Optometric Association, »Nutrition and AMD«.

166–167 Gehör & Gleichgewicht

C. G. Le Prell, *et al*, »Free radical scavengers, vitamins A,

C, and E, plus magnesium reduces noise trauma«, *Free Radic Biol Med* (2007) 42(9):1454–1463.

168–169 Richtig essen für Gehör & Gleichgewicht

B. Gopinath, *et al*, »Dietary antioxidant intake is associated with the prevalence but not incidence of age-related hearing loss«, *J Nutr Health Aging* (2011) 15(10):896–900.

J. Attias, *et al*, »Oral magnesium intake reduces permanent hearing loss induced by noise exposure«, *Am J Otolaryngol* (1994) 15(1):26–32.

J. Attias, *et al*, »Reduction in noise-induced temporary threshold shift in humans following oral magnesium intake«, *Clin Otolaryngol Allied Sci* (2004) 29(6):635–641.

S. G. Curhan, *et al*, »Carotenoids, vitamin A, vitamin C, vitamin E and folate and risk of self-reported hearing loss in women«, *Am J Clin Nutr* (2015) 102(5):1167–1175.

J. Shargordsky, *et al*, »A prospective study of vitamin intake and the risk of hearing loss in men«, *Otolaryngol Head Neck Surg* (2010) 142(2):231–236.

J. T. Glicksman, *et al*, »A prospective study of caffeine intake and risk of incident tinnitus«, *Am J Med* (2014) 127(8):739–743.

A. McCormack, *et al*, »Association of dietary factors with presence and severity of tinnitus in a middle-aged population«, *PLoS One* (2014) 9(12):e114711.

B. Gopinath, *et al*, »Consumption of omega-3 fatty acids and fish and risk of age-related hearing loss«, *Am J Clin Nutr* (2010) 92(2):416–421.

S. G. Curhan, *et al*, »Fish and fatty acid consumption and the risk of hearing loss in women«, *Am J Clin Nutr* (2014) 100(5):1371–1377.

B. Gopinath, *et al*, »Dietary glycemic load is a predictor of age-related hearing loss in older adults«, *J Nutr* (2010) 140(12):2207–2212.

172–173 Richtig essen für Mund & Zähne

S. Najeeb, *et al*, »The role of nutrition in periodontal health: an update«, *Nutrients* (2016) 8(9):E530.

G. F. Ferrazzano, *et al*, »Protective effect of yogurt extract on dental enamel demineralization in vitro«, *Aus Dent J* (2008) 53:314–319.

A. Haukioja, »Probiotics and oral health«, *Eur J Dent* (2010) 4(3):348–355.

K. Hojo, *et al*, »Abstract 920: Effects of yoghurt on the human oral microbiota and halitosis«. Presented at the 83rd General session of the International Association for Dental Research, Baltimore, USA (2008). http://www.dent.niigata-u.ac.jp/prevent/ISBOR04/Baltimore.htm#0920

176–177 Richtig essen für das Immunsystem

K. A. Kaspersen, *et al*, »Obesity and risk of infection: results from the Danish Blood Donor Study«, *Epidemiology* (2015) 26(4):580–589.

178–179 Knochen, Muskeln, Gelenke

NHS Choices, »Menopause and your bone health«.

180–181 Richtig essen für Knochen, Muskeln, Gelenke

National Osteoporosis Society, »A balanced diet for bones«.

X. Zheng, *et al*, »Soy isoflavones and osteoporotic bone loss: a review with an emphasis on modulation of bone remodeling«, *J Med Food* (2016) 19(1):1–14.

L. McCabe, *et al*, »Prebiotic and probiotic regulation of bone health: role of the intestine and its microbiome«, *Curr Osteoporos Reports* (2015) 13(6):363–371.

P. D'Amelio and F. Sassi, »Gut microbiota, immune system and bone«, *Calcified Tissue International*. Online-Veröffentlichung vom 30. September 2017.

F. L. Collins, *et al*, »The potential of probiotics as a therapy for osteoporosis«, *Microbiol Spectr* (2017) 5(4).

A. Gioxari, *et al*, »Intake of omega-3 polyunsaturated fatty acids in patients with rheumatoid arthritis«, *Nutrition* (2018). Online-Veröffentlichung vom 8. Juli 2017.

L. Skoldstam, *et al*, »An experimental study of a Mediterranean diet intervention for patients with rheumatoid arthritis«, *Ann Rheum Dis* (2003) 62(3):208–214.

182–183 Haut & Tastsinn

M. C. Cosgrove, *et al*, »Dietary nutrient intake and skin-aging appearance among middle-aged American women«, *Am J Clin Nutr* (2007) 86(4):1225–1231.

184–185 Richtig essen für Haut & Tastsinn

M. Br Purba, *et al*, »Skin wrinkling: can food make a difference?«, *J Am Coll Nutr* (2001) 20(1):71–80.

A. E. Millen, *et al*, »Diet and melanoma in a case control study«, *Cancer Epidemiol Biomarkers Prev* (2004) 13(6):1042–1051.

M. Rodavich, »CPE Monthly: Skin cancer and nutrition«, *Today's Dietitian* (2015) 17(2):50.

M. Rizwan, *et al*, » Tomato paste rich in lycopene protects against cutaneous photodamage in humans in vivo«, *Br J Dermatol* (2011) 164(1):154–162.

F. W. Danby, »Nutrition and aging skin: sugar and glycation«, *Clin Dermatol* (2010) 28(4):409–411.

188–189 Richtig essen für die Lunge

K. B. Min and J. Y. Min, »Serum carotenoid levels and risk of lung cancer death in US adults«, *Cancer Sci* (2014) 105(6):736–743.

L. G. Wood, *et al*, » Lycopene-rich treatments modify noneosinophilic airway inflammation in asthma: proof of concept«, *Free Radic Res* (2008) 42(1):94–102.

B. S. Berthon and L. G. Wood, »Nutrition and Respiratory Health«, *Nutrients* (2015) 7(3):1618–1643.

R. E. Foong and G. R. Zosky, »Vitamin D deficiency and the lung: disease initiator or disease modifier?«, *Nutrients* (2013) 5(8):2880–2900.

Y. Zhu, *et al*, »Association of dietary vitamin E intake with risk of lung cancer: a dose-response meta-analysis«, *Asia Pac J Clin Nutr* (2017) 26(2):271–277.

Cancer Research UK, »The safety of vitamins and diet supplements«.

F. Hirayama, *et al*, »Folate intake associated with lung function, breathlessness and the prevalence of chronic obstructive pulmonary disease«, *Asia Pac J Clin Nutr* (2010) 19(1):103–109.

192–193 Richtig essen für Herz & Blut

V. Ha, *et al*, »Effect of dietary pulse intake on established therapeutic lipid targets for cardiovascular risk reduction«, *CMAJ* (2014) 186(8):E252–262.

H. Wu, *et al*, »Association between dietary whole grain intake and risk of mortality«, *JAMA Intern Med* (2015) 175(3):373–384.

D. Aune, *et al*, »Fruit and vegetable intake and the risk of cardiovascular disease, total cancer and all-cause mortality«, *Int J Epidemiol* (2017) 46(3):1029–1056.

S. Bulotta, *et al*, »Beneficial effects of the olive oil phenolic components oleuropein and hydroxytyrosol: focus on protection against cardiovascular and metabolic diseases«, *J Trans Med* (2014) 12:219.

S. S. Leung Yinko, *et al*, »Fish consumption and acute coronary syndrome«, *Am J Med* (2014) 127(9):848–857.

C. Chrysohoou, *et al*, »Long-term fish consumption is associated with protection against arrhythmia in healthy persons in a Mediterranean region–the ATTICA study«, *Am J Clin Nutr* (2007) 85(5):1385–1391.

194–195 Erkrankungen

WHO, »Cardiovascular diseases (CVDs) fact sheet« (2017).
NIH U.S. National Library of Medicine. MedlinePlus. Aging changes in the heart and blood vessels.

198–199 Richtig essen für gesunde Verdauung

E. K. Mitsou, *et al*, »Effect of banana consumption on faecal microbiota«, *Anaerobe* (2011) 17(6):384–387.

D. Aune, *et al*, »Dietary fibre, whole grains, and risk of colorectal cancer«, *BMJ* (2011) 343:d6617.

C. J. Tsai, *et al*, »Frequent nut consumption and decreased risk of cholecystectomy in women«, *Am J Clin Nutr* (2004) 80(1):76–81.

C. J. Tsai, *et al*, »A prospective cohort study of nut consumption and the risk of gallstone disease in men«, *Am J Epidemiol* (2004) 160(1):961–968.

A. M. Bode and Z. Dong, »The Amazing and Mighty Ginger«, *Herbal Medicine: Biomolecular and Clinical Aspects. 2nd Edition,* CRC Press/Taylor and Francis, 2011.

R. Haniadka, *et al*, »A review of the gastroprotective effects of ginger (Zingiber officinale Roscoe)«, *Food Func* (2013) 4(6):845–855.

British Dietetic Association, »Fact sheet: Probiotics« (2015).

J. Eales, *et al*, »Is consuming yoghurt associated with weight management outcomes?«, *Int J Obes* (2016) 40(5):731–746.

P. J. Tarraga Lopez, *et al*, »Primary and secondary prevention of colorectal cancer«, *Clin Med Insights Gastroenterol* (2014) 7:33–46.

200–201 Erkrankungen

W. C. Knowler, *et al*, »Reduction in the incidence of type 2 diabetes with lifestyle intervention or metformin«, *New Engl J Med* (2002) 346(6):393–403.

Cancer Research UK, »Bowel cancer incidence statistics«.

202–203 Harnwege

UCSF Medical Center, »Urinary tract infections«.

R. G. Jepson, *et al*, »Cranberries for preventing urinary tract infections«, *Cochrane Database Syst Rev* (2012) 10:CD001321.

C. Young Bearden, »Holistic nutrition: cranberries and UTI prevention«, *Today's Dietitian* (2017) 19(2):18.

204–205 Richtig essen für die Harnwege

WCRF International, »Continuous update project. diet, nutrition, physical activity and bladder cancer« (2015).

NHS Choices, »Urinary incontinence«.

J. A. Nettleton, *et al*, »Associations between microalbuminuria and animal foods, plant foods, and dietary patterns in the multiethnic study of atherosclerosis«, *Am J Clin Nutr* (2008) 87(6):1825–1836.

G. M. Herber-Gast, *et al*, »Consumption of whole grains, fruit and vegetables is not associated with indices of renal function in the population-based longitudinal Doetinchem study«, *Br J Nutr* (2017) 118:375–382.

A. Chanson-Rolle, *et al*, »Systematic review and meta-analysis of human studies to support a quantitative recommendation for whole grain intake in relation to type 2 diabetes«, *PLoS One* (2015) 10(6):e0131377.

National Kidney Foundation, »Diet and kidney stones«.

D. Prezioso, *et al*, »Dietary treatment of urinary risk factors for renal stone formation. A review of CLU working group«, *Arch Ital Urol Androl* (2015) 87(2):105–120.

G. C. Curhan, *et al*, »Intake of vitamins B₆ and C and the risk of kidney stones in women«, *J Am Soc Nephrol* (1999) 10 (4):840–845.

P. M. Grin, *et al*, »Lactobacillus for preventing recurrent urinary tract infections in women: meta-analysis«, *Can J Urol* (2013) 20(1):6607–6614.

T. Kontiokari, *et al*, »Dietary factors protecting women from urinary tract infection«, *Am J Clin Nutr* (2003) 77(3):600–604.

National Institute of Diabetes and Digestive and Kidney Diseases, »High blood pressure and kidney disease«.

B. Haring, *et al*, »Dietary protein sources and risk for incident chronic kidney disease«, *J Ren Nutr* (2017) 27(4):233–242.

206–207 Frauen

J. L. Gordon, *et al*, »Estradiol variability, stressful life events, and the emergence of depressive symptomatology

during the menopausal transition«, *Menopause* (2016) 23(3):257–266.

C. Zhang, *et al*, »Abdominal obesity and the risk of all-cause, cardiovascular, and cancer mortality: sixteen years of follow-up in US women«, *Circulation* (2008) 117(13):1658–1667.

208–209 Richtig essen für Frauen

NHS Choices, »Menopause and your bone health«.

H. K. Seitz, *et al*, »Epidemiology and pathophysiology of alcohol and breast cancer: Update 2012«, *Alcohol Alcohol* (2012) 47(3):204–212.

Cancer Research UK, »Alcohol facts and evidence«.

Cancer Research UK, »Breast cancer incidence (invasive) stats«.

210–211 Männer

A. S. Prasad, *et al*, »Zinc status and serum testosterone levels of healthy adults«, *Nutrition* (1996) 12(5):344–348.

S. Pilz, *et al*, »Effect of vitamin D supplementation on testosterone levels in men«, *Horm Metab Res* (2011) 43(3):223–235.

Cleveland Clinic, »Low testosterone (male hypogonadism)«.

212–213 Richtig essen für Männer

P. H. Lin, *et al*, »Nutrition, dietary interventions and prostate cancer: the latest evidence«, *BMC Med* (2015) 13:3

National Cancer Institute, »PDQ cancer information summaries. Prostate cancer, nutrition and dietary Supplements (PDQ)« (2017).

X. Xu, *et al*, »Tomato consumption and prostate cancer risk«, *Scientific Reports* (2016) 6:37091.

G. Maskarinec, *et al*, »Serum prostate-specific antigen but not testosterone levels decrease in a randomized soy intervention among men«, *Eur J Clin Nutr* (2006) 60:1423–1429.

C. Lovegrove, *et al*, »Systematic review of prostate cancer risk and association with consumption of fish and fish-oils«, *Int J Clin Pract* (2015) 69(1):87–105.

P. Christudoss, *et al*, »Zinc status of patients with benign prostatic hyperplasia and prostate carcinoma«, *Indian J Urol* (2011) 27(1):14–18.

W. T. Clements, *et al*, »Nitrate ingestion: A review of the health and physical performance effects«, *Nutrients* (2014) 6(11):5224–5264.

M. I. Maiorino, *et al*, »Lifestyle modifications and erectile dysfunction: what can be expected?«, *Asian J Androl* (2015) 17(1):5–10.

S. Di Francesco and R. L. Tenaglia, »Mediterranean diet and erectile dysfunction: a current perspective«, *Cen Eur J Urol* (2017) 70(2):185–187.

Cancer Research UK, »Prostate cancer incidence statistics«.

P. Chen, *et al* (2015) , »Lycopene and risk of prostate cancer: a systematic review and meta-analysis«, *Medicine* 94(3):e1260.

Register

Die Autorin

Juliette Kellow ist staatlich geprüfte Ernährungsberaterin. Ihre Leidenschaft gilt Lebensmitteln, Ernährung und Gesundheit. Sie hat für den National Health Service und in der Lebensmittelindustrie gearbeitet und ist ehemalige Herausgeberin des Magazins Top Santé. Heute ist Juliette als Ernährungsberaterin tätig und schreibt für eine Vielzahl von Zeitschriften und Zeitungen. In Großbritannien berät sie regelmäßig im Radio zu Ernährungsfragen und hat schon vielen Prominenten mit Rat und Tat zur Seite gestanden.

Die Fachberaterin

Dr. Sarah Brewer hat in Cambridge Medizin studiert, ist medizinische Ernährungsberaterin und -therapeutin und Autorin von über 60 Büchern. Ihr besonderes Interesse gilt dem Zusammenhang zwischen Krankheit und Ernährung. www.DrSarahBrewer.com

Dank

DIE AUTORIN Ein riesiges Dankeschön an meine Lieblingsmänner – Ehemann Neil und Sohn Sam – dafür, dass sie die Stellung gehalten und mich so großartig unterstützt haben, und das nicht nur bei diesem Projekt, sondern in allem, was ich beruflich tue. Einen besonderen Dank an meine wunderbare Mutter, die mit ihren 85 Jahren ein hervorragendes Beispiel dafür ist, dass man sehr alt werden kann, wenn man sein Leben lang gesund lebt. Ich möchte auch meinen Vater erwähnen, der nach einem langen, gesunden Leben mit 93 gestorben ist – wäre er noch bei uns, wäre er bei Erscheinen dieses Buchs hundertjährig und zweifellos sehr stolz auf mich gewesen. Ich danke all meinen unglaublichen Freunden, auf deren Unterstützung ich mich immer verlassen kann und die mir viele Stunden lang zugehört haben, während ich Vorträge über Anti-Aging gehalten habe – sie sind sicher heilfroh, dass das »B-Wort«, wie es irgendwann scherzhaft genannt wurde, nicht länger Teil ihres (hoffentlich langen) Lebens ist. Schließlich danke ich auch allen Mitarbeitern bei DK, vor allem meiner Redakteurin Nikki Sims.

DER VERLAG Wir möchten all denen danken, die zu der Entstehung dieses Buchs beigetragen haben: den Lektoren Claire Cross und Toby Mann, Philippa Nash für die Entwicklung des Designs, Charlotte Simpkins für das Testen der Rezepte, Katie Hardwicke für das Korrekturlesen und Vanessa Bird für die Erstellung des Registers.

Noch mehr Lesestoff
für ein gesünderes Leben

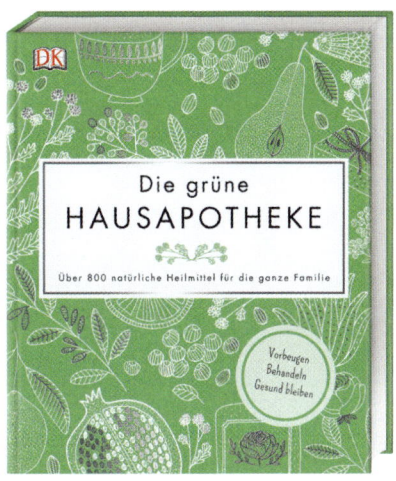

978-3-8310-3839-8
24,95 € [D] 25,70 € [A]

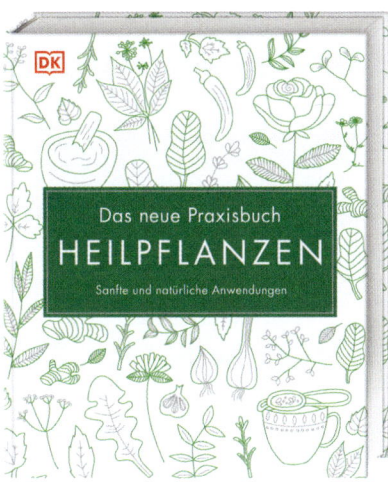

978-3-8310-4160-2
19,95 € [D] 20,60 € [A]

www.dk-verlag.de